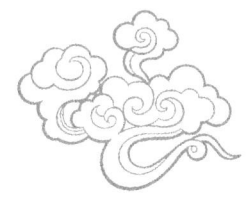

经方理法体系求真

主编 徐凤凯
主审 陈 晓

上海科学技术出版社

图书在版编目（CIP）数据

经方理法体系求真 / 徐凤凯主编. -- 上海：上海科学技术出版社, 2025. 9. -- ISBN 978-7-5478-7238-3
I. R289.2
中国国家版本馆CIP数据核字第20252PB460号

经方理法体系求真
主编 徐凤凯
主审 陈 晓

上海世纪出版（集团）有限公司 出版、发行
上海科学技术出版社
（上海市闵行区号景路159弄A座9F-10F）
邮政编码 201101　www.sstp.cn
上海盛通时代印刷有限公司印刷
开本 787×1092　1/16　印张 23
字数 400千字
2025年9月第1版　2025年9月第1次印刷
ISBN 978-7-5478-7238-3/R·3310
定价：168.00元

本书如有缺页、错装或坏损等严重质量问题，请向印刷厂联系调换

内容提要

　　本书将经方理法与经方病证相结合,阐述大品经法,汇粹小品方论,集要经方本草,举例病证辨治,试图构建出理法方药完备的经方理法体系基础。本书包括五部分内容:第一部分为经方理法体系概述,介绍经方的概念、范畴、理法体系等;第二部分为大品经法理论基础,介绍脏腑经络的循行主病、营卫气血的生成变化、阴阳表里的出入流行、寒热虚实的病理状态、饮食五味的苦欲补泻、色脉病形的表现特点等;第三部分为经方病证辨治举隅,介绍大品经法《内经》中的9种病证,即奔豚、膈中、寝汗、喑痱、冲疝、骨痹、胻肿、消瘅、痿厥的辨治规律;第四部分为经方理法方论汇粹,介绍秦汉、晋唐、宋元、明清的经典方论;第五部分为本草集要,介绍上、中、下三品209种常用本草的主治内涵及常用药组。本书有助于读者在临床工作中更加真实地、清晰地了解经方的病脉证治、理法方药体系,以冀求真有为、传承有道。

　　本书可供中医院校师生、中医临床工作者以及中医爱好者参考阅读。

编委会名单

主　编

徐凤凯

主　审

陈　晓

编　委

（以姓氏笔画为序）

王彦青　刘　杰　杨学明

张文林　陈　晓　徐凤凯

前　言

经方一直被历代医者所重视，无论是方论、理法，还是病证、本草，在中医药的学术发展历史中，经方一直都是热点。早在《汉书·艺文志》中，便载有经方十一家，并指出经方是根据本草的寒热温凉之性，疾病的虚实缓急之态，使人体的五脏六腑之闭、结，得以通、解的医学体系。之后陈延之又撰集上古以来旧方十卷、合药性灸法各一卷，共十二卷成《经方小品》（《小品方》）一部，使经方医学体系日益丰富。但是近年来，经方的概念日渐模糊、混乱，出现了许多怪僻的现象。如许多初学者只知道有张仲景的《伤寒论》，而不知有其他经方著作；许多中医从业者认为经方医学只是讲解一个方剂的药物组成、主治功效、辨证要点等，而忽略了经方病证的整体性、兼夹性、传变性等深层次的规律，失去了其理论体系的完整性。有鉴于此，笔者试图阐明经方的理法、范畴、研习方法、病脉证治体系等，旨在使经方医学的体系更完整、学术传承更清晰，以推动经方医学的发展。

如《汉书·艺文志》及《小品方》所言，学习经方者，应当首先研习经方小品，再研究大品经法，还需明药性寒温，懂灸法要穴。故本书首先概论经方理法以阐明经方之概念、范畴及研习之法；次论大品经法之真义，以示经脉循行、阴阳应象、藏气法时、血气精神、百病始生、标本虚实、寒热逆顺、色脉诊法、异法方宜之理；再举经方病证辨治之案，以示医理应用之活法；又列临证常用且疗效显著之历代方论，以羽翼大品经法；后置本草集要、常用药组、计量换算等，以辅助药物加减。以期读者能在阅读本书时本着求真知、明真义的原则，将经方的理法融会贯通地应用到病脉证治的辨治体系当中去。

鉴于我们的学识水平和临床实践的局限，错误和不当之处，恐仍难免，希望读者予以批评指正，以便在今后的工作中加以改正。

编　者
2025年2月

目 录

第一章　经方理法体系概述 001
第一节　概念溯源 002
第二节　范畴司属 002
一、张仲景方 003
二、葛洪方 004
三、孙思邈方 004
四、王焘方 005
五、出土医方 006
六、其他医方 006
第三节　理法基础 006
一、先习小品再研大品是方法 007
二、脏腑经络寒热虚实是基础 007
三、营卫气血阴阳表里是核心 008
四、病脉证治理法方药是目的 009
第四节　结语 010

第二章　大品经法理论基础 011
第一节　经脉循行之道 011
一、十二正经 011
二、奇经八脉 069
第二节　阴阳应象之论 081
一、阴阳基本概念属性特征 081
二、阴阳清浊升降出入运动 082
三、药物饮食气味阴阳之分 083

四、病形症状死期阴阳之辨 …………………………………… 084
　　五、四时五藏阴阳体系内涵 …………………………………… 087
　　六、房中七损八益阴阳之理 …………………………………… 092
　　七、察色按脉诊治阴阳之用 …………………………………… 093
第三节　藏气法时之理 …………………………………………… 094
　　一、十二藏之功能联系作用 …………………………………… 094
　　二、藏象学说基本核心内容 …………………………………… 095
　　三、脉髓筋血气之相关生理 …………………………………… 096
　　四、五脏六腑奇恒之腑别论 …………………………………… 096
　　五、食饮水谷精气输布运行 …………………………………… 097
　　六、藏气法时苦欲补泻之论 …………………………………… 097
　　七、脏腑阴阳发病各异之理 …………………………………… 099
　　八、脾不主时四肢不用之机 …………………………………… 100
　　九、五气所入所病所恶所禁 …………………………………… 101
　　十、五脏不和则病七窍不通 …………………………………… 101
　　十一、心者五脏六腑之大主也 ………………………………… 102
第四节　血气精神津液 …………………………………………… 102
　　一、精神魂魄心意志思智虑 …………………………………… 102
　　二、情志异常五脏功能失调 …………………………………… 103
　　三、五脏各有所藏所舍所病 …………………………………… 104
　　四、气得上下则精神乃居矣 …………………………………… 105
　　五、营卫之气运行顺逆之常 …………………………………… 105
　　六、营卫之行失常则不夜瞑 …………………………………… 109
　　七、营出于中焦卫出于下焦 …………………………………… 109
　　八、精气血津液脉六名一气 …………………………………… 111
　　九、六气耗脱病形诸候各异 …………………………………… 111
　　十、血气精神奉生而周于身 …………………………………… 112
　　十一、宗气营气卫气分为三隧 ………………………………… 112
　　十二、卫气营血源于水谷精微 ………………………………… 113
　　十三、汗溺唾泪髓乃津液之别 ………………………………… 114
第五节　百病始生传变 …………………………………………… 115
　　一、百病之始生于三部之气 …………………………………… 115

二、中阴溜于腑中阳溜于经 116
　　三、外感邪气由表入里传变 117
　　四、寒凝气逆血蕴厥积乃成 118
　　五、病生于阴者则内伤五脏 118
　　六、生气通天者本于阴阳也 119
　　七、阳气者若天与日当光明 119
　　八、阴精与阳气互用而互制 121
　　九、五味偏嗜五脏受损发病 122
　　十、五脏有病则各传其所胜 123
　　十一、五脏亦有不得以其次者 124
　　十二、诊五脏之病知五决为纪 124
　　十三、百病生于气九气各不同 125
　　十四、阴阳内外寒热虚实之机 125
　　十五、百病之始生先客于皮毛 126
　　十六、审查病机无失气宜之理 126
　　十七、奇邪走空窍所在皆不足 128
　第六节　标本虚实之辨 128
　　一、知标本逆从者万举万当 128
　　二、邪气盛则实精气夺则虚 130
　　三、逆从标本不得亡神失国 131
　　四、病为本工为标其当相得 131
　　五、标本俱病为喘呼为水肿 132
　　六、有余不足虚实之形生道 132
　　七、九针以解虚实之道之要 134
　　八、五虚五实以决死生之情 135
　　九、虚实之要针刺补泻之法 136
　第七节　寒热逆顺之迹 137
　　一、皮寒热肌寒热及骨寒热 137
　　二、热厥寒厥虚实来去之刺 137
　　三、热病诸候邪入五脏之索 138
　　四、热病不可刺及五十九刺 140
　　五、小骨弱肉者善病寒热也 141

六、胃肠有寒有热调于三里 …………………………………… 141
七、逆顺五体及形气之顺逆 …………………………………… 142
八、定四海之腧调虚实顺逆 …………………………………… 143
九、手足三阴三阳行之逆顺 …………………………………… 144
十、气之逆顺以应天地阴阳 …………………………………… 144
十一、痈疽病证逆顺色形诸候 ………………………………… 145
十二、病五逆者不可逆而刺之 ………………………………… 146
十三、察形气色脉顺逆而治之 ………………………………… 146
十四、热病之状及其禁忌预后 ………………………………… 147
十五、五脏热病及其衣食居处 ………………………………… 148
十六、阴阳交及风厥劳风肾风 ………………………………… 149
十七、人身寒热非常之状之因 ………………………………… 151
十八、五脏六腑气逆寒热相移 ………………………………… 151
十九、五色俱见者谓之寒热也 ………………………………… 152
二十、灸寒热之法以年为壮数 ………………………………… 153

第八节　色脉诊法之要 ………………………………………… 153
一、刺有五官五阅以观五气 …………………………………… 154
二、明五色之部分万举万当 …………………………………… 155
三、无视色持脉而独调其尺 …………………………………… 158
四、诊目齿络脉黄疸妇婴等 …………………………………… 159
五、五阴气俱绝则目运志死 …………………………………… 160
六、身形肢节者脏腑之盖也 …………………………………… 161
七、审察三部九候以平为期 …………………………………… 162
八、十二经之所败具体病状 …………………………………… 163
九、诊法常以平旦而决死生 …………………………………… 164
十、脉之长短数大盛代细涩 …………………………………… 164
十一、精明五色之象气之华也 ………………………………… 165
十二、五脏得守者生失守者死 ………………………………… 165
十三、五脏得强者生失强则死 ………………………………… 166
十四、脉应四时阴阳五行天地 ………………………………… 166
十五、持脉有道当以虚静为保 ………………………………… 167
十六、知常达变以不病调病人 ………………………………… 168

十七、四时五脏平脉病脉死脉 ………………………………… 168
　　十八、胃之大络以候宗气盛衰 ………………………………… 170
　　十九、四时阴阳脉证逆从之理 ………………………………… 170
　　二十、无胃气则死但得真脏脉 ………………………………… 171
　　二十一、诊察五藏五色生死之气 ……………………………… 171
　　二十二、气口何以独为五藏之主 ……………………………… 172
　　二十三、诊病有四德治病求其理 ……………………………… 172
　　二十四、六脉交属相并缪通五脏 ……………………………… 173
　第九节　异法方宜之用 …………………………………………… 173
　　一、五方之域治各不同之理 …………………………………… 174
　　二、因势利导确立治则治法 …………………………………… 175
　　三、汤液醪醴因世不同而用 …………………………………… 175
　　四、四时五脏病随五味所宜 …………………………………… 176
　　五、谨守治病用药食养法度 …………………………………… 176
　　六、妇人重身有故无殒之理 …………………………………… 177
　　七、必伏其所主而先其所因 …………………………………… 178
　　八、徵四失之论循治数之道 …………………………………… 179
　　九、语之以其善导之其所便 …………………………………… 180

第三章　经方病证辨治举隅 …………………………………… 181
　第一节　《内经》奔豚病脉证治探析 …………………………… 181
　　一、病名、病机考证 …………………………………………… 182
　　二、证治分类 …………………………………………………… 182
　　三、病变机联 …………………………………………………… 184
　　四、验案举例 …………………………………………………… 185
　　五、结语 ………………………………………………………… 186
　第二节　《内经》膈中病脉证并治探析 ………………………… 187
　　一、病机司属 …………………………………………………… 188
　　二、方药解说 …………………………………………………… 188
　　三、名候析疑 …………………………………………………… 189
　　四、病变机联 …………………………………………………… 190
　　五、验案举例 …………………………………………………… 191

六、结语 ·· 192

第三节 《内经》寝汗证治探析 ························· 192
 一、病机司属 ·· 193
 二、证治剖析 ·· 193
 三、方药解说 ·· 194
 四、病变机联 ·· 194
 五、验案举例 ·· 195
 六、结语 ·· 195

第四节 《内经》喑痱证治探析 ························· 196
 一、病名析疑 ·· 196
 二、证治概览 ·· 197
 三、针刺之法 ·· 198
 四、病变机联 ·· 199
 五、验案举例 ·· 199
 六、结语 ·· 199

第五节 《内经》冲疝证治探析 ························· 200
 一、病机司属 ·· 200
 二、病证释疑 ·· 201
 三、证治分类 ·· 202
 四、针灸疗法 ·· 203
 五、病变机联 ·· 204
 六、验案举例 ·· 204
 七、结语 ·· 204

第六节 《内经》骨痹病脉证治探析 ················· 204
 一、病证概括 ·· 205
 二、治法方药 ·· 206
 三、针刺之法 ·· 208
 四、病变机联 ·· 208
 五、验案举例 ·· 208
 六、结语 ·· 210

第七节 《内经》胻肿证治探析 ························· 210
 一、病机司属 ·· 211

二、证治分类 ································ 211
　　三、病变机联 ································ 214
　　四、验案举例 ································ 215
　　五、结语 ···································· 215
第八节　《内经》消瘅证治探析 ···················· 216
　　一、病名机释 ································ 216
　　二、证治分类 ································ 217
　　三、病变机联 ································ 219
　　四、验案举例 ································ 220
　　五、结语 ···································· 220
第九节　《内经》痿厥证治探析 ···················· 221
　　一、病机司属 ································ 221
　　二、证治概览 ································ 222
　　三、针刺导引 ································ 224
　　四、病变机联 ································ 225
　　五、验案举例 ································ 225
　　六、结语 ···································· 225

第四章　经方理法方论汇粹 ···················· 227
第一节　秦汉医方 ···························· 227
　　一、《内经》方 ······························· 227
　　二、《伤寒论》方 ····························· 228
　　三、《金匮要略》方 ··························· 240
　　四、《武威汉代医简》方 ······················· 251
第二节　晋唐医方 ···························· 251
　　一、《肘后备急方》方 ························· 251
　　二、《小品方》方 ····························· 253
　　三、《备急千金要方》方 ······················· 255
　　四、《外台秘要方》方 ························· 260
第三节　宋元医方(论) ························ 265
　　一、《医心方》方 ····························· 265
　　二、《太平惠民和剂局方》方 ··················· 266

三、《脾胃论》论 ………………………………………… 267
四、《卫生宝鉴》方 ………………………………………… 270
五、《阴证略例》论 ………………………………………… 271

第四节 明清医论(方) ………………………………… 272
一、《景岳全书》方 ………………………………………… 272
二、《读医随笔》论 ………………………………………… 274
三、《医宗必读》论 ………………………………………… 276
四、《内经博议》论 ………………………………………… 277
五、《温病条辨》方 ………………………………………… 279

第五章 经方理法本草集要 ………………………… 280
第一节 上品 …………………………………………… 280
一、矾石 …………………………………………………… 280
二、芒硝 …………………………………………………… 280
三、朴消 …………………………………………………… 281
四、滑石 …………………………………………………… 281
五、禹余粮 ………………………………………………… 281
六、白石英 ………………………………………………… 281
七、紫石英 ………………………………………………… 282
八、赤石脂 ………………………………………………… 282
九、石钟乳 ………………………………………………… 282
十、天门冬 ………………………………………………… 282
十一、黄精 ………………………………………………… 283
十二、菖蒲 ………………………………………………… 283
十三、菊花 ………………………………………………… 283
十四、人参 ………………………………………………… 283
十五、甘草 ………………………………………………… 284
十六、干地黄 ……………………………………………… 284
十七、术 …………………………………………………… 284
十八、菟丝子 ……………………………………………… 285
十九、牛膝 ………………………………………………… 285
二十、茺蔚子 ……………………………………………… 285

- 二十一、女萎 ………………………………………………… 285
- 二十二、柴胡 ………………………………………………… 286
- 二十三、麦门冬 ……………………………………………… 286
- 二十四、独活 ………………………………………………… 286
- 二十五、升麻 ………………………………………………… 287
- 二十六、车前子 ……………………………………………… 287
- 二十七、木香 ………………………………………………… 287
- 二十八、薯蓣 ………………………………………………… 287
- 二十九、薏苡仁 ……………………………………………… 288
- 三十、泽泻 …………………………………………………… 288
- 三十一、远志 ………………………………………………… 288
- 三十二、龙胆 ………………………………………………… 288
- 三十三、细辛 ………………………………………………… 289
- 三十四、石斛 ………………………………………………… 289
- 三十五、巴戟天 ……………………………………………… 289
- 三十六、紫芝 ………………………………………………… 290
- 三十七、卷柏 ………………………………………………… 290
- 三十八、芎䓖 ………………………………………………… 290
- 三十九、黄连 ………………………………………………… 290
- 四十、络石 …………………………………………………… 291
- 四十一、蒺藜子 ……………………………………………… 291
- 四十二、黄芪 ………………………………………………… 291
- 四十三、肉苁蓉 ……………………………………………… 291
- 四十四、防风 ………………………………………………… 292
- 四十五、蒲黄 ………………………………………………… 292
- 四十六、续断 ………………………………………………… 292
- 四十七、漏芦 ………………………………………………… 292
- 四十八、决明子 ……………………………………………… 293
- 四十九、丹参 ………………………………………………… 293
- 五十、茜根 …………………………………………………… 293
- 五十一、五味子 ……………………………………………… 293
- 五十二、蛇床子 ……………………………………………… 294

五十三、地肤子 294
五十四、茵陈蒿 294
五十五、沙参 294
五十六、蔽衔 295
五十七、王不留行 295
五十八、牡桂 295
五十九、枸杞 295
六十、柏实 295
六十一、茯苓 296
六十二、酸枣 296
六十三、檗木 296
六十四、五加皮 297
六十五、蔓荆实 297
六十六、辛夷 297
六十七、桑上寄生 297
六十八、杜仲 298
六十九、女贞实 298
七十、蕤核 298
七十一、丁香 298
七十二、沉香 298
七十三、藿香 299
七十四、乳香 299
七十五、龙骨 299
七十六、白胶 299
七十七、阿胶 299
七十八、牡蛎 300
七十九、龟甲 300
八十、桑螵蛸 300
八十一、豆蔻 300
八十二、橘柚 301
八十三、大枣 301
八十四、鸡头实 301

八十五、覆盆子 …………………………………………………………… 301
　　八十六、饴糖 ……………………………………………………………… 302
　　八十七、冬葵子 …………………………………………………………… 302
第二节　中品 …………………………………………………………………… 302
　　一、石膏 …………………………………………………………………… 302
　　二、磁石 …………………………………………………………………… 302
　　三、阳起石 ………………………………………………………………… 303
　　四、干姜 …………………………………………………………………… 303
　　五、生姜 …………………………………………………………………… 303
　　六、葈耳实 ………………………………………………………………… 303
　　七、葛根 …………………………………………………………………… 304
　　八、栝楼 …………………………………………………………………… 304
　　九、苦参 …………………………………………………………………… 304
　　十、当归 …………………………………………………………………… 304
　　十一、麻黄 ………………………………………………………………… 305
　　十二、通草 ………………………………………………………………… 305
　　十三、芍药 ………………………………………………………………… 305
　　十四、瞿麦 ………………………………………………………………… 305
　　十五、玄参 ………………………………………………………………… 306
　　十六、秦艽 ………………………………………………………………… 306
　　十七、百合 ………………………………………………………………… 306
　　十八、知母 ………………………………………………………………… 306
　　十九、贝母 ………………………………………………………………… 307
　　二十、白芷 ………………………………………………………………… 307
　　二十一、淫羊藿 …………………………………………………………… 307
　　二十二、黄芩 ……………………………………………………………… 307
　　二十三、狗脊 ……………………………………………………………… 308
　　二十四、茅根 ……………………………………………………………… 308
　　二十五、紫菀 ……………………………………………………………… 308
　　二十六、紫草 ……………………………………………………………… 309
　　二十七、前胡 ……………………………………………………………… 309
　　二十八、败酱 ……………………………………………………………… 309

二十九、白鲜 ………………………… 309

三十、藁本 ……………………………… 309

三十一、石韦 …………………………… 310

三十二、草薢 …………………………… 310

三十三、白薇 …………………………… 310

三十四、大青 …………………………… 310

三十五、艾叶 …………………………… 311

三十六、水萍 …………………………… 311

三十七、地榆 …………………………… 311

三十八、海藻 …………………………… 311

三十九、泽兰 …………………………… 311

四十、昆布 ……………………………… 312

四十一、防己 …………………………… 312

四十二、天麻 …………………………… 312

四十三、高良姜 ………………………… 312

四十四、百部根 ………………………… 312

四十五、蘘香子 ………………………… 313

四十六、款冬花 ………………………… 313

四十七、红蓝花 ………………………… 313

四十八、牡丹 …………………………… 313

四十九、郁金 …………………………… 313

五十、肉豆蔻 …………………………… 314

五十一、补骨脂 ………………………… 314

五十二、缩沙蜜 ………………………… 314

五十三、白前 …………………………… 314

五十四、白豆蔻 ………………………… 314

五十五、桑根白皮 ……………………… 315

五十六、竹叶 …………………………… 315

五十七、吴茱萸 ………………………… 315

五十八、槟榔 …………………………… 316

五十九、栀子 …………………………… 316

六十、枳实 ……………………………… 316

六十一、厚朴 …………………………………… 316

　　六十二、秦皮 …………………………………… 317

　　六十三、山茱萸 ………………………………… 317

　　六十四、紫葳 …………………………………… 317

　　六十五、猪苓 …………………………………… 317

　　六十六、乌药 …………………………………… 318

　　六十七、没药 …………………………………… 318

　　六十八、鹿茸 …………………………………… 318

　　六十九、牛角䚡 ………………………………… 318

　　七十、鳖甲 ……………………………………… 319

　　七十一、蚱蝉 …………………………………… 319

　　七十二、蛴螬 …………………………………… 319

　　七十三、乌贼鱼骨 ……………………………… 319

　　七十四、䗪虫 …………………………………… 320

　　七十五、梅实 …………………………………… 320

　　七十六、木瓜实 ………………………………… 320

　　七十七、枇杷叶 ………………………………… 320

　　七十八、赤小豆 ………………………………… 320

　　七十九、大豆黄卷 ……………………………… 321

　　八十、秫米 ……………………………………… 321

　　八十一、扁豆 …………………………………… 321

　　八十二、豉 ……………………………………… 321

　　八十三、薤 ……………………………………… 321

　　八十四、假苏 …………………………………… 321

　　八十五、苏 ……………………………………… 322

　　八十六、香薷 …………………………………… 322

　　八十七、薄荷 …………………………………… 322

第三节　下品 ………………………………………… 322

　　一、伏龙肝 ……………………………………… 322

　　二、代赭 ………………………………………… 322

　　三、附子 ………………………………………… 323

　　四、乌头 ………………………………………… 323

五、半夏 323
六、大黄 324
七、葶苈 324
八、桔梗 324
九、旋覆花 325
十、射干 325
十一、甘遂 325
十二、白蔹 325
十三、白及 326
十四、大戟 326
十五、泽漆 326
十六、何首乌 326
十七、商陆 327
十八、威灵仙 327
十九、天南星 327
二十、白头翁 327
二十一、芦根 327
二十二、骨碎补 327
二十三、连翘 328
二十四、胡芦巴 328
二十五、蜀椒 328
二十六、皂荚 328
二十七、诃黎勒 329
二十八、石南 329
二十九、益智子 329
三十、钩藤 329
三十一、芫花 329
三十二、蛇蜕 330
三十三、水蛭 330
三十四、桃核仁 330
三十五、杏核仁 330

第四节　笔者临证常见病症表现及其对治药组 331

一、腰背强痛——杜仲、萆薢、狗脊 ……331
二、肢节疼痛——秦艽、石菖蒲、独活 ……331
三、身体拘挛——苍耳子、狗脊、山茱萸 ……331
四、风瘾瘙痒——茺蔚子、枳壳、白蒺藜 ……331
五、惊悸不安——人参、远志、茯苓、紫石英 ……331
六、心下痞坚——半夏、生姜、枳壳 ……332
七、腹痛便秘——芍药、地黄 ……332
八、胸胁满痛——桔梗、厚朴 ……332
九、阴下湿痒——五加皮、远志、蛇床子 ……332
十、口干燥渴——天花粉、牡蛎、麦冬 ……332
十一、尿有余沥——菟丝子、杜仲、五加皮 ……332
十二、小便频数——乌药、桑螵蛸、山茱萸 ……333
十三、视物昏暗——车前子、菟丝子、熟地黄、茺蔚子 ……333
十四、咳嗽上气——紫菀、杏仁、款冬花 ……333
十五、心腹冷痛——花椒、附子、当归 ……333
十六、肠澼下利——黄连、龙骨、厚朴 ……333
十七、崩中下血——当归、续断、地黄、桑寄生 ……333
十八、手足心热——续断、地黄、麦冬 ……334
十九、手足冷汗——吴茱萸、人参、生姜 ……334
二十、鼻塞不通——川芎、细辛、花椒 ……334
二十一、虚损泄精——鹿茸、山茱萸、桑螵蛸 ……334
二十二、痰黏唾血——地黄、紫菀、川贝、旋覆花 ……334
二十三、衄血尿血——白茅根、阿胶 ……334
二十四、耳聋耳鸣——石菖蒲、黄芪、山茱萸 ……335
二十五、胃脘疼痛——白及、紫石英 ……335
二十六、口疮咽痛——升麻、射干、桔梗 ……335
二十七、肌肉僵硬——白术、川芎、厚朴、细辛 ……335
二十八、肢体麻木——地黄、厚朴、川芎 ……335
二十九、脚弱疼冷——石斛、五加皮、石钟乳 ……335
三十、大腹水肿——葶苈子、桑白皮、陈皮 ……336
三十一、恶逆反酸——厚朴、生姜、吴茱萸 ……336
三十二、咽中噎塞——吴茱萸、生姜、半夏 ……336

三十三、头晕目眩——白术、防风、山药 …………………… 336
三十四、头痛头胀——川芎、白芷 ……………………………… 336
三十五、口眼㖞斜——独活、黄芪、防风 ……………………… 336
三十六、温毒发热——升麻、葛根、黄芩 ……………………… 337
三十七、胎动不安——阿胶、艾叶、桑寄生 …………………… 337
三十八、潮热汗出——地骨皮、知母、桑白皮 ………………… 337
三十九、五迟五软——五加皮、远志、杜仲 …………………… 337
四十、跌折筋伤——当归、黄芪、续断 ………………………… 337
附 经方特殊计量换算 …………………………………………… 338

主要参考文献 …………………………………………………… 341

第一章
经方理法体系概述

《孟子·离娄》言:"离娄之明,公输子之巧,不以规矩不能成方圆;师旷之聪,不以六律不能正五音。"①可见要保证各项事业的正常运行,不仅需要离娄、公输子、师旷这样的贤才俊杰,还需要圆规、曲尺、六律这样的基础规范。推而言之,经方医学有着怎样的理法基础,才能指导中医各科构建合理的病脉证治体系,以满足广大人民群众的临床需求。目前学界对经方的研究,大多停留在张仲景在《伤寒论》《金匮要略》两书中所涉及的方论脉证②、量效关系③、配伍规律④等方面。笔者曾在中医药高校的硕士、博士、教师中做过调查,对经方的概念范畴主要有3种不同的认识:① 经方是经验方,是经过临床验证而留下来的宝贵经验;② 经方是经典方,是中医临床中基础的方剂,如《方剂学》中所载补中益气汤、地黄饮子之类的经典名方;③ 经方是古老方,是和时方相对应的方剂。以上3种观点其实并没有从根本上认识经方,未能广泛参考出土与传世医药文献,未能进行深入的调查论证,故经方存在概念不清、范畴不明、理法不彰等问题。笔者从古籍文献出发,并结合相关实践经验,对经方的概念、范畴、理法等基础问题进行研究,试图构建出清晰的经方理法体系,以促进经方的传承与发展。

---

① 金良年.孟子译注[M].上海:上海古籍出版社,2004:146.
② 徐凤凯,陈晓.附子汤证治探析[J].中华中医药杂志,2020,35(6):2895-2897.
③ 刘文平,夏梦幻,王庆其.经方的理论研究现状及发展思路[J].中医杂志,2019,60(11):901-906.
④ 尹鹏娟,曲夷.经方中桔梗的配伍应用规律探析[J].山东中医药大学学报,2018,42(6):484-487.

第一节 概念溯源

"经方"一词最早见于《汉书·艺文志》:"经方者,本草石之寒温,量疾病之浅深,假药味之滋,因气感之宜,辩五苦六辛,致水火之齐,以通闭解结,反之于平。"[1]此言经方是根据药物的寒温之性,疾病的轻重程度,凭借药物滋味之功,顺应自然规律之象,治疗五脏六腑的寒热虚实之态,使其闭、结得以通、解而至于平的方剂。《汉书·艺文志》中记载了经方十一家,分别包括《五藏六府痹十二病方》《五藏六府疝十六病方》《五藏六府瘅十二病方》《风寒热十六病方》《泰始黄帝扁鹊俞拊方》《五藏伤中十一病方》《客疾五藏狂颠病方》《金疮瘛疭方》《妇人婴儿方》《汤液经法》《神农黄帝食禁》,其涉及五脏六腑的痹、疝、瘅、伤中、狂癫等病证及妇人婴儿方、金疮瘛疭方、风寒热方、黄帝扁鹊俞拊方、神农黄帝食禁方、汤液经法等。《汉书·艺文志》中首次出现了的经方的概念,并对其进行了系统的分类,同时也指出了经方不仅可以治疗五脏六腑的痹、瘅、疝、伤中等病证,也可以治疗寒热病、妇人病、儿科病、外伤病等。自此之后,经方一词便多次出现在医学文献之中,其概念内涵日益丰富。其中最有代表性的是1985年日本学者从尊经阁文库古籍中发现的陈延之《小品方》古写本残卷。陈延之在其序文中写道:"《经方小品》一部,连药性灸法,合十二卷。古之旧方者,非是术人逆作方,以待未病者也。皆是当疾之时,序其源由诊候之,然后根据药性处方耳。病者得愈,便记所主治,序为方说,奏上官府,仍为旧典也。"[2]可见陈延之称此书为《经方小品》,并称经方为旧方,并指出经方并不是杜撰之方,而是经过临床验证的、疗效可靠的方剂。基于《汉书·艺文志》和《小品方》残卷序文,可以归纳出经方的概念:古之旧方者,源由清润,诊候明朗,药性恰合,方说确效,析理精深,故称经方也。

第二节 范畴司属

明确了经方的概念之后,就有必要明确哪些医学著作属于经方范畴。除《小

---

[1] 班固.汉书[M].杭州:浙江古籍出版社,2000:601.
[2] 陈延之.小品方[M].北京:中国中医药出版社,1995:1.

品方》明确提出其属于经方著作外，传世和出土医药文献大多没有明确表明自己属于经方著作，这就需要我们从医学文献的蛛丝马迹之中去挖掘、整理出经方的范畴。《小品方》残卷序文中言："今先记述上古已来旧方，卷录多少采取可承案者，为《小品》成法焉。《华佗方》有十卷，《张仲景辨伤寒并方》有九卷……《张仲景杂方》有八卷，《黄素方》有二十五卷，《葛氏所撰方》有四卷，《阮河南所撰方》有十五卷，《辽东都尉广所撰备急方》《中古备急》并合为二卷，《杨氏所撰方》有九卷，有《杂撰方》七卷，有《治下汤丸散方》十卷，有《治妇人方》十三卷，有《治少小杂撰方》三十卷，有《治眼方》五卷，有《杂膏方》十卷，《范东阳所撰方》有一百九卷……上十六件，皆是《秘阁四部书目录》所载录者也。《羊中散所撰方》有三十卷，是元嘉中于新安郡所集，皆是江东得效者，于世乃可即用。《秦承祖所撰要方》二十卷，多是范东阳集中单省者耳。"①《秘阁四部书目》是在刘宋文帝元嘉八年(431年)撰成的，故可知陈延之对当时存世的经方进行了系统的采录，而且明确指出了以上方书属于经方的范畴。这些方书之中，除了张仲景的《伤寒论》《金匮要略》，葛洪的《肘后备急方》传世以外，《黄素方》《阮河南药方》《辽东备急方》《范东阳方》《秦承祖药方》散见于《备急千金要方》《外台秘要方》《医心方》之中，《羊中散方》等已亡佚。

一、张仲景方

传世的《伤寒论》和《金匮要略》是张仲景勤求古训，博采众方，撰用《素问》《九卷》《八十一难》《阴阳大论》《胎胪药录》并《平脉辨证》而成的。《素问》当属今之《黄帝内经素问》的部分内容，《九卷》当是今之《灵枢经》，《八十一难》当是今之《难经》，《阴阳大论》《胎胪药录》《平脉辨证》当属今之何书？据杨上善《黄帝内经太素》所载，《阴阳大论》或属今之《素问·阴阳应象大论》的部分内容。皇甫谧在《针灸甲乙经》序中言："伊尹以亚圣之才，撰用《神农本草》，以为《汤液》……仲景论广伊尹《汤液》十数卷，用之多验。"②可见张仲景之经方，是来源于伊尹《汤液经法》，而《汤液经法》之经方，正如《汉书·艺文志》所言，是本于《神农本草》之寒温也，故《胎胪药录》当属似《神农本草》之类的药物著作。王叔和在《脉经》序中言道："今撰集岐伯以来，逮于华佗，经论要诀，合为十卷。百病根源，各以类例相从，声色证候，靡不该备。"③可见《平脉辨证》的相关内容，定被王叔和收录于《脉

---

① 陈延之.小品方[M].北京：中国中医药出版社，1995：1-2.
② 皇甫谧.针灸甲乙经[M].北京：中国中医药出版社，2014：21.
③ 王叔和.脉经[M].北京：学苑出版社，2010：4.

经》之中。而被张仲景所撰用的《平脉辨证》的内容,当是被收录于今本《脉经》中的卷一至卷四的部分内容,主要涉及平虚实、平三关阴阳二十四脉气、平人迎神门气口前后脉、平三关病候并治宜、辨三部九候脉证、平杂病脉等。如平三关病候并治宜之中所载的黄土汤、泽漆汤、薯蓣丸、附子汤、竹叶汤、葛根汤、茱萸汤等,与张仲景在《伤寒论》《金匮要略》中所载相同。

陈延之在《小品方》序中盛赞张仲景曰:"汉末有张仲景,意思精密,善详旧效,通于往古,自此以来,未闻胜者。"①周守忠在《历代名医蒙求》中言:"张机,字仲景,南阳人,受术于同郡张伯祖,善于理疗,尤精经方。"②今观张仲景在《伤寒论》中的112方,《金匮要略》的262方,在古今临床中早已被广泛应用而且影响深远。

二、葛洪方

除《小品方》序言中所载葛氏所撰《肘后备急方》属于经方范畴以外,葛洪在《肘后备急方》自序中道:"余既穷览坟索,以著述余暇,兼综术数,省仲景、元化、刘戴《秘要》《金匮》《绿秩》《黄素》方,近将千卷。患其混杂烦重,有求难得,故周流华夏九州之中,收拾奇异,捃拾遗逸,选而集之,使种类殊分,缓急易简,凡为百卷,名曰《玉函》。"③这说明其在撰写《肘后备急方》时,已经参阅了近千卷的经方,因其杂乱烦重,不利于临床求索,所以将其以缓急分类,选出备急良方。如书中所载疗胸膈上痰饮之"五膈丸"时言:"此疾有十许方,率皆相类,此丸最胜。"④可见葛洪已经进行了广泛的文献参考和深入的临床实践,所以才得出五膈丸治疗膈中病最胜的结论。在这样深入研究的基础上,《肘后备急方》无疑是一部疗效确切、简便易行的经方著作。

三、孙思邈方

孙思邈在《备急千金要方》的"论大医习业"⑤中言道:"凡欲为大医,必须谙《素问》《甲乙》《黄帝针经》、明堂流注、十二经脉、三部九候、五脏六腑、表里孔穴、本草药对,张仲景、王叔和、阮河南、范东阳、张苗、靳邵等诸部经方。"④可见孙思邈将《素问》《灵枢》《针灸甲乙经》等医经典籍视为大医习业的理论基础,将这些

---

① 陈延之.小品方[M].北京:中国中医药出版社,1995:4.
② 周守忠.历代名医蒙求[M].北京:人民卫生出版社,1955:34.
③ 葛洪.肘后备急方[M].天津:天津科学技术出版社,2015:3.
④ 葛洪.肘后备急方[M].天津:天津科学技术出版社,2015:108.
⑤ 张印生,韩学杰.孙思邈医学全书[M].北京:中国中医药出版社,2015:17.

书中所涉及的十二经脉、三部九候、五脏六腑、表里孔穴作为大医习业的重点理论，将本草药对、张仲景方、王叔和方、阮河南方、范东阳方、靳邵方等经方内容作为大医习业的精研典范。

为什么孙思邈认为大医一定要掌握医经和经方的相关内容呢？这里就需要厘清医经和经方的关系。谢观在《中国医学源流论》中对上古医派进行阐述时言道："针灸始于黄帝，本草肇自神农，脉诀传之素女，此以言乎其托始之时耳。至按其学术之性质而为之分类，则为医经、经方二家。医经犹今言医学，经方犹今言药学也。神农本草，当属经方家。针灸、脉诀，则同属医经。"①谢观认为其学术性质偏重医学的称为医经，偏重药学的称为经方，但实际上二者都属于上古医派，不可分割，也不能分割。故经方家必须研究医经著作，而且要将医经的核心内容灵活贯通地运用于经方中。如王叔和的《脉经》虽属于医经范畴，但是却收录了大量经方的内容，所以王叔和也是孙思邈所认可的经方家。再看《汉书·艺文志》中对医经的描述："医经者，原人血脉经落骨髓阴阳表里，以起百病之本，死生之分，而用度箴石汤火所施，调百药齐和之所宜。"②此指出医经是根据人体的气血、经络、骨髓、阴阳、表里的状态来阐发疾病根源，使用汤药针石来治疗疾病的，这和《汉书·艺文志》里对经方的描述，本质上是一致的。这也就不难发现，为什么我们上述提到的所有经方著作中都穿插着医经的核心内容。如孙思邈的《备急千金要方》《千金翼方》构建了脏腑寒热虚实辨治体系，涉及临床各科、脉法、针灸、本草、养性、补益、杂病等内容，从方书的层面上来讲，二者是经方巨著。

四、王焘方

王焘在《外台秘要方》自序中讲到自己幼时多病，长好方书，后因机缘得探弘文馆图籍方书秘要。其因婚姻遭贬，在渡江南下之时，染上瘴疠，"赖有经方仅得存者，神功妙用，固难称述，遂发愤刊削，庶几一隅。凡古方纂得五六十家，新撰者向数千百卷，皆研其总领，核其指归，近代释僧深、崔尚书、孙处士、张文仲、孟同州、许仁则、吴升等十数家，皆有编录，并行于代，美则美矣，而未尽善。"③北宋校正医书局亦言："唐王焘台阁二十余年，久知弘文馆，得古今方，上自神农，下及唐世，无不采撷，集成经方四十卷，皆诸方秘密枢要也。"可见王焘的《外台秘要方》收录了上古至盛唐的经方秘要，也定收录了如北宋校正医书局所言的崔氏、

---

① 谢观.中国医学源流论[M].福州：福建科学技术出版社，2003：14.
② 班固.汉书[M].杭州：浙江古籍出版社，2000：601.
③ 张登本.王焘医学全书[M].北京：中国中医药出版社，2006：9-10.

孟诜之方及《集验方》《小品方》等方,堪称一部"捐众贤之砂砾,掇群才之翠羽"[1]的经方巨著。

五、出土医方

近年来我国出土的一些医学文献资料,如马王堆汉墓帛书、张家山汉简、武威汉代医简、天回医简、敦煌遗书等,都涉及丰富的医学知识,且与经方和医经联系密切。如《武威汉代医简》所载白水侯散[2]与《备急千金要方》之石韦丸[3]相合。《敦煌石窟秘藏医方》所载治消渴的牛胆丸[4],可补《外台秘要方》中疗消渴最胜的牛胆丸[5]之阙。《六十病方》所涉及风痹、风、女疝、肠疝、内崩、女子不月、字难、女子瘕、风瘅、内瘅、伤中等病证,非常契合《汉书·艺文志》之经方目录。类似这类出土医书中的某些理法方药完备的出土医方,当属经方之范畴。它们不仅从内容上补充了经方,也从经络、脏腑、脉法、本草等方面向世人展现了经方的发展变化、传承创新的过程。

六、其他医方

除了前面所提到的著作以外,《太平惠民和剂局方》《太平圣惠方》《圣济总录》等官修书中医理完备、疗效确切的医方也当属于经方的范畴。医之门户分于金元,自此之后,只要是理法完备、疗效可靠之方,皆可归属经方范畴。如李东垣创立的治疗饮食劳倦发热的补中益气汤,是对《内经》"劳者温之""损者温之"的具体应用;刘完素创立的地黄饮子,是从《备急千金要方》的内补散化裁而来的,对治的是《内经》中"内夺而厥"的喑痱。诸如这类充分吸收了前人医疗经验,并在个人临床实践基础上逐渐形成的经典名方,都应当归入经方的范畴。

第三节 理法基础

经方的核心理法是什么?在研习经方时,是否有先后之法?若能将经方的

---

[1] 张登本.王焘医学全书[M].北京:中国中医药出版社,2006:10.
[2] 甘肃省博物馆,武威县文化馆.武威汉代医简[M].北京:文物出版社,1975:15.
[3] 张印生,韩学杰.孙思邈医学全书[M].北京:中国中医药出版社,2015:360.
[4] 王淑民.敦煌石窟秘藏医方[M].北京:北京医科大学中国协和医科大学联合出版社,1998:40.
[5] 张登本.王焘医学全书[M].北京:中国中医药出版社,2006:282.

理法体系探讨清楚,必将有利于构建理法方药完备的病脉证治体系。

一、先习小品再研大品是方法

《小品方》残卷序载:"今若欲以方术为学者,当精看大品根本经法,随宜制方处针灸,病者自非寿命应终,毒害已伤生气,五劳七伤已竭气血者,病无不愈也。若不欲以方术为学,但以备身防急者,当根据方诀,看此《经方小品》一部为要也。今先记述上古已来旧方,卷录多少采取可承案者,为《小品》成法焉。"[1]从此段文字中可知:① 经方有小品和大品之分,《小品方》主要收录了上古以来的多家小品方诀;② 大品经法涵盖处方之法和针灸之道,只要不是五劳七伤、气血衰竭者,皆可用大品经法之理治之,无不愈也。那么究竟什么是大品经法?大品经法中肯定含有与五劳七伤相关的脏腑理论、气血理论以及针刺艾灸的相关理论。序中强调不能"唯信方说,不究药性"[1],则知大品经法中必有药性五味等相关理论。序中又强调不能"不知男女长少殊耐、所居土地温凉有早晚不同,不解气血浮沉深浅应顺四时、食饮五味以变性情。"[1]则知大品经法中必有人体血气形志、治疗异法方宜、四时升降浮沉、饮食五味合服等相关理论。序中言:若"唯见方说相应,不知药物随宜,而一概投之,此为遇会得力耳,实非审的为效也。是以《黄帝经》教四海之民,为治异品,此之谓也"[1]。可见大品经法当在《黄帝经》之中,而这些四时阴阳、气血形志、表里虚实、刺灸毒药的相关理论均可轻易地在今之《黄帝内经》中找到。

正如高文铸先生所言:"'小品'是与'大品'相对而言,'大品'指《黄帝内经》等经典著作,'小品'指简略实用的启蒙读物。"[2]《黄帝内经》中又有风、痹、痿、厥四论及诸多病证的论治理法,也与《汉书·艺文志》之经方目录相合也。故今之《黄帝内经》当属大品经法的旨归所在。

序中言:"僮幼始学治病者,亦宜先习此小品,则为开悟有渐,然后可看大品也。"[3]所以研习医学应当先习小品方诀,结合本草药性、针灸孔穴等相关内容,渐渐开悟之后,再精研大品《黄帝内经》。

二、脏腑经络寒热虚实是基础

巢元方的《诸病源候论》是一部论述疾病病因、病机、证候的专著,有助于我

---

[1] 陈延之.小品方[M].北京:中国中医药出版社,1995:1.
[2] 陈延之.小品方[M].北京:中国中医药出版社,1995:4.
[3] 陈延之.小品方[M].北京:中国中医药出版社,1995:3.

们更好地理解小品方决,可依此上溯《黄帝内经》的藏象、阴阳、气血、津液等大品经法,它是沟通小品与大品的津梁。孙思邈在《备急千金要方》中阐述脏腑寒热虚实辨证时,特设"脉论"专篇于肝、胆、心、小肠、脾、胃、肺、大肠、肾、膀胱等十脏腑之前,"脉论"收录了许多大品经法内容,以帮助读者更好地研习经方。王焘在撰写《外台秘要方》时,多处引用《诸病源候论》的内容以阐述病机证候内涵,并将孙思邈及众多经方家的脏腑寒热虚实辨证内容深刻地融入其著作之中。再到宋代的官修著作《太平圣惠方》《圣济总录》,也保留并发展了这种脏腑寒热虚实辨治体系,一直到今天,仍然有许多学者在孜孜不倦地探索藏象体系的脏腑辨治规律。

其实在魏晋时期,经方并没有固定化、统一化的标准,而是每位经方家对治病的理法都有着特定的理解,但这种理解却都建立在脏腑经络的基础之上。如《脉经·卷六·脾足太阴经病证第五》言:"脾病,其色黄,饮食不消,腹苦胀满,体重节痛,大便不利,其脉微缓而长,此为可治。宜服平胃丸、泻脾丸、茱萸丸、附子汤。"[①] 可知脾足太阴经病证出现了肤黄、饮食不消、腹苦胀满、体重节痛、大便不利、脉微缓而长等相同表现时,可能由于患者所处的地理气候环境及经济社会状况的不同,经方家可以用平胃丸平胃腑的不和之气,也可以用泻脾丸泻脾脏的痰湿浊气,还可以用茱萸丸、附子汤温脾经散寒湿。无论是平其胃气,还是泻其脾气,抑或温经散寒,补的都是不足的正气,泻的都是有余的邪气。只是每位经方家的理解略有差异而已,但这都是建立在脏腑经络这个统一认识的基础之上的。若再上溯至《黄帝内经》及汉代出土医药文献,便可发现脏腑经络一直是中医临床辨治的物质基础,也是在不断发展和变化的。如马王堆帛书的《足臂十一脉灸经》《阴阳十一脉灸经》甲本、乙本、张家山汉简《脉书》、老官山汉简《十二脉》、传世的《灵枢·经脉》等,都深刻地诠释了脏腑经络的循行路线和主病范畴。

脏腑经络学说是中医学理论的基础,其相关的寒热虚实辨治体系,依然有效地指导着临床、指导着经方,故脏腑经络寒热虚实的辨识是经方理法的基础。

三、营卫气血阴阳表里是核心

营卫气血与脏腑经络的联系最为密切。营气的主要运行方式是:从手太阴肺经开始,沿十二经脉次序运行,又复合手太阴,如此"阴阳相贯,如环无端",一

---

① 王叔和.脉经[M].北京:学苑出版社,2010:116.

昼夜运行五十周次。① 卫气循脉而行,昼行三阳,夜行三阴,各二十五周次。营卫二气各自运行五十周,在夜半复大会于手太阴肺。这种营卫之气的昼夜运行节律,与人体脏腑气血的虚实状态、脉象浮沉的阴阳变化有着密切的联系,在《内经》中有大量篇章有所论及。《内经》中也有大量篇章涉及营卫之失常。其中最具代表性的是外感虚邪贼风,导致营卫不利,疾病发生由表入里的传变规律。《灵枢·百病始生》言:"虚邪之中人也,始于皮肤,皮肤缓则腠理开,开则邪从毛发入,入则抵深,深则毛发立,毛发立则淅然,故皮肤痛。留而不去,则传舍于络脉,在络之时,痛于肌肉,故痛之时息,大经乃代。留而不去,传舍于经,在经之时,洒淅喜惊。留而不去,传舍于输,在输之时,六经不通,四肢则肢节痛,腰脊乃强。留而不去,传舍于伏冲之脉,在伏冲之时体重身痛。留而不去,传舍于肠胃……留而不去,传舍于肠胃之外,募原之间,留着于脉,稽留而不去,息而成积。"②这种由表入里的传变发病观对我们认识疾病、制定治法极具指导意义。正如《素问·阴阳应象大论》言:"故邪风之至,疾如风雨,故善治者治皮毛,其次治肌肤,其次治筋脉,其次治六腑,其次治五脏。治五脏者,半死半生也。"③《伤寒论·辨脉法》曰:"凡脉大、浮、数、动、滑,此名阳也;脉沉、涩、弱、弦、微,此名阴也。凡阴病见阳脉者生,阳病见阴脉者死。"④所以说这种阴阳表里的传变发病观,已经深刻地融入经方著作的理法当中了。

故营卫气血的生成运行及阴阳表里的出入流行,是我们认识发病、防治疾病、辨明传变、视死别生的核心理法。

四、病脉证治理法方药是目的

脏腑经络之中的营卫气血受到病邪的侵袭,发生了阴阳表里的出入变化,便产生了寒热虚实的不同病态。这些病态之中,既有精、气、血、津液、神的异常变化,也有五脏六腑功能失常的具体表现,便形成了错综复杂的病证。我们需要系统地整理、归纳出风、痹、痿、厥、痹、疝、瘕等一系列一级经方病证的整体特征及其关联的下级病证的表现,还要分析其产生病证的机制,辨别其所生病状的异同,然后考其治则治法,处以经方本草,并结合刺灸导引等法以治之,而使人体归于阴平阳秘的常态。只有这样,才能构建出纪律井然的病脉证治理法方药体系。

---

① 王庆其.内经选读[M].北京:中国中医药出版社,2007:70.
② 灵枢经[M].北京:中国中医药出版社,2005:130-131.
③ 黄帝内经素问[M].北京:人民卫生出版社,2005:12.
④ 张仲景.伤寒论[M].北京:人民卫生出版社,2005:3.

而这,便是我们不断研习经方的初心和目的。

第四节 结 语

经方是源由清润,诊候明朗,药性恰合,方说确效,析理精深的旧方。张仲景方、陈延之方、葛洪方、孙思邈方、王焘方等属经方的范畴。我们在研习经方时,需先看小品方决(论),再精研大品经法。大品经法中包含了脏腑经络功能、寒热虚实变化、卫气营血运行、阴阳表里出入、津液生成输布、药物四气五味、刺灸导引膏摩等相关理论。我们需要反复不断、精益求精地钻研大品经法,并孜孜不倦地将其运用于现代临床病证的治疗当中去。只有这样,才能推动古典经方与现代疾病的交融,才能构建出更深层次的经方理法体系、更加有效的病脉证治体系。而这,必将推动中医药的标准化和国际化。

第二章

大品经法理论基础

前面我们谈到,经方有小品和大品之分,大品经方含有经方理法。笔者将分别从脏腑经络的循行主病、营卫精神的生成变化、阴阳表里的出入流行、寒热虚实的病理状态、气血津液的输布转化、饮食五味的苦欲补泻、色脉病形的表现特点、标本病传的诊治规律等对大品经法的理论基础进行阐述。

第一节 经脉循行之道

以五脏六腑为中心的经络系统,主要包括十二经脉、奇经八脉、十五络脉、十二经别、十二经筋、十二皮部等。下面我们将重点介绍十二经脉、奇经八脉、十五络脉、十二经别、十二经筋等。

一、十二正经

十二正经经脉包括手太阴肺经、手阳明大肠经、足阳明胃经、足太阴脾经、手少阴心经、手太阳小肠经、足太阳膀胱经、足少阴肾经、手厥阴心包经、手少阳三焦经、足少阳胆经、足厥阴肝经。

（一）手太阴肺经

1. 手太阴肺经经脉

【循行】

肺手太阴之脉,起于中焦,下络大肠,还循胃口,上膈属肺,从肺系,横出腋下,下循臑内,行少阴、心主之前,下肘中,循臂内上骨下廉,入寸口,上鱼,循鱼际,出大指之端。

其支者,从腕后直出次指内廉,出其端。(《灵枢·经脉》)

【病候】

是动则病,肺胀满,膨膨而喘咳,缺盆中痛[1],甚则交两手而瞀[2],此为臂厥。

是主肺所生病者,咳,上气,喘喝,烦心,胸满,臑臂内前廉痛,掌中热。气盛有余,则肩背痛风,汗出中风,小便数而欠[3]。气虚则肩背痛,寒,少气不足以息,溺色变。(《灵枢·经脉》)

【注释】

[1]缺盆中:缺盆是指锁骨上窝,缺盆中则指两缺盆之中,当天突穴部,深部为喉咙。

[2]瞀:音茂。指心胸闷乱,视物模糊。

[3]欠:本指张口呼气,此处指小便短少,邪气盛之时,可见小便数而短少之候,符合临床实际情况。此处之"欠"与《灵枢·口问》中"阴阳相引"之"欠"不同。

【导读】

手太阴肺经起于中焦,向下联络大肠,又返回沿着胃上口,穿过膈肌,属于肺脏,从肺系(气管、喉咙)部横出腋下,下循着上臂内侧,行在手少阴和少厥阴之前,下过肘中,沿着前臂桡侧边缘,进入寸口,上行至大鱼际部,出大拇指的末端。其支脉,从腕后走向食指桡侧,出其末端,接手阳明大肠经。

本经异常就出现肺部胀闷、咳嗽气喘、咽喉肿痛,严重的可见两手疼痛、心胸烦闷、视物不清。

本经所主的肺脏发生病变,可见咳嗽、呼吸迫促、喘声粗急、心中烦乱、胸部满闷、臑臂部内侧前缘疼痛厥冷、手心发热。邪气盛时会出现肩背受风痛、汗出恶风、小便频数而量少,正气虚时肩背疼痛、恶寒、短气、小便色清白等。

2. 手太阴肺经络脉

【循行】

手太阴之别[1],名曰列缺。起于腕上分间,并太阴之经,直入掌中,散入于鱼际。(《灵枢·经脉》)

【病候】

其病:实则手锐掌热;虚则欠㰦[2],小便遗数。取之去腕寸半。别走阳明也。(《灵枢·经脉》)

【注释】

[1]别:分支,此即指络脉。

[2]欤:同呿,张口的样子。欠欤,指短气不足以息,而张口出气。

【导读】

手太阴肺经络穴,名列缺,在腕关节上方一寸半的分肉之间。其病:实证,手腕手掌部灼热。虚证,短气、尿频、遗尿等。这是肺经络脉虚弱的表现,除选用本经络穴治疗外,临证见此者,宜补肺益气的《外台秘要方》补肺汤来治疗。

3. 手太阴肺经经别

【循行】

手太阴之正[1],别[2]入渊腋少阴之前,入走肺,散之大肠,上出缺盆,循喉咙,复合阳明。(《灵枢·经别》)

【注释】

[1]正:十二经别,又称别行之十二正经,意指从十二经脉分出。

[2]别:指十二经脉循行道路之外的另一条循行,不同于经脉、络脉。

【导读】

十二经别都有"离、入、出、合"的分布特点,以加强表里两经脏腑的关系,突出心和头的重要性,并且扩大了经脉循行和经穴的主治范围。

手太阴经别,从手太阴经脉分出,进入腋下,行于手少阴经别之前,进入体腔后,走肺脏,散大肠,上方通过缺盆部,沿喉咙,约当扶突穴处合于手阳明经脉。

4. 手太阴肺经经筋

【循行】

手太阴之筋,起于大指之上,循指上行,结于鱼后[1],行寸口外侧,上循臂,结肘中,上臑内廉,入腋下,出缺盆,结肩前髃[2],上结缺盆,下结胸里,散贯贲[3],合贲下,抵季胁。(《灵枢·经筋》)

【病候】

其病当所过者,支转筋痛,甚成息贲[4],胁急吐血。治在燔针劫刺[5],以知为数,以痛为输。(《灵枢·经筋》)

【注释】

[1]鱼后:鱼际的后边。

[2]肩前髃:肩髃部的前方。

[3]贲:膈肌也。

[4]息贲:五积之一,为肺之积。主要表现是胁下有积块而气逆上奔。

[5]燔针劫刺:指针刺入穴以后,用火烧针,使暖以劫夺寒邪的一种刺法。

【导读】

从手太阴经筋循行和主病看,经筋所过之处出现支撑不适、拘挛疼痛,严重则可成息贲病,表现为胸胁拘急、上逆吐血,可以使用燔针劫刺、以痛为腧之法来治疗。

5. 手太阴肺经刺灸要穴

(1) 中府:肺募穴,手、足太阴交会穴,又名膺俞、膺中俞、府中俞。

【定位】 在胸前壁的外上方,云门下1寸,平第1肋间隙,距前正中线6寸。

【操作】 向外斜刺或平刺0.5~0.8寸,不可向内深刺,以免伤及脏器。

【文献摘录】

《灵枢·五邪》:"邪在肺,则病皮肤痛,寒热,上气喘,汗出,咳动肩背。取之膺中外俞。"

《针灸甲乙经》:"肺系急,胸中痛,恶寒,胸满悒悒然,善呕胆,胸中热,喘,逆气,气相追逐,多浊唾,不得息,肩背风,汗出,面腹肿,鬲中食噎,不下食,喉痹,肩息肺胀,皮肤骨痛,寒热烦满,中府主之。"

(2) 尺泽:肺经合穴。

【定位】 在肘横纹中,肱二头肌桡侧凹陷处。

【操作】 直刺0.8~1.2寸,或点刺出血。

【文献摘录】

《针灸甲乙经》:"振寒瘛疭,手不伸,咳嗽唾浊,气鬲善呕,鼓颔不得汗,烦满。""咳逆上气,舌干胁痛,心烦肩寒,少气不足以息,腹胀,喘,尺泽主之。"

《肘后歌》:"鹤膝肿痛难移步,尺泽能舒筋骨疼。"

《玉龙歌》:"筋急不开手难伸,尺泽从来要认真。"

《灵光赋》:"吐血定喘补尺泽。"

(3) 孔最:肺经郄穴。

【定位】 在前臂掌面桡侧,当尺泽与太渊的连线上,腕横纹上7寸。

【操作】 直刺0.5~1寸。

【文献摘录】

《针灸甲乙经》:"厥头痛,孔最主之。"

《备急千金要方》:"孔最,主臂厥热痛汗不出,皆灸刺之,此穴可以出汗。"

(4) 列缺:肺经络穴,八脉交会穴,通任脉,又名童玄、腕劳。

【定位】 在前臂桡侧缘,桡骨茎突上方,腕横纹上1.5寸,当肱桡肌与拇长展肌腱之间。

【操作】向上斜刺 0.3～0.5 寸。

【文献摘录】

《针灸甲乙经》:"寒热胸背急,喉痹,咳上气,喘,掌中热,数欠伸,汗出善忘,四肢厥逆,善笑,溺白,列缺主之。"

《备急千金要方》:"主小便热痛。主肩背寒栗,凡实则肩背热,背汗出,四肢暴肿。虚则肩背寒栗,气不足以息。"

《针灸大成》:"主偏风口面㖞斜,手腕无力,半身不遂,口噤不开,寒热疟,呕沫,咳嗽,健忘,溺血精出,阴茎痛,小便热,痫惊妄见,面目四肢臃肿,肩痹,尸厥寒热。"

《针灸大成》:"头项寻列缺。"

(5) 经渠:肺经经穴。

【定位】在前臂掌面桡侧,桡骨茎突与桡动脉之间凹陷处,腕横纹上 1 寸。

【操作】避开桡动脉,直刺 0.3～0.5 寸。

【文献摘录】

《备急千金要方》:"经渠主咳逆上气,喘,掌中热。"

(6) 太渊:肺经输穴,原穴,八会穴(脉会),又名太泉、大泉。

【定位】在腕横纹桡侧,桡动脉搏动处。

【操作】避开桡动脉,直刺 0.3～0.5 寸。

【文献摘录】

《针灸甲乙经》:"臂厥,肩膺胸满痛,目中白翳,眼青转筋,掌中热,乍寒乍热,缺盆中相引痛,数咳,喘不得息,臂内廉痛,上鬲饮已烦满,太渊主之。""脾逆气寒,次急烦心,善唾哕噫,胸满激呼,胃气上逆,心痛,太渊主之。"

(7) 鱼际:肺经荥穴。

【定位】在手拇指本节后凹陷处,约当第 1 掌骨中点桡侧,赤白肉际处。

【操作】直刺 0.5～0.8 寸。

【文献摘录】

《灵枢·厥病》:"厥心痛,卧若徒居,心痛间,动作痛益甚,色不变,肺心痛,取之鱼际、太渊。"

《针灸甲乙经》:"寒厥及热烦心,少气不足以息,阴湿痒,腹痛不可以食饮,肘挛支满,喉中焦干渴,鱼际主之。热病振栗鼓颔,腹满阴萎,咳引尻溺出,虚也。鬲中虚,食饮呕,身热汗不出,数唾血下,肩背寒热,脱色,目泣出,皆虚也。刺鱼际补之。"

《备急千金要方》:"舌上黄,痹走胸背不得息,失喑不能言,头痛不甚汗出,阴湿,腹中余疾。"

(8)少商:肺经井穴,又名鬼信。

【定位】在手拇指末节桡侧,距指甲角0.1寸。

【操作】浅刺0.1寸,或点刺出血。

【文献摘录】

《针灸甲乙经》:"疟,寒厥及热厥,烦心善哕,心满而汗出,刺少商出血立已。"

(二)手阳明大肠经

1. 手阳明大肠经经脉

【循行】

大肠手阳明之脉,起于大指次指之端,循指上廉[1],出合谷两骨[2]之间,上入两筋[3]之中,循臂上廉,入肘外廉,上臑外前廉,上肩,出髃骨[4]之前廉,上出于柱骨之会[5]上,下入缺盆[6],络肺,下膈,属大肠。

其支者,从缺盆上颈,贯颊,入下齿中,还出挟口,交人中[7],左之右,右之左,上挟鼻孔。(《灵枢·经脉》)

【病候】

是动则病齿痛,颈肿[8]。

是主津液所生病者,目黄,口干,鼽衄[9],喉痹,肩前臑痛,大指次指痛不用,气有余则当脉所过者[10]热肿;虚则寒栗不复[11]。(《灵枢·经脉》)

【注释】

[1]上廉:食指的桡侧边。此按曲肘立拳位描述,故称上廉。

[2]合谷两骨:指第一、第二掌骨,因其分歧,合称歧骨。中间为合谷穴,其开时凹陷如谷。

[3]两筋:指拇长肌腱和拇短肌腱。

[4]髃骨:肩胛骨肩缝部。

[5]柱骨之会:柱骨,指颈椎;会,此指大椎穴。在第七颈椎棘突下。

[6]缺盆:指锁骨上窝部,缺盆骨即锁骨,其上有缺盆穴。

[7]交人中:经脉在人中左右交叉。

[8]颈肿:据《脉经》《太素》作"颔肿",是指腮部肿痛。

[9]鼽衄:鼽,为鼻流清涕。衄,指鼻出血。

[10]脉所过者:指本经所过之处。

[11]寒栗不复:发冷颤抖,难以回温。

第二章　大品经法理论基础

【导读】

手阳明大肠经，从食指末端起，沿着食指桡侧缘出歧骨，进入两筋之间，沿着前臂桡侧，进入肘外侧，经上臂外侧前边，上肩，出肩峰部前边，向上交会颈部大椎穴，下入缺盆部，络于肺，通过横膈，属于大肠。颈部支脉，从缺盆上行颈旁，通过面颊，进入下牙槽，出来夹口旁，交会人中部，左向右，右向左，上夹鼻孔，接足阳明胃经。

本经异常会出现牙齿疼痛、面颊肿胀。

本经所主有关"津"方面的病证。如眼干、口干、鼻流清涕或出血、咽喉痛、肩前痛、食指疼痛等。多是因为津伤不濡润所致，可从肺痿、血痹等角度进行论治，如复脉汤、黄芪桂枝五物汤等可酌情加减使用。邪气亢盛时，经脉所过之处，会出现发热肿胀，当泻实邪，正气不足时，可见战栗发冷，当温气益津。

2. 手阳明大肠经络脉

【循行】

手阳明之别，名曰偏历。去腕三寸，别入太阴；其别者，上循臂，乘肩髃，上曲颊偏齿[1]；其别者，入耳，合于宗脉[2]。

【病候】

实则龋、聋；虚则齿寒、痹、隔[3]。取之所别也。（《灵枢·经脉》）

【注释】

[1] 曲颊偏齿：指络脉上行到下颌角呈弯曲处，偏络于下齿龈。

[2] 宗脉：指总脉、大脉。耳中为手少阳、足少阳、手太阴脉所总会。

[3] 隔：指咽喉噎塞阻隔。

【导读】

手阳明大肠经络穴，名偏历，屈肘，在前臂背面桡侧，当阳溪与曲池的连线上，腕横纹上3寸。其病，邪气盛则龋齿疼痛、耳聋。除选用本经络穴治疗外，络脉虚则齿冷、肩部疼痛、咽喉噎塞，宜选《小品》通气汤以疗之。

3. 手阳明大肠经经别

【循行】

手阳明之正，从手循膺乳[1]，别于肩髃[2]，入柱骨[3]，下走大肠，属于肺，上循喉咙，出缺盆，合于阳明也。（《灵枢·经别》）

【注释】

[1] 膺乳：膺，胸旁；乳，乳旁。

[2] 肩髃：此指肩峰部。

[3]柱骨:此处指锁骨。

【导读】

手阳明经别,从手走胸,在肩峰处分出,进入锁骨上部,下行走向大肠,属于肺脏,上沿喉咙,浅出于缺盆部,仍会合于手阳明的本经。

4. 手阳明大肠经经筋

【循行】

手阳明之筋,起于大指次指之端,结于腕,上循臂,上结于肘外,上臑,结于髃;其支者,绕肩胛,挟脊;其直者,从肩髃上颈。其支者,上颊,结于頄[1];直者,上出手太阳之前,上左角[2],络头,下右颔[3]。(《灵枢·经筋》)

【病候】

其病:当所过者,支痛及转筋,肩不举,颈不可左右视。(《灵枢·经筋》)

【注释】

[1]頄:指颧部。

[2]上左角:指循行于本侧的额角。额角,额骨结节部。

[3]下右颔:指循行于对侧的颞颌关节部。

【导读】

从手阳明经筋在颈肩部的循行来看,肩漏风和项痹多与手阳明的经筋循行有关。其中肩不举非常符合肩漏风的症状表现;颈不可以左右视,符合颈痹的表现。

5. 手阳明大肠经刺灸要穴

(1)商阳:大肠经井穴,又名绝阳。

【定位】在手食指末节桡侧,距指甲角0.1寸。

【操作】浅刺0.1~0.2寸,或点刺出血。

【文献摘录】

《针灸甲乙经》:"耳中生风,耳鸣耳聋时不闻,商阳主之。"

《杂病穴法歌》:"两井两商二三间,手上诸风得其所。"

(2)二间:大肠经荥穴,又名间谷。

【定位】微握拳,当手食指本节(第1掌指关节)前,桡侧凹陷中。

【操作】直刺0.2~0.3寸。

【文献摘录】

《针灸甲乙经》:"多卧善唾,肩髃痛寒,鼻鼽赤多血,浸淫起面,颜青,身热,喉痹如梗,目眦伤,忽振寒,肩疼,二间主之。"

(3) 合谷：大肠原穴，又名虎口。

【定位】在手背，第1、2掌骨间，当第2掌骨桡侧的中点处。

【操作】直刺0.5～1寸，针刺时手呈半握拳状。孕妇不宜针。

【文献摘录】

《针灸甲乙经》："痱痿、臂腕不用，唇吻不收，合谷主之。""喑不能言，合谷及涌泉、阳交主之。""齿龋痛，合谷主之。"

(4) 阳溪：大肠经穴，又名中魁。

【定位】在腕背横纹桡侧，手拇指向上翘时，当拇短伸肌腱与拇长伸肌腱之间的凹陷中。

【操作】直刺0.5～0.8寸。

【文献摘录】

《针灸甲乙经》："鼻鼽衄，热病汗不出，瞑目，目痛瞑，头痛，龋齿，泣出，胸满不得息，厥逆头痛，阳溪主之。"

(5) 偏历：大肠络穴。

【定位】屈肘，在前臂背面桡侧，当阳溪与曲池连线上，腕横纹上3寸处。

【操作】直刺或斜刺0.5～0.8寸。

【文献摘录】

《针灸大成》："主肩膊肘腕酸痛。"

(6) 手三里

【定位】在前臂背面桡侧，当阳溪与曲池连线上，肘横纹下2寸处。

【操作】直刺0.8～1.2寸。

【文献摘录】

《铜人腧穴针灸图经》："治手臂不仁，肘挛不伸，齿痛颊颔肿，瘰疬。"

《席弘赋》："肩上连脐痛不休，手中三里便须求。"

(7) 曲池：大肠经合穴。

【定位】在肘横纹外侧端，屈肘，当尺泽与肱骨外上髁连线中点。

【操作】直刺0.5～1寸。

【文献摘录】

《针灸甲乙经》："胸中满，耳前痛，齿痛，目赤痛，颈肿，寒热，渴饮辄汗出，不饮则皮干热，曲池主之。""目不明，腕急，身热，惊狂，躄痿痹重，瘛疭，曲池主之。"

《备急千金要方》："瘾疹，灸曲池二穴，随年壮。"

(8) **肩髃**：手阳明经与阳跷脉交会穴。

【定位】在肩部三角肌上，臂外展或向前平伸时，当肩峰前下方向凹陷处。

【操作】直刺或向下斜刺0.8～1.5寸。

【文献摘录】

《铜人腧穴针灸图经》："偏风半身不遂，热风瘾疹，手臂挛急，挽弓不开，捉物不得，臂细无力，筋骨酸痛。"

(9) **巨骨**：手阳明经与阳跷脉交会穴。

【定位】在肩上部，当锁骨肩峰端与肩胛冈之间凹陷处。

【操作】直刺，微斜向外下方，进针0.5～1寸。直刺不可过深，以免刺入胸腔造成气胸。

【文献摘要】

《针灸甲乙经》："肩背不举，血瘀肩中，不能动摇，巨骨主之。"

(10) **迎香**：手、足阳明经交会穴。

【定位】在鼻翼外缘中点旁，当鼻唇沟中间。

【操作】略向内上方斜刺或平刺0.3～0.5寸。

【文献摘要】

《针灸大成》："主鼻塞不闻香臭，偏风口㖞，面痒浮肿，风动叶落，状如虫行，唇肿痛，喘息不利，鼻㖞多涕，鼽衄骨疮，鼻有息肉。"

(三) 足阳明胃经

1. 足阳明胃经经脉

【循行】

胃足阳明之脉，起于鼻之交頞[1]中，旁约[2]太阳之脉，下循鼻外，入上齿中，还出挟口环唇，下交承浆，却循颐后[3]下廉，出大迎，循颊车，上耳前，过客主人[4]，循发际，至额颅[5]。

其支者，从大迎前，下人迎，循喉咙，入缺盆，下膈，属胃，络脾。

其直者，从缺盆下乳内廉，下挟脐，入气街[6]中。

其支者，起于胃下口[7]，下循腹里，下至气街中而合。以下髀关，抵伏兔，下膝膑中，下循胫外廉，下足跗[8]，入中指内间。

其支者，下膝三寸而别，下入中指外间。

其支者，别跗上，入大指间[9]，出其端。（《灵枢·经脉》）

【病候】

是动则病洒洒振寒,善呻,数欠,颜黑,病至则恶人与火,闻木声则惕然而惊,心欲动,独闭户塞牖而处。甚则欲上高而歌,弃衣而走,贲向腹胀,是为骭厥[10]。

是主血所生病者,狂,疟,温淫[11],汗出,鼽衄,口㖞,唇胗[12],颈肿,喉痹,大腹水肿,膝膑肿痛,循膺、乳、气街、股、伏兔、骭外廉、足跗上皆痛,中指不用。

气盛则身以前皆热,其有余于胃,则消谷善饥,溺色黄;气不足则身以前皆寒栗,胃中寒则胀满。(《灵枢·经脉》)

【注释】

[1] 頞:指鼻根凹陷处。

[2] 约:原误作"纳",此指与足太阳经交会于眼睛。

[3] 却循颐后:却,退却;颐,下颌部。

[4] 客主人:即上关穴。在耳前,下关穴直上,当颧弓上缘的凹陷处。

[5] 额颅:指前额正中部。

[6] 气街:腹股沟动脉部,穴名气冲。在腹股沟稍上方,当脐中下5寸,距前正中线2寸。

[7] 胃下口:即幽门部。原作"胃口,下","下"字属下句。

[8] 足跗:即足背。

[9] 入大指间:指大趾与次趾之间。

[10] 骭厥:指足胫部气血阻逆所发生的厥冷、麻木、酸痛等症。

[11] 温淫:指热性病证。

[12] 唇胗:指唇部溃疡。

【导读】

足阳明胃经起于鼻,交鼻根部,与旁边足太阳经交会于睛明,向下沿鼻外,进入上齿中,回出来夹口旁,环绕口唇,向下交会于颏唇沟,退回来沿下颌出面动脉部(大迎),再沿下颌角,上耳前,经颧弓上,沿发际,至额颅中部。

面部的支脉,从大迎前向上,经颈动脉,沿着喉咙,进入缺盆,向下通过横膈,属于胃,联络于脾脏。

缺盆部的主干,从缺盆向下,经乳中,向下夹脐部,进入气街。

腹内支脉,从胃下口,沿腹里,与前外行主干会与腹股沟动脉处。并由此下行,经髋关节前,到股四头肌隆起处,下向膝髌中,经胫骨外侧前缘,下行足背,进入中趾内侧,出此次末端。

胫部支脉,从膝下三寸处分出,向下进入中趾外侧趾缝,出中指末端。

足部支脉,从足背部分出,进入大趾趾缝间,出大趾末端,接足太阴脾经。

足阳明胃经有了异常病变会有颤抖发冷、身困、面黑、心悸、腹部胀满、胸膈满闷等。因足阳明胃经是多气多血之经,所以易出现气血逆乱的病变,也易出现许多外感热病的症状。外感热病之阳明气分热盛证、气营两燔证多是侵袭阳明,影响心胃所致。

2. 足阳明胃经络脉

【循行】

足阳明之别,名曰丰隆。去踝八寸。别走太阴;其别者,循胫骨外廉,上络头项,合诸经之气,下络喉嗌。(《灵枢·经脉》)

【病候】

其病气逆则喉痹卒喑[1]。实则狂癫,虚则足不收,胫枯[2]。取之所别也。(《灵枢·经脉》)

【注释】

[1] 卒喑:指突然音哑。

[2] 胫枯:指胫部肌肉萎缩。

【导读】

足阳明络脉,名丰隆穴,在外踝尖上 8 寸,条口外,距胫骨前缘二横指。其气逆者喉痹音哑,实则癫狂,虚则胫部肌肉无力萎缩。除选用本经络穴治疗外,治其气逆者,酌宜《小品方》茱萸汤,然亦当伴随胃中有寒、胸中逆满之状;治其痿者,当取阳明也;治其癫狂者,亦当取其阳明也。

3. 足阳明胃经经别

【循行】

足阳明之正,上至髀,入于腹里[1],属胃,散之脾,上通于心,上循咽,出于口,上颎颇[2],还系目系[3],合于阳明也。(《灵枢·经别》)

【注释】

[1] 腹里:指腹腔之内。

[2] 颎:指眼眶下。

[3] 目系:指眼后内联与脑的组织。

【导读】

足阳明经别,在大腿前面从足阳明经分出,进入腹腔,属于胃腑,散布脾脏,向上联通心脏,循着食管出于口腔,抵达鼻根部和眼眶下,又联通于眼后的脑组织,再合于足阳明经。

4. 足阳明胃经经筋

【循行】

阳明之筋,起于中三指[1],结于跗上,邪(斜)外上加于辅骨,上结于膝外廉,直上结于髀枢,上循胁属脊;其直者,上循骬,结于膝;其支者,结于外辅骨[2],合少阳。其直者,上循伏兔,上结于髀,聚于阴器,上腹而布,至缺盆而结。上颈,上挟口,合于頄,下结于鼻,上合于太阳。太阳为目上纲[3],阳明为目下纲[3]。其支者,从颊结于耳前。(《灵枢·经筋》)

【病候】

其病:足中指支[4],胫转筋,脚跳坚[5],伏兔转筋,髀前,㿗疝,腹筋急,引缺盆及颊,卒口僻。急者目不合,热则筋纵,目不开。颊筋有寒则急,引颊移口,有热则筋弛纵,缓不胜收,故僻。(《灵枢·经筋》)

【注释】

[1] 中三指:中间三指之意,即足次趾、中趾及无名指。

[2] 外辅骨:指腓骨。

[3] 纲:原作"网",据《针灸甲乙经》《太素》改。

[4] 支:指拘挛僵硬。

[5] 脚跳坚:指下肢跳动,感觉僵硬不舒服。

【导读】

从足阳明经筋循行部位和所主病证来看,多与筋脉拘挛有关,如口眼歪斜、胸腹拘急、下肢僵硬等。若筋脉有寒,口角歪斜,当温经散寒,续命排风之属可选,肾沥建中之辈亦可相宜而用,有热而筋肉松弛者,当从痿论治。

5. 足阳明胃经刺灸要穴

(1) 承泣:足阳明经、阳跷脉、任脉交会穴,又名溪穴,目下。

【定位】在面部,瞳孔直下,当眼球与眶下缘之间。

【操作】以左手拇指向上轻推眼球,紧靠眶缘缓慢直刺0.5~1.5寸,不宜提插,以防刺破血管引起血肿。出针时稍加按压,以防出血。

【文献摘录】

《针灸甲乙经》:"目不明,泪出,目眩瞢,瞳子痒,远视䀮䀮,昏夜无见,目瞤动,与项口相参引,㖞僻口不能言,刺承泣。"

(2) 巨髎:足阳明胃经与阳跷脉交会穴。

【定位】在面部,瞳孔直下,平鼻翼下缘处,当鼻唇沟外侧。

【操作】直刺0.5~0.8寸。

【文献摘录】

《针灸甲乙经》:"面目恶风寒,颊肿痈痛,招摇视瞻,瘈疭口僻,巨髎主之。"

(3) 地仓

【定位】在面部,口角外侧,上直瞳孔。

【操作】斜刺或平刺0.5~0.8寸,可向颊车穴透刺。

【文献摘录】

《针灸甲乙经》:"口缓不收,不能言语,手足痿躄不能引,地仓主之。"

(4) 颊车:又名牙车,曲牙,机关。

【定位】在面颊部,下颌角前上方约一横指(中指),当咀嚼时咬肌隆起,按之凹陷处。

【操作】直刺0.3~1.5寸,平刺0.5~1寸。

【文献摘录】

《针灸甲乙经》:"颊肿,口急,颊车痛,不可以嚼,颊车主之。"

(5) 下关:足阳明、足少阳经交会穴。

【定位】在面部耳前方,当颧弓与下颌切迹所形成的凹陷中。

【操作】直刺0.5~1寸。留针时不可做张口动作,以免折针。

【文献摘录】

《针灸甲乙经》:"失欠,下齿龋,下牙痛,颊肿,下关主之。"

《针灸大成》:"主聤耳有脓汁出,偏风口目㖞,牙车脱臼,牙龈肿处,张口以三棱针出脓血,多含盐汤,即不畏风。"

(6) 头维:足阳明、足少阳经与阳维脉交会穴。

【定位】在头侧部,当额角发际上0.5寸,头正中线旁4.5寸。

【操作】平刺0.5~1寸。

【文献摘录】

《针灸甲乙经》:"寒热,头痛如破,目痛如脱,喘逆烦满,呕吐,流汗难言,头维主之。"

《铜人腧穴针灸图经》:"治头偏痛,目视物不明。"

(7) 人迎:足阳明、足少阳经交会穴。

【定位】在颈部,喉结旁,当胸锁乳突肌的前缘,颈总动脉搏动处。

【操作】避开颈总动脉,直刺0.3~0.8寸。

【文献摘录】

《针灸甲乙经》："寒热颈瘰疬，大迎主之；口噤，大迎主之；厥，口僻，失欠，下牙痛，颊肿，恶寒，口不收，舌不能言，不得嚼，大迎主之。"

《铜人腧穴针灸图经》："至吐逆霍乱，胸闷喘呼不得息，项气闷肿，食不下。"

(8) 梁门

【定位】在上腹部，当脐中上4寸，距前正中线2寸。

【操作】直刺0.5～1寸。过饱者禁针，肝大者慎针或禁针，不宜做大幅度提插。

【文献摘录】

《针灸甲乙经》："腹中积气结痛，梁门主之。"

《针灸大成》："主胁下积气，食饮不思，大肠滑泄，完谷不化。"

(9) 天枢：大肠募穴，又名长溪、谷门。

【定位】在腹中部，平脐，距脐中2寸。

【操作】直刺1～1.5寸。

【文献摘录】

《针灸甲乙经》："脐疝，绕脐而痛，时上冲心，天枢主之。""气疝，哕呕，面肿，奔豚，天枢主之。"

《铜人腧穴针灸图经》："疗夹脐切痛，时上冲心，烦满呕吐，霍乱寒疟，泄利食不化，女子月事不时，血结成块，肠鸣腹痛，不嗜食。"

(10) 归来

【定位】在下腹部，当脐中下4寸，距前正中线2寸。

【操作】直刺1～1.5寸。

【文献摘录】

《针灸甲乙经》："奔豚，卵上入，痛引茎，归来主之；女子阴中寒，归来主之。"

《铜人腧穴针灸图经》："治少腹奔豚，卵缩茎中痛，妇人血脏积冷。"

(11) 气冲：又名气街。

【定位】在腹股沟稍上方，当脐中下5寸，距前正中线2寸。

【操作】直刺0.5～1寸。

【文献摘录】

《铜人腧穴针灸图经》："治肠中大热，不得安卧，腹有逆气上攻心，腹胀满，淫泺，月水不利，身热，腹中痛。㿗疝，阴肿，乳难，子上抢心，痛不得息，气冲腰痛，不得俯仰。阴痿，茎中痛，两丸蹇痛不可忍。"

(12) 梁丘：胃经郄穴。

【定位】屈膝，大腿前面，当髂前上棘与髌底外侧端的连线上，髌底上2寸。

【操作】直刺1～1.2寸。

【文献摘录】

《针灸甲乙经》："大惊乳痛，梁丘主之。"

《针灸大成》："主膝脚腰痛，冷痹不仁，跪难屈伸，足寒，大惊，乳肿痛。"

《针方六集》："治鹤膝风，膝头红肿，冷痹伸屈不得，筋紧难开。"

(13) 犊鼻：又名外膝眼。

【定位】屈膝，在膝部，髌骨与髌韧带外侧凹陷中。

【操作】向后内斜刺1～1.5寸。

【文献摘录】

《针灸甲乙经》："膝中痛，取犊鼻，以员利针，针发而间之，针大如厘，刺膝无疑。"

《针灸大成》："膝中痛不仁，难跪起，脚气，膝髌溃者不可治，不溃者可治，若犊鼻坚硬，勿坚攻，先洗熨，微刺之，愈。"

(14) 足三里：胃经合穴。

【定位】在小腿前外侧，当犊鼻下3寸，距胫骨前缘一横指。

【操作】直刺1～2寸。强壮保健常用温灸法。

【文献摘录】

《灵枢·邪气藏府病形》："胃病者，腹䐜胀，胃脘当心而痛，上支两胁，膈咽不通，食饮不下，取之三里也。"

《灵枢·五邪》："邪在脾胃，则病肌肉痛。阳气有余，阴气不足，则热中善饥；阴气有余，阳气不足，则寒中肠鸣腹痛。阴阳俱有余，若俱不足，则有寒有热，皆调于三里。"

《针灸大成》："主胃中寒，心腹胀满，肠鸣，脏气虚惫，真气不足，腹痛食不下，大便不能，心烦不已，卒心痛，腹有逆气上攻，腰痛不得俯仰，小肠气，水气蛊毒，鬼击，四肢满，目不明，产后血晕。"

(15) 上巨虚：大肠下合穴，又名巨虚上廉、上廉、巨虚。

【定位】在小腿前外侧，当犊鼻下6寸，距胫骨前缘一横指。

【操作】直刺1～2寸。

【文献摘录】

《针灸甲乙经》："风水，膝肿，巨虚上廉主之；大肠有热，肠鸣腹满，侠脐痛，食不化,喘不能久立,巨虚上廉主之。"

《针灸大成》:"主脏气不足,偏风脚气,腰腿手足不仁,脚胫酸痛屈伸难,不久立,风水膝肿,骨髓冷疼,大肠冷,食不化,飧泄,劳瘵,夹脐两胁痛,肠中切痛雷鸣,上气冲胸,喘息不能行,伤寒胃中热。"

(16) 下巨虚:小肠下合穴,又名巨虚下廉、下廉。

【定位】在小腿前外侧,当犊鼻下9寸,距胫骨前缘一横指。

【操作】直刺1~1.5寸。

【文献摘录】

《针灸大成》:"主小肠气不足,面无颜色,偏腿痿,足不履地,热风,冷痹不遂,风湿痹,喉痹,脚气,足沉重,唇干,涎出不觉,不得汗出,毛发焦,肉脱,伤寒胃中热,不嗜食,泄脓血,胸胁小腹控睾而痛,时窘之后,当耳前热。"

(17) 丰隆:胃经络穴。

【定位】在小腿前外侧,当外踝尖上8寸,条口外,距胫骨前缘二横指。

【操作】直刺1~1.5寸。

【文献摘录】

《针灸甲乙经》:"厥头痛,面浮肿,烦心,狂见鬼,善笑不休,发于外有所大喜,喉痹不能言,丰隆主之。"

《针灸大成》:"主厥逆,大小便难,怠惰,腿膝酸,屈伸难,胸痛如刺,腹若刀切痛,风痰头痛,风逆四肢肿,足青,身寒湿,喉痹不能言,登高而歌,弃衣而走,见鬼好笑。"

(18) 解溪:胃经经穴,又名鞋带。

【定位】在足背与小腿交界处的横纹中央凹陷处,当拇长伸肌腱与趾长伸肌腱之间。

【操作】直刺0.5~1寸。

【文献摘录】

《针灸甲乙经》:"热病汗不出,善噫腹胀满,胃热谵语,解溪主之。"

《针灸大成》:"主风面浮肿,颜黑,厥气上冲,腹胀,大便下重,瘛疭,膝股胻肿,转筋,目眩,头痛,癫疾,烦心悲泣,霍乱,头风面赤、目赤,眉攒疼不可忍。"

《百症赋》:"惊悸怔忡,取阳交、解溪勿误。"

(19) 冲阳:胃经原穴,又名跗阳、会原、会涌。

【定位】在足背最高处,当拇长伸肌腱和趾长伸肌腱之间,足背动脉搏动处。

【操作】避开动脉,直刺 0.3~0.5 寸。

【文献摘录】

《针灸甲乙经》:"风水面肿,冲阳主之。""腹大不嗜食,冲阳主之。""足下缓失履,冲阳主之。"

(20)内庭:胃经荥穴。

【定位】在足背当第二、第三趾间,趾蹼缘后方赤白肉际处。

【操作】直刺或向上斜刺 0.5~1 寸。

【文献摘录】

《针灸甲乙经》:"四厥,手足闷者,使人久持之,厥热胫痛,腹胀皮痛,善伸数欠,恶人与木音,振寒,嗌中引外痛,热病汗不出,下齿痛,恶寒目急,喘满寒栗,龈口喎僻,不嗜食,内庭主之。"

《玉龙歌》:"小腹胀满气攻心,内庭二穴要先针。"

(21)厉兑:胃经井穴。

【定位】在足第二趾末节外侧,距趾甲角 0.1 寸。

【操作】浅刺 0.1~0.2 寸,或用三棱针点刺出血。

【文献摘录】

《针灸甲乙经》:"热病汗不出,鼽衄,眩,时仆,面浮肿,足胫寒,不得卧,振寒,恶人与木音,喉痹,龋齿,恶风,鼻不利,多善惊,厉兑主之。"

(四)足太阴脾经

1. 足太阴脾经经脉

【循行】

脾足太阴之脉,起于大指之端,循指内侧白肉际[1],过核骨[2]后,上内踝前廉,上踹[3]内,循胫骨后,交出厥阴之前,上膝股内前廉,入腹,属脾,络胃,上膈,挟咽,连舌本[4],散舌下。

其支者,复从胃,别上膈,注心中。

脾之大络,名曰大包。出渊腋下三寸,布胸胁。(《灵枢·经脉》)

【病候】

是动则病,舌本强,食则呕,胃脘痛,腹胀,善噫,得后与气[5],则快然如衰,身体皆重。

是主脾所生病者,舌本痛,体不能动摇,食不下,烦心,心下急痛,溏瘕泄[6],水闭[7],黄疸,不能卧,强立股膝内肿厥[8],足大指不用。

脾之大络……实则身尽痛,虚则百节尽皆纵。(《灵枢·经脉》)

【注释】

[1] 白肉际:指足底或手掌的边际,又称赤白肉际。
[2] 核骨:指第一跖趾关节内侧的圆形突起。
[3] 腨:俗称小腿肚,即腓肠肌。
[4] 舌本:指舌根部。
[5] 得后与气:"后",指大便;"气",指矢气。
[6] 溏瘕泄:"溏",指大便稀薄;"瘕泄",指痢疾。
[7] 水闭:指小便不通。
[8] 强立股膝内肿厥:勉强站立则大腿和小腿内肿胀、厥冷。

【导读】

足太阴脾经,从大趾末端开始,沿着大趾内侧白肉际,经核骨后,上向内踝前边,再上小腿内侧,沿胫骨后,交出足厥阴之前,上膝股内侧前边,进入腹部,属于脾,络于胃,通过膈肌,夹食管旁,连舌根,散布舌下。

其支脉,从胃部分出,向上通过膈肌,流注心中,接手少阴心经。

本节异常会出现舌根强硬,食后呕吐,胃脘痛、腹胀、嗳气、大便或矢气后身体轻松、身体乏力沉重。一般情况下足太阴脾经病易现食不下、烦心、心下急痛、腹泻、痢疾、黄疸、水闭等。除选用本经腧穴以外,还可以根据病证表现,酌情选用《伤寒论》之附子汤。

2. 足太阴脾经络脉

【循行】

足太阴之别,名曰公孙。去本节之后一寸,别走阳明;其别者,入络肠胃。(《灵枢·经脉》)

【病候】

其病:厥气上逆则霍乱,实则肠[1]中切痛;虚则鼓胀。取之所别也。(《灵枢·经脉》)

【注释】

[1] 肠:《脉经》《太素》作"腹"。

【导读】

足太阴络穴,名公孙,在足内侧缘,当第一跖骨基底的前下方。其络脉病证厥气上逆则挥霍缭乱,上吐下泻;实邪在体内者,腹中雷鸣切痛,正虚者,腹部鼓胀。除选用本经络穴治疗外,厥气上逆者,宜《备急千金要方》奔气汤;实邪在内者,宜

《金匮要略》附子粳米汤、《小品方》解急蜀椒汤；正虚腹胀者，宜《金匮要略》人参汤。

3. 足太阴脾经经别

【循行】

足太阴之正，上至髀[1]，合于阳明，与别俱行[2]，上结于咽，贯舌中，此为三合也。（《灵枢·经别》）

【注释】

[1] 髀：为下肢膝上部分的通称。

[2] 与别俱行：指阴经经别与阳经经别同行。

【导读】

足太阴经别，从足太阴经脉分出，到达大腿前面，进入腹部，与足阳明经别同行，向上结于咽喉，贯通到舌中。

4. 足太阴脾经经筋

【循行】

足太阴之筋，起于大指之端内侧，上结于内踝。其直者，络于膝内辅骨，上循阴股[1]，结于髀，聚于阴器，上腹，结于脐，循腹里，结于肋，散于胸中；其内者，着于脊。（《灵枢·经筋》）

【病候】

其病：足大指支，内踝痛，转筋痛，膝内辅骨痛，阴股引髀而痛，阴器纽痛，上引脐与两胁痛[2]，引膺中，脊内痛。（《灵枢·经筋》）

【注释】

[1] 阴股：指大腿的内侧面。

[2] 上引脐与两胁痛："上"，原作"下"，据《太素》改。"与"，原缺，据《针灸甲乙经》及《太素》补。

【导读】

从足太阴经筋的循行和主病来看，多和胸腹、两胁、膝股、内踝的拘急疼痛有关。可选用阴陵泉、血海等穴以治足太阴经筋之拘急疼痛。

5. 足太阴脾经刺灸要穴

(1) 隐白：脾经井穴。

【定位】 在足大趾末节内侧，距趾甲角0.1寸。

【操作】 浅刺0.1寸。

【文献摘录】

《针灸甲乙经》："气喘，热病，衄不止，烦心善悲，腹胀，逆息热气，足胫中寒，不得卧,气满胸中热,暴泄,仰息,足下寒,膈中闷,呕吐,不欲饮食,隐白主之。""腹中有寒气,隐白主之。""饮渴身伏多唾,隐白主之。"

(2) 太白:脾经输穴,脾经原穴,又名大白。

【定位】在足内侧缘,当足大趾本节(第一跖趾关节)后下方赤白肉际凹陷处。

【操作】直刺0.5~0.8寸。

【文献摘录】

《针灸甲乙经》:"身重骨酸,不相知,太白主之。"

(3) 公孙:脾经络穴,八脉交会穴,通冲脉。

【定位】在足内侧缘,当第一跖骨基底部的前下方。

【操作】直刺0.5~1寸。

【文献摘录】

《针灸甲乙经》:"凡好太息,不嗜食,多寒热,汗出,病重则善呕,呕已乃衰,即取公孙及井俞。"

《标幽赋》:"脾冷胃痛,泻公孙而立愈。"

(4) 三阴交:足太阴、少阴、厥阴经交会穴,又名太阴、承命、下三里。

【定位】在小腿内侧,当足内踝尖上3寸,胫骨内侧缘后方。

【操作】直刺1~1.5寸。

【文献摘录】

《针灸甲乙经》:"飧泄,补三阴交,上补阴陵泉,皆久留之,热行乃止。""惊不得眠,善断,水气上下,五脏游气也,三阴交主之。"

《针灸大成》:"足踝以上病,灸三阴交,绝骨,昆仑。"

(5) 地机:脾经郄穴,又名脾舍。

【定位】在小腿内侧,当内踝尖与阴陵泉的连线上,阴陵泉下3寸。

【操作】直刺1~1.5寸。

【文献摘录】

《针灸甲乙经》:"溏瘕,腹中痛,脏痹,地机主之。"

《针灸大成》:"主腰痛不可俯仰,溏泄,腹胁胀,水肿腹坚,不嗜食,小便不利,精不足,癥瘕。"

阴陵泉:脾经合穴,又名阴之陵泉。

【定位】在小腿内侧,当胫骨内侧髁后下方凹陷处。

【操作】直刺1~2寸。

【文献摘录】

《灵枢·热病》："热病,挟脐急痛,胸胁满,取之涌泉与阴陵泉。"

《针灸甲乙经》："妇人阴中痛,少腹坚急痛,阴陵泉主之。""溏不化食,寒热不节,阴陵泉主之。""气癃溺黄,关元及阴陵泉主之。""肾腰痛不可俯仰,阴陵泉主之。""腹中气胀嗑嗑,不嗜食,胁下满,阴陵泉主之。""腹中气盛,腹胀逆,不得卧,阴陵泉主之。"

《百症赋》："阴陵泉、水分,去水肿之脐盈。"

(7) 血海

【定位】屈膝,在大腿内侧,髌底内侧端上2寸,当股四头肌内侧头的隆起处。

【操作】直刺1～1.5寸。

【文献摘要】

《针灸甲乙经》："妇人漏下,若血闭不通,逆气胀,血海主之。"

《胜玉歌》："热疮臁内年年发,血海寻来可治之。"

(8) 大横：足太阴与阴维脉交会穴,又名肾气、人横。

【定位】在腹中部,距脐中4寸。

【操作】直刺1～1.5寸。

【文献摘录】

《针灸甲乙经》："大风逆气,多寒善悲,大横主之。"

《备急千金要方》："四肢不可举动,多汗洞痢,灸大横随年壮。"

《百症赋》："反张悲哭,仗天冲,大横须精。"

(9) 大包：脾之大络。

【定位】在侧胸部,腋中线上,当第六肋间隙处。

【操作】斜刺或者向后平刺0.5～0.8寸。

【文献摘录】

《针灸甲乙经》："大气不得息,息即胸胁中痛,实则其身尽寒,虚则百节尽纵,大包主之。"

(五) 手少阴心经

1. 手少阴心经经脉

【循行】

心手少阴之脉,起于心中,出属心系[1],下膈,络小肠。

其支者,从心系,上挟咽[2],系目系。

其直者,复从心系,却上肺,下出腋下,下循臑内后廉,行太阴、心主之后,下肘内,循臂内后廉,抵掌后锐骨[3]之端,入掌内后廉,循小指之内,出其端。(《灵枢·经脉》)

【病候】

是动则病,嗌干,心痛,渴而欲饮,是为臂厥。

是主心所生病者,目黄,胁痛,臑臂内后廉痛厥,掌中热痛。(《灵枢·经脉》)

【注释】

[1]心系:指心与各脏相连的组织。主要指与心连接的大血管及其功能性联系。

[2]咽:指食管。

[3]掌后锐骨:指豌豆骨。

【导读】

手少阴心经,从心中开始,出来属于心系,下过膈肌,络于小肠。

上行支脉,从心向上,挟食道旁,联结于眼和脑相连的系带。

外形主干,从心上至肺,向下出于腋下,沿上臂内侧后缘,下肘,沿前臂内侧后缘,到掌后豌豆骨部进入掌内后边,沿小指桡侧出于末端,接手太阳小肠经。

本经异常会出现咽喉干燥、心痛、口渴欲饮、手肘厥冷、麻木、疼痛等症。还会出现眼睛昏黄、视物模糊、胁肋疼痛、手心热或手冷等。除选用本经经穴治疗外,还可以结合临证情况,将本经病证辨为肺痿、血痹等病证,选用《伤寒论》炙甘草汤、《金匮要略》黄芪桂枝五物汤等进行加减治疗。尤其值得注意的是心经、肺经气血逆乱时,皆可出现手臂麻木、厥冷、疼痛等症,经文称此为"骭厥"也。

2. 手少阴心经络脉

【循行】

手少阴之别,名曰通里。去腕一寸[1],别而上行,循经入于心中,系舌本,属目系。取之掌后一寸,别走太阳也。(《灵枢·经脉》)

【病候】

其实,则支膈[2],虚,则不能言。(《灵枢·经脉》)

【注释】

[1]一寸:原作"一寸半",据《太素》改。

[2]支膈:胸膈间胀满、支撑不适。

【导读】

手少阴经络穴,名通里,在腕横纹上1寸,尺侧腕屈肌腱的桡侧缘。络脉从此处分出上行,进入心中,向上联系舌根部,归属于眼和脑相关的脉络。实证者,可见胸膈满闷,饮食不下,虚证可见短气不能言。除选用本经络穴治疗外,治寒气凝结,胸膈支满者,宜《肘后备急方》五膈丸、《小品方》通气汤也;疗气虚不能言者,宜《备急千金要方》黄芪理中汤也。

3. 手少阴心经经别

【循行】

手少阴之正,别入于渊腋[1]两筋之间,属于心,上走喉咙,出于面,合目内眦。(《灵枢·经别》)

【注释】

[1]渊腋:指腋窝部,非胆经穴名。

【导读】

手少阴经别,从本经别行分出之后,进入腋下两筋之间,归属于心脏,向上走到喉咙,浅出面部,与手太阳经在目内眦会合。

4. 手少阴心经经筋

【循行】

手少阴之筋,起于小指之内侧,结于锐骨,上结肘内廉,上入腋,交太阴,伏[1]乳里,结于胸中,循贲[2],下系于脐。(《灵枢·经筋》)

【病候】

其病:内急[3],心承伏梁[4],下为肘纲[5]。其病当所过者,支、转筋,筋痛。(《灵枢·经筋》)

【注释】

[1]伏:原作"挟",据《太素》改。

[2]贲:原作"臂",据《针灸甲乙经》《太素》改,为"膈",即膈肌。

[3]内急:指胸内拘急。

[4]心承伏梁:指心下积块,如同承受横木。伏梁,为心之积,为心下积块,伏而不动,如有横梁。

[5]肘纲:"纲",原作"网",据《针灸甲乙经》《太素》改。指肘部牵拉不适。

【导读】

从手少阴经筋的循行和主病来看,多见上肢经脉拘急疼痛,或伴随着心痛、胸闷、心下痞满等。可参照胸痹、筋痹等进行辨治。

5. 手少阴心经刺灸要穴

(1) 少海:心经合穴,又名曲节。

【定位】屈肘,当肘横纹内侧端与肱骨内上髁连线的中点处。

【操作】直刺0.5～1寸。

【文献摘录】

《针灸甲乙经》:"风眩头痛,少海主之。""疟,背膂振寒,项痛引肘腋,腰痛引少腹,四肢不举,少海主之。"

《针灸大成》:"主寒热齿龋痛,目眩发狂,呕吐涎沫,项不得回顾,肘挛腋胁下痛,四肢不得举,齿痛,脑风头痛,气逆噫哕,瘰疬,心疼,手颤健忘。"

(2) 通里:心经络穴。

【定位】在前臂掌侧,当尺侧腕屈肌腱的桡侧缘,腕横纹上1寸。

【操作】直刺0.3～0.5寸。不宜深刺,以免伤及血管和神经。留针时,不可做屈腕动作。

【文献摘要】

《备急千金要方》:"主卒痛烦心,心中懊侬,数欠频伸,心悸,悲恐。"

《铜人腧穴针灸图经》:"热病卒心中懊侬,数欠频伸,悲恐,目眩头痛,面赤而热,心悸,肘臂臑痛……苦呕,喉痹,少气,遗溺。"

(3) 阴郄:心经郄穴,又名少阴郄、手少阴郄、石宫。

【定位】在前臂掌侧,当尺侧腕屈肌腱的桡侧缘,腕横纹上0.5寸。

【操作】直刺0.3～0.5寸。不宜深刺,以免伤及血管和神经。留针时,不可做屈腕动作。

【文献摘要】

《针灸甲乙经》:"凄凄寒嗽,吐血,逆气,惊,心痛,手阴郄主之。"

《铜人腧穴针灸图经》:"治失喑不能言,洒淅振寒,厥逆心痛,霍乱,胸中满,衄血,惊恐。"

《标幽赋》:"泻阴郄止盗汗,治小儿骨蒸。"

(4) 神门:心经输穴,心经原穴,又名兑冲、中都、锐中。

【定位】在腕部,腕掌侧横纹尺侧端,尺侧腕屈肌腱的桡侧凹陷处。

【操作】直刺0.3～0.5寸。

【文献摘要】

《针灸大成》:"治疟,心烦,甚欲得冷饮,恶寒则欲处温中,咽干不嗜食,心痛,数噫,恐悸,少气不足,手臂寒,喘逆,身热,狂笑悲苦,呕血上气,遗溺,大小人五痫。"

(5) 少冲:心经井穴。

【定位】在小指末节桡侧,距指甲角0.1寸。

【操作】浅刺0.1~0.2寸,或点刺出血。

【文献摘录】

《百症赋》:"发热仗少冲、曲池之津。"

《针灸大成》:"主热病烦满,上气嗌干渴,目黄,臑臂内后廉痛,胸心痛,痰气,悲惊寒热,肘痛不伸。"

(六)手太阳小肠经

1. 手太阳小肠经经脉

【循行】

小肠手太阳之脉,起于小指之端,循手外侧上腕,出踝[1]中,直上循臂骨[2]下廉,出肘内侧两骨[3]之间,上循臑外后廉,出肩解[4],绕肩胛[5],交肩上,入缺盆,络心,循咽,下膈,抵胃,属小肠。

其支者,从缺盆循颈,上颊,至目锐眦[6],却入耳中。

其支者,别颊上䪼[7],抵鼻,至目内眦,斜络于颧。(《灵枢·经脉》)

【病候】

是动则病,嗌痛,颔[8]肿,不可以顾,肩似拔,臑似折。

是主液所生病者,耳聋,目黄,颊肿,颈、颔、肩、臑、肘、臂外后廉痛。(《灵枢·经脉》)

【注释】

[1]踝:此指尺骨小头隆起处。

[2]臂骨:此指尺骨。

[3]两骨:指肘内侧两尖骨,即尺骨鹰嘴与肱骨内上髁。

[4]肩解:指肩关节部。

[5]肩胛:指肩胛骨部。

[6]目锐眦:指外眼角。

[7]䪼:指眼眶下颧骨部。

[8]颔:指颊下结喉上两侧肉之软处。

【导读】

手太阳小肠经,从手小指外侧末端,沿手掌尺侧,上向腕部,出尺骨小头部,出于肘内侧当肱骨右上髁和尺骨鹰嘴之间,向上沿肘臂外侧,出肩关节,绕肩胛,交会肩上,进入缺盆,络于心,沿食管,通过膈肌,到胃,属小肠。

颈部支脉,从缺盆上行沿颈旁,上面颊,到外眼角,弯向后,进入耳中。

面颊部支脉,从面颊部分出,上颧骨,会内眼角,接足太阳膀胱经。

本经异常就出现咽喉疼痛、面颊肿、肩部牵拉疼痛、上臂痛如折断。

本经经穴主治"液"方面所生的病证,耳聋、眼睛发黄、面颊肿、颈部、颔下、肩胛、上臂、前臂等外侧后缘痛。

从本经的循行和主病看,肩部牵拉拘急、上臂疼痛入折,是肩漏风的表现,除选用本经穴位治疗以外,还可以根据本经主"液"的特点,而选用温补津液、养血舒筋的方药以治疗,宜建中肾沥辈。

2. 手太阳小肠经络脉

【循行】

手太阳之别,名曰支正,上腕五寸,内注少阴;其别者,上走肘,络肩髃。(《灵枢·经脉》)

【病候】

实,则节弛肘废;虚,则生肬[1],小者如指痂疥[2]。取之所别也。(《灵枢·经脉》)

【注释】

[1] 肬:通疣,指赘生在皮肤上的小瘤。

[2] 痂疥:此指疣之多生如指痂疥之状。

【导读】

手太阳的络穴,名支正,在前臂背面尺侧,当阳谷与小海的连线上,腕背横纹上5寸。络脉从此处分出,向内侧注入少阴心经,其支脉上行经肘部,上络于肩髃部。出现实证者,可见关节弛缓,肘部萎废不用,虚证皮肤赘生小疣。除选用本经络穴治疗外,实证者,宜续命排风,虚证者,宜建中肾沥。

3. 手太阳小肠经经别

【循行】

手太阳之正,指地[1],别于肩解,入腋走心,系小肠[2]也。(《灵枢·经别》)

【注释】

[1] 指地:地在下,自上而下,故称指地。

[2] 系小肠:此经别未记"上行向头"的一支,应于各经别一致,上合于手太阳,并于手少阴经别同行。

【导读】

手太阳经别,在肩关节部从手太阳经分出,进入于腋窝部,走向心脏,联系小肠。

4. 手太阳小肠经经筋

【循行】

手太阳之筋,起于小指之上,结于腕,上循臂内廉,结于肘内锐骨[1]之后,弹之应小指之上,入结于腋下;其支者,后走腋后廉,上绕肩胛,循颈出足[2]太阳筋[3]之前,结于耳后完骨;其支者,入耳中;直者,出耳上,下结于颔,上属目外眦。(《灵枢·经筋》)

【病候】

其病:小指支,肘内锐骨后廉痛,循臂阴,入腋下,腋下痛,腋后廉痛,绕肩胛引颈而痛,应耳中鸣,痛引颔,目瞑,良久乃得视。颈筋急,则为筋瘘[4],颈肿。(《灵枢·经筋》)

【注释】

[1] 锐骨:此指肘内的高骨,即肱骨内上髁。

[2] 足:原误作"走",此据《针灸甲乙经》《太素》改。

[3] 筋:原脱,据《太素》补。

[4] 筋瘘:指鼠瘘,颈部淋巴结结核。

【导读】

从手太阳经筋的循行和主病来看,主要出现肩肘挛急疼痛。在外感热病时亦可见颈部肿大、结核疼痛等,可酌情加用《医学心悟》之消瘰丸。

5. 手太阳小肠经刺灸要穴

(1) 少泽:小肠经井穴,又名小吉。

【定位】在小指末节尺侧,距指甲角0.1寸。

【操作】浅刺0.1~0.2寸或点刺出血。孕妇慎用。

【文献摘录】

《针灸甲乙经》:"振寒,小指不用,寒热汗不出,头痛,喉痹,舌卷,小指之间热,口中热,烦心,心痛,臂内廉及胁痛,聋,咳,瘛疭,口干,头痛不可顾,少泽主之。"

《铜人腧穴针灸图经》:"治疟,寒热汗不出,喉痹,舌强,口干心烦,臂痛,瘛疭,咳嗽,项急不可顾,目生肤翳覆瞳子。"

(2) 后溪:小肠经输穴;八脉交会穴,通督脉。

【定位】在手掌尺侧,微握拳,当小指本节(第五指掌关节)后的远侧掌横纹头赤白肉际。

【操作】直刺0.5~1寸。治手指挛痛可透刺合谷穴。

【文献摘录】

《针灸甲乙经》:"振寒,寒热,肩臑肘臂痛,头不可顾,烦满,身热恶寒,目赤痛,眦烂,生翳膜,暴痛,衄衃,发聋,臂重痛,肘挛,痂疥,胸中引臑,泣出而惊,颈项强,身寒,头不可以顾,后溪主之。""寒热颈颔肿,后溪主之。""狂,互引,癫疾数发,后溪主之。""耳鸣,百会及颔厌、颅息、天窗、大陵、偏历、前谷、后溪皆主之。"

《拦江赋》:"后溪专治督脉病,癫狂此穴治还轻。"

（3）腕骨：小肠经原穴。

【定位】在手掌尺侧,当第五掌骨基底与钩骨之间的凹陷处,赤白肉际。

【操作】直刺 0.3~0.5 寸。

【文献摘录】

《针灸甲乙经》:"痓,互引,腕骨主之""消渴,腕骨主之"。

《铜人腧穴针灸图经》:"主热病汗不出,胁下痛不得息,颈颔肿,寒热耳鸣,目冷生翳,狂惕,偏枯,臂肘不得屈伸,痎疟,头痛烦闷,惊风瘛疭,五指掣。"

（4）养老：小肠经郄穴。

【定位】在前臂背面尺侧,当尺骨小头近端桡侧凹缘中。

【操作】直刺或斜刺 0.5~0.8 寸。

【文献摘录】

《针灸甲乙经》:"肩痛欲折,臑如拔,手不能自上下,养老主之。"

《铜人腧穴针灸图经》:"治肩欲折臂如拔,手臂疼不能自主上下,目视不明。"

《玉龙歌》:"肩如反弓臂如折,曲池养老并肩髃。"

（5）支正：小肠经络穴。

【定位】在前臂背面尺侧,当阳谷与小海的连线上,腕背横纹上 5 寸。

【操作】直刺或斜刺 0.5~0.8 寸。

【文献摘录】

《针灸甲乙经》:"振寒,寒热,颈项肿,实则肘挛,头项痛,狂易,虚则生疣,小者痂疥,支正主之。"

（6）肩贞

【定位】在肩关节后下方,臂内收时,腋后纹头上 1 寸。

【操作】直刺 1~1.5 寸。不宜向胸侧深刺。

【文献摘录】

《针灸甲乙经》:"寒热,项疬,适耳无闻,引缺盆肩中热痛,麻痹不举,肩贞主之。"

《铜人腧穴针灸图经》："治风痹,手臂不举,肩中热痛。"

(7) 天宗

【定位】在肩胛部,当冈下窝中央凹陷处,与第四胸椎相平。

【操作】直刺或斜刺0.5～1寸。

【文献摘录】

《针灸甲乙经》："肩重,肘臂痛不可举,天宗主之。"

《铜人腧穴针灸图经》："治肩胛痛,臂肘外后廉痛,颊颔肿。"

(8) **颧髎**：手少阳,太阳经交会穴,又名兑骨。

【定位】在面部,当目外眦直下,颧骨下缘凹陷处。

【操作】直刺0.3～0.5寸,或斜刺0.5～1寸。

【文献摘录】

《针灸甲乙经》："口僻,颧髎及龈交、下关主之;颔肿唇痈,颧髎主之;齿痛,颧髎及二间主之。"

《铜人腧穴针灸图经》："治口㖞,面赤,目黄,眼睏动不止,颔肿,齿痛。"

(9) 听宫：手、足少阳与手太阳经交会穴,又名多所闻、耳中、窗笼。

【定位】在面部,耳屏前,平耳屏上切际,下颌骨髁状突的后方,张口时呈凹陷处。

【操作】张口,直刺0.5～1寸。留针时应保持一定的张口姿势。

【文献摘录】

《针灸甲乙经》："耳聋填填如无闻,忧忧嘈嘈若蝉鸣,颈颊鸣,听宫主之。"

《铜人腧穴针灸图经》："治耳聋,如物填塞无所闻,耳中嘈嘈,心腹满,臂痛失声。"

(七) 足太阳膀胱经

1. 足太阳膀胱经经脉

【循行】

膀胱足太阳之脉,起于目内眦,上额,交巅[1]。

其支者,从巅至耳上角[2]。

其直者,从巅入络脑,还出别下项,循肩髆内[3],挟脊,抵腰中,入循膂[4],络肾[5],属膀胱。

其支者,从腰中,下挟脊[6],贯臀[7],入腘中。

其支者,从髆内左右,别下贯胂[8],挟脊内[9],过髀枢[10],循髀外[11]后廉,下合腘中,以下贯腨内,出外踝之后,循京骨[12],至小趾外侧。(《灵枢·经脉》)

【病候】

是动则病,冲头痛[13],目似脱,项如拔,脊痛,腰似折,髀不可以曲,腘如结,腨如裂,是为踝厥。

是主筋所生病者,痔、疟、狂、癫疾、头囟项痛,目黄、泪出,鼽衄,项、背、腰、尻、腘、腨、脚皆痛,小指不用。(《灵枢·经脉》)

【注释】

[1] 巅:指头顶最高处,百会穴处。

[2] 耳上角:指耳上方。

[3] 肩髆内:指肩胛部内侧。

[4] 膂:夹肌两旁的肌肉。

[5] 络肾:指当肾俞部进入深部联络肾脏。

[6] 挟脊:指肾俞处分出挟脊下行,经过八髎、会阳至会阴部,故称此为会阴之脉。

[7] 贯臀:指通过臀下当承扶穴部,直下殷门,至委中。

[8] 贯胂:原作"胂",当据《太素》《备急千金要方》等改为"胂",指夹脊肉。此支从肩胛骨内缘,夹脊肉(竖脊肌)外侧直下,当正中线旁开3寸。

[9] 挟脊内:王冰注引文无此三字,当属"胂"字的旁注,误入正文。

[10] 髀枢:指髋关节,当股骨大转子处。

[11] 髀外:指大腿外侧。

[12] 京骨:第五跖骨粗隆部,其下为京骨穴。

[13] 冲头痛:指头胀痛。

【导读】

足太阳膀胱经从内眼角开始,上行额部,交会于头顶。

头顶部支脉,从头顶分出到耳上方。

直行主干,从头顶入络于脑,分开下行,一支沿肩胛内侧,夹脊旁,到达腰中,进入脊旁筋肉,络于肾,属于膀胱。一支从腰中分出,夹脊旁,通过臀部,进入腘窝中。

背部另一支脉,从肩胛内侧分别下行,通过肩胛,经过髋关节,(与前一支)会合于腘窝中。再向下经过腓肠肌,出外踝后方,沿着第五跖骨粗隆,到小趾外侧,下接足少阴肾经。

本经异常会出现头胀痛、眼睛胀、后项活动不利、脊背痛、腰痛、股关节屈伸不利、腘窝僵硬、腓肠肌疼痛以及厥冷麻木酸痛等症。

本经穴主治"筋"方面的病证。这是因为太阳为巨阳，行身之后，范围广大，"阳气者，精则养神，柔则养筋"，足太阴膀胱之气根于足少阴肾精，可以濡养诸筋。故治诸筋病者，当于肾精、肾气中求之。

2. 足太阳膀胱经络脉

【循行】

足太阳之别，名曰飞扬。去踝七寸，别走少阴。（《灵枢·经脉》）

【病候】

实则鼽窒[1]，头背痛；虚则鼽衄。取之所别也。（《灵枢·经脉》）

【注释】

[1] 鼽窒：指鼻塞不通。

【导读】

足太阳的络穴名飞扬，在小腿后面，外踝后，昆仑穴直上7寸，承山外下方1寸处。从此处分出，走向足少阴经脉。其病实证，见鼻塞、头痛、背痛；虚证见鼻流清涕、鼻出血，可取足太阳络穴进行治疗。

3. 足太阳膀胱经经别

【循行】

足太阳之正，别入于腘中，其一道[1]下尻五寸，别入于肛，属于膀胱，散之肾，循膂，当心入散；直者，从膂上出于项[2]，复属于太阳。（《灵枢·经别》）

【注释】

[1] 一道：指一支。

[2] 项：约当天柱穴的部位。

【导读】

足太阳的经别，从足太阴经脉分出，进入腘窝中，一支在骶骨下五寸处分出，进入肛门，属于膀胱，散布联络肾，沿脊柱两旁肌肉，散布心脏；直行者，从脊柱两旁的肌肉，进入头项部，归入足太阳经。

4. 足太阳膀胱经经筋

【循行】

足太阳之筋，起于足小指，上结于踝，邪上结于膝；其下循足外侧，结于踵，上循跟，结于腘；其别者，结于腨外[1]。上腘中内廉，与腘中并，上结于臀。上挟脊上项；其支者，别入结于舌本。其直者，结于枕骨，上头，下颜[2]，结于鼻。其支者,为目上纲[3],下结于颅。其支者,从腋后外廉结于肩髃。其支者,入腋下,上出缺盆,上结于完骨。其支者,出缺盆,邪上出于颅。(《灵枢·经筋》)

【病候】

其病小指支,跟踵[4]痛,腘挛,脊反折,项筋急,肩不举,腋支,缺盆中纽痛,不可左右摇。(《灵枢·经筋》)

【注释】

[1] 腨外:"腨"原作"踹",据《针灸甲乙经》《太素》改。

[2] 颜:指两眉之间。

[3] 目上纲:"纲"原作"网",据《针灸甲乙经》《太素》改。

[4] 跟踵:"踵"原作"肿",据《针灸甲乙经》《太素》改,指足底部。"跟"指跟腱部。"踵",指足跟底部。

【导读】

从足太阳经筋的循行部位和主病范围来看,足太阳经筋所涉范围广泛,主治经筋类病证,以小足趾僵硬疼痛、足跟部疼痛、腘窝挛急、脊背反张、项筋拘急、肩不能抬举、腋窝部僵硬、缺盆中疼痛、转动不利等。

5. 足太阳膀胱经刺灸要穴

(1) 睛明:手足太阳、足阳明、阴跷、阳跷五脉交会穴。

【定位】在面部,目内眦角稍上方凹陷处。

【操作】嘱患者闭目,医者右手轻推眼球向外侧固定,左手缓慢进针,紧靠眼缘直刺0.5~1寸。遇到阻力时,不宜强行进针,应改变进针方向或退针。不捻转,不提插。

【文献摘录】

《针灸甲乙经》:"目不明,恶风,目泣出,憎寒,目痛,目眩瞀,内眦赤痛,目䀮䀮无所见,眦痒痛,淫肤白翳,睛明主之。"

《铜人腧穴针灸图经》:"治攀睛,翳膜覆瞳子,恶风泪出,目内眦痒痛,小儿雀目疳眼,大人气眼冷泪,瞋目,视物不明,大眦胬肉侵睛。"

(2) 大杼:骨会,手足太阳经交会穴。

【定位】在背部,当第一胸椎棘突下,旁开1.5寸。

【操作】斜刺0.5~0.8寸。

【文献摘录】

《针灸甲乙经》:"气在于头者,取之天柱、大杼,不知取足太阳之荥俞。""筋癫疾者,身卷挛急,脉大,刺项大经之大杼。"

《铜人腧穴针灸图经》:"疗疟,颈项强不可俛仰,头痛振寒,瘿疾,气实满胸,伤寒汗不出,脊强,喉痹,烦满,风劳气咳嗽,胸中满,身热目眩。"

(3) 肺俞:背俞穴。

【定位】在背部,当第三胸椎棘突下,旁开1.5寸。

【操作】斜刺0.5~0.8寸。

【文献摘录】

《针灸甲乙经》:"肺气热,呼吸不得卧,上气呕沫,喘气相追逐,胸满胁膺急,息难,振栗,脉鼓气隔,胸中有热,支满,不嗜食,汗不出,腰脊痛,肺俞主之。"

《铜人腧穴针灸图经》:"治上气呕吐,支满,不嗜食,汗不出,腰背强痛,寒热喘满,虚烦,口干,传尸骨蒸劳,肺痿,咳嗽。"

《针灸资生经》:"凡为喘与哮者,为按肺俞,无不酸痛,皆为缪刺肺俞,令灸而愈。"

(4) 肾俞:背俞穴。

【定位】在腰部,当第二腰椎棘突下,旁开1.5寸。

【操作】直刺0.5~1寸。

【文献摘录】

《针灸甲乙经》:"寒热,食多身羸瘦,两胁引痛,心下贲痛,心如悬,下引脐,少腹急痛,热,面急—本作黑,目䀮䀮,久喘咳,少气,溺浊赤,肾俞主之。骨寒热溲难,肾俞主之。""肾胀者,肾俞主之,亦取太溪。"

《铜人腧穴针灸图经》:"主虚劳羸瘦,耳聋,肾虚,水脏久冷,心腹䐜胀,两胁满引少腹急痛,目视䀮䀮,少气,溺血,小便浊出精,阴中疼,五劳七伤,虚惫,脚膝拘急,足寒如冰,头重身热,振栗,腰中四肢淫泺。洞泄,食不化,身肿如水。"

《玉龙歌》:"肾弱腰疼不可当,施为行止甚非常,若知肾俞二穴处,艾火频加体自康。"

(5) 委中:膀胱经合穴,膀胱经下合穴。

【定位】在腘横纹中点,当股二头肌腱与半腱肌肌腱的中间。

【操作】直刺1~1.5寸,或用三棱针点刺腘静脉出血。

【文献摘录】

《针灸甲乙经》:"癫疾反折,委中主之。""热病夹脊痛,委中主之。""腰痛夹脊至头几几然,目䀮䀮,委中主之。""筋急身热,少腹坚肿,时满,小便难,尻股寒,髀枢痛,引季胁,内控八髎,委中主之。""遗溺,关门及神门、委中主之。""衄血不止,承浆及委中主之。"

《铜人腧穴针灸图经》:"治腰夹脊沉沉然,遗溺,腰重不能举体,风痹髀枢痛。可出血,痼疹皆愈。今附委中者血郄也,热病汗不出,足热,厥逆满,膝不得屈伸,取其经血立愈。"

(6) 膏肓

【定位】在背部,当第四胸椎棘突下,旁开3寸。

【操作】斜刺0.5～0.8寸。

【文献摘录】

《铜人腧穴针灸图经》:"主无所不疗,羸瘦虚损,梦中失精,上气咳逆,发狂健忘。"

《百症赋》:"痨瘵传尸,趋魄户、膏肓之路。"

(7) 志室

【定位】在腰部,当第二腰椎棘突下,旁开3寸。

【操作】直刺0.5～1寸。

【文献摘录】

《针灸甲乙经》:"腰痛脊急,胁中满,小腹坚急,志室主之。"

《铜人腧穴针灸图经》:"治腰脊强痛,食饮不消,腹中坚急,阴痛下肿,失精,小便淋涩。"

(8) 承山:一名鱼腹,一名肉柱。

【定位】在小腿后面正中,委中与昆仑之间,当伸直小腿或足跟上提时,腓肠肌肌腹下出现尖角凹陷处。

【操作】直刺1～2寸。

【文献摘录】

《针灸甲乙经》:"肌䐃,腰脊痛,脚腨酸重,战栗不能久立,腨如裂,脚跟急痛,足挛,引少腹痛,喉咽痛,大便难,膑胀,承山主之。""寒热,篡反出,承山主之。""霍乱转筋,金门、仆参、承山、承筋主之。"

《铜人腧穴针灸图经》:"治腰背痛,脚腨重,战栗不能立,脚气膝下肿,霍乱转筋,大便难,久痔肿痛。"

(9) 昆仑:膀胱经经穴,又名下昆仑。

【定位】在足部外踝后方,当外踝尖与跟腱之间的凹陷处。

【操作】直刺0.5～0.8寸。孕妇禁用,经期慎用。

【文献摘录】

《针灸甲乙经》:"癫疾,目䀮䀮,肌䐃,昆仑主之。""痉,脊强,项眩痛,脚如结,腨如裂,昆仑主之。""大风,头多汗,腰尻腹痛,腨跟肿,上齿痛,脊背尻重不欲起,闻食臭,恶闻人音,泄风从头至足,昆仑主之。""女子字难,若胞不出,昆仑主之。""风从头至足,痫瘛,口闭不能开,每大便腹暴满,按之不下,嚏,悲,喘,昆仑主之。"

《铜人腧穴针灸图经》:"治腰尻痛,足端肿,不得履地,鼽衄,脚如结,踝如裂,头痛,肩背疠急,咳喘暴满,阴肿痛,小儿发痫,瘛疭。"

（10）京骨：膀胱经原穴。

【定位】在足外侧部,第五跖骨粗隆下方,赤白肉际处。

【操作】直刺0.3~0.5寸。

【文献摘录】

《针灸甲乙经》:"鼽衄血不止,淫泺头痛,目白翳,跟尻瘛,头项肿痛,泄注,上抢心,目赤眦烂无所见,痛从内眦始,腹满,颈项强,腰脊不可俯仰,眩,心痛,肩背相引,如从后触之状,身寒从胫起,京骨主之。""痉,目反白多,鼻不通利,涕黄更衣,京骨主之。""寒热善唏,头重足寒,不欲食,脚挛,京骨主之。""善自啮颊,偏枯,腰髀枢痛,善摇头,京骨主之。""癫疾,狂,妄行,振寒,京骨主之。"

《铜人腧穴针灸图经》:"治膝痛不得屈伸,目内眦赤烂,发疟寒热,善惊,不欲食,筋挛足胻酸,髀枢痛,颈项强,腰背不可俛仰,鼽衄血不止,目眩。"

（11）至阴：膀胱经井穴。

【定位】在足小趾末节外侧,距趾甲角0.1寸。

【操作】浅刺0.1寸,或点刺出血。胎位不正用灸法。

【文献摘录】

《针灸甲乙经》:"头重鼻衄及瘛疭,汗不出,烦心,足下热,不欲近衣,项痛,目翳,鼻及小便皆不利,至阴主之。""疝,四肢淫泺,身闷,至阴主之。""风寒从足小指起,脉痹上下带,胸胁痛无常处,至阴主之。"

《铜人腧穴针灸图经》:"治目生翳,鼻塞,头重,风寒从足小指起,脉痹上下带,胸胁痛无常,转筋,寒疟汗不出,烦心,足下热,小便不利,失精。"

《肘后歌》:"头面之疾针至阴,腿脚有疾风府寻。"

（八）足少阴肾经

1. 足少阴肾经经脉

【循行】

肾足少阴之脉,起于小趾之下,邪走足心,出于然骨[1]之下,循内踝之后,别入跟中[2],以上腨内,出腘内廉,上股内后廉,贯脊,属肾,络膀胱。

其直者,从肾上贯肝膈,入肺中,循喉咙,挟舌本。

其支者,从肺出,络心,注胸中。(《灵枢·经脉》)

【病候】

是动则病,饥不欲食,面如漆柴[3],咳唾则有血,喝喝[4]而喘,坐而欲起,目䀮䀮[5]如无所见,心如悬若饥状。气不足则善恐,心惕惕如人将捕之,是为骨厥。

是主肾所生病者,口热,舌干,咽肿,上气,嗌干及痛,烦心,心痛,黄疸,肠澼,脊股内后廉痛,痿厥,嗜卧,足下热而痛。(《灵枢·经脉》)

【注释】

[1] 然骨:指内踝前突起的舟状粗隆。

[2] 别入跟中:指分出一支进入跟中。

[3] 漆柴:形容面色发黑,如漆如炭。

[4] 喝喝:形容气喘声。

[5] 䀮䀮:指视物不清。

【导读】

足少阴肾经起于足小趾之下,斜向足心,出于舟骨粗隆下,沿内踝之后,分支进入脚跟中,向上小腿内,出腘窝内侧,上大腿内后侧,通过脊柱,属于肾,络膀胱。

上行主干,从肾向上,通过肝、膈,进入肺中,沿着喉咙,夹舌根旁。

其支脉,从肺出来络于心,注入胸中,接手厥阴心包经。

本经异常表现出肾、心、肝、肺等方面的症状。如饥不欲食、面色暗黑、咳嗽痰唾带血、视物昏花、心悸、善恐等。

本经穴主治肾方面的病证,如口热、咽肿、心痛、泄泻、脊柱痛、痿厥、热厥等。

2. 足少阴肾经络脉

【循行】

足少阴之别,名曰大钟。当踝后绕跟,别走太阳;其别者,并经上走于心包下,外贯腰脊。(《灵枢·经脉》)

【病候】

其病:气逆则烦闷,实则闭癃[1],虚则腰痛。取之所别者也。(《灵枢·经脉》)

【注释】

[1] 闭癃:指癃闭,小便点滴不出为闭,点滴而出为癃。

【导读】

足少阴络穴,名大钟,在足内侧,内踝后下方,当跟腱附着部的内侧前方凹陷处。络脉从此处分出,走向足太阳经;其支脉与本经相并上行,走到心包下,向外通过腰脊部。其络脉经气厥逆的,可见烦心胸闷,实邪阻滞的,可见小便不通,经气虚的,可见腰痛。除选用本经络穴治疗外,肾气丸加味亦可通利小便兼治腰痛也。

3. 足少阴肾经经别

【循行】

足少阴之正,至腘中[1],别走太阳而合,上至肾,当十四椎出属带脉[2];直者,系舌本,复出于项,合于太阳。(《灵枢·经别》)

【注释】

[1]腘中:委中以上会合于足太阳经别。

[2]带脉:带脉从第十四椎处横出。

【导读】

足少阴经别在腘窝处分出后,与足太阳经相合而行,上至肾脏,在第二腰椎处分出,连属带脉;其直行的上行至舌根部,再出于项部,会合于足太阳经。

4. 足少阴肾经经筋

【循行】

足少阴之筋,起于小指之下,入足心[1],并太阴之筋,邪走内踝之下,结于踵,与太阳之筋合,而上结于内辅之下,并太阴之筋而上,循阴股,结于阴器。循膂内挟脊[2],上至项,结于枕骨,与足太阳之筋合。(《灵枢·经筋》)

【病候】

其病:足下转筋,及所过而结者皆痛及转筋。病在此者,主痫瘛及痉,在外者不能俯,在内者不能仰。故阳病者,腰反折不能俯,阴病者,不能仰。(《灵枢·经筋》)

【注释】

[1]入足心:三字原无,据《针灸甲乙经》补。

[2]膂内挟脊:据《针灸甲乙经》改,原作"脊内挟膂"。

【导读】

从足少阴肾经经筋的循行和主病看,其病证多在腰背部,多表现为筋脉的拘挛,俯仰的不利,多见于外感热病的抽搐痉挛或内伤杂病的经脉拘急。热病日久,耗伤肝肾之阴则筋脉拘挛抽搐易作,杂病日久,肝肾之精血易被耗损,故筋脉拘挛,俯仰不便。

5. 足少阴肾经刺灸要穴

(1)涌泉:肾经井穴,又名地冲。

【定位】在足底部,卷足时足前部凹陷处,约当足底二三趾趾缝纹头端与足跟连线的前1/3与后2/3交点上。

【操作】直刺0.5~1寸。

【文献摘录】

《针灸甲乙经》:"足厥喘逆,足下清至膝,涌泉主之。""少腹中满,小便不利,涌泉主之。""腰痛大便难,涌泉主之。""丈夫㿉疝,阴跳痛,引篡中不得溺,腹中支,胁下楮满,闭癃,阴痿,后时泄,四肢不收,实则身疼痛,汗不出,目䀮䀮然无所见,怒欲杀人,暴痛引髋下节,时有热气,筋挛膝痛不可屈伸,狂如新发,衄,不食,喘呼,少腹痛引嗌,足厥痛,涌泉主之。""风入腹中,侠脐急,胸痛胁满楮,衄不止,五指端尽痛,足不得地,涌泉主之。""咽中痛,不可纳食,涌泉主之。""妇人无子,涌泉主之。"

《肘后歌》:"顶心头痛眼不开,涌泉下针定安泰。""伤寒痞气结胸中,两目昏黄汗不通,涌泉妙穴三分许,速使周身汗自通。"

(2) 然谷:肾经荥穴,又名龙渊、龙泉。

【定位】在足内侧缘,足舟骨粗隆下方,赤白肉际。

【操作】直刺0.5~1寸。

【文献摘录】

《针灸甲乙经》:"热痛烦心,足寒清,多汗,先取然谷,后取太溪,大指间动脉,皆先补之。""石水,章门及然谷主之。""㿉疝,然谷主之。""痿厥癫疾洞泄,然谷主之。""消渴黄瘅,足一寒一热,舌纵烦满,然谷主之。""女子不字,阴暴出,经水漏,然谷主之。""小儿脐风,口不开,善惊,然谷主之。"

《备急千金要方》:"妇人绝子,灸然谷各五十壮。"

《铜人腧穴针灸图经》:"治咽内肿,心恐惧如人将捕,涎出,喘呼少气,足跗肿不得复地,寒疝,少腹胀,上抢胸胁,咳唾血,喉痹,淋沥,女子不孕,男子精溢,骱酸不能久立,一寒一热,舌纵,烦满,消渴,初生小儿脐风,口噤,痿厥,洞泻。"

《百症赋》:"脐风须然谷而易醒。"

(3) 太溪:肾经输穴、原穴,又名吕细。

【定位】在足内侧,内踝后方,当内踝尖与跟腱之间的凹陷处。

【操作】直刺0.5~1.5寸。

【文献摘录】

《针灸甲乙经》:"肾胀者,肾俞主之,亦取太溪。""胞中有大疝瘕积聚,与阴相引而痛,苦涌泄上下出,补尺泽、太溪,手阳明寸口皆补之。""厥气上楮,太溪主之。""霍乱,泄出不自知,先取太溪,后取太仓之原。""消瘅,善喘,气走喉咽而不能言,手足清,溺黄,大便难,嗌中肿痛,唾血,口中热,唾如胶,太溪主之。"

《铜人腧穴针灸图经》:"治久疟,咳逆,心痛如针刺其心,手足寒至节,喘息者死,呕吐,口中如胶,善噫,寒疝,热病汗不出,默默嗜卧,溺黄,消瘅,大便难,咽肿唾血。"

《玉龙歌》:"心如针刺太溪上。"

《百症赋》:"寒疟兮,商阳太溪验。"

(4) 大钟:肾经络穴。

【定位】在足内侧,内踝后下方,当跟腱附着部的内侧前方凹陷处。

【操作】直刺 0.3～0.5 寸。

【文献摘录】

《针灸甲乙经》:"疟多寒少热,大钟主之。""咳,喉中鸣,咳唾血,大钟主之。""喘,少气不足以息,腹满大便难,时上走胸中鸣,胀满,口舌中吸吸,善惊,咽中痛,不可纳食,善怒,恐,不乐,大钟主之。""大便难,大钟主之。"

《铜人腧穴针灸图经》:"治实则小便淋闭洒洒,腰脊强痛,大便秘涩,嗜卧,口中热。虚则呕逆,多寒,欲闭户而处,少气不足,胸胀,喘息,舌干,咽中食噎不得下,善惊恐不乐,喉中鸣,咳唾血。"

《标幽赋》:"用大钟治心内之呆痴。"

《百症赋》:"倦言嗜卧,往通里大钟而明。"

(5) 照海:八脉交会穴,通阴跷脉。

【定位】在足内侧,内踝尖下方凹陷处。

【操作】直刺 0.5～0.8 寸。

【文献摘录】

《针灸甲乙经》:"卒疝,少腹痛,照海主之,病在左,取右,右取左,立已。""偏枯不能行,大风默默不知所痛,视如见星,溺黄,小腹热,咽干,照海主之。""惊,善悲不乐,如堕坠,汗不出,面尘黑,病饮不欲食,照海主之。""目痛引眦,少腹偏痛,背伛,瘛疭,视昏嗜卧,照海主之。""女子不下月水,照海主之。""妇人阴挺出,四肢淫泺,身闷,照海主之。"

(6) 复溜:肾经经穴,又名伏白、昌阳。

【定位】在小腿内侧,太溪直上 2 寸,跟腱的前方。

【操作】直刺 0.5～1 寸。

【文献摘录】

《针灸甲乙经》:"血痔,泄利后重,腹痛如癃状,狂仆有所扶持,及大气涎出,鼻孔中痛,腹中常鸣,骨寒热无所安,汗出不休,复溜主之。""风逆四肢肿,复溜主之。""嗌干,腹瘾痛,坐卧目䀮䀮,善怒多言,复溜主之。""乳痈,太冲及复溜主之。"

(7) 阴谷：肾经合穴。

【定位】在腘窝内侧,屈膝时,当半腱肌肌腱与半膜肌肌腱之间。

【操作】直刺0.8~1.2寸。

【文献摘录】

《针灸甲乙经》："妇人漏血,腹胀满,不得息,小便黄,阴谷主之。""男子如蛊,女子如阻,寒热,少腹偏肿,阴谷主之。""狂癫,阴谷主之。""脊内廉痛,溺难,阴痿不用,少腹急,引阴及脚内廉,阴谷主之。"

《铜人腧穴针灸图经》："治膝痛如离,不得屈伸,舌纵涎下,烦逆,溺难,少腹急引阴痛,股内廉痛,妇人漏血不止,腹胀满不得息,小便黄,男子如蛊,女子如妊娠。"

(九) 手厥阴心包经

1. 手厥阴心包经经脉

【循行】

心主手厥阴心包[1]之脉,起于胸中,出属心包络,下膈,历络三焦。

其支者,循胸出胁,下腋三寸,上抵腋下,循臑内,行太阴、少阴之间,入肘中,下臂,行两筋[2]之间,入掌中,循中指,出其端。

其支者,别掌中,循小指次指,出其端。(《灵枢·经脉》)

【病候】

是动则病,手心热,臂肘挛急,腋肿,甚则胸胁支满,心中澹澹[3]大动,面赤,目黄,喜笑不休。

是主脉所生病者,烦心,心痛,掌中热。(《灵枢·经脉》)

【注释】

[1] 心包："心包"原作"心包络",据《太素》改。

[2] 两筋：指桡侧腕屈肌腱与掌长肌腱。

[3] 澹澹：指心悸。

【导读】

手厥阴心包经从胸中开始,出属心包,通过膈肌,经过上、中、下三焦。

胸中支脉,沿着胸内出胁部,当腋下三寸处向上到达腋下,沿上臂内侧,行手少阴和手太阴之间,进入肘中,走两筋之间,入掌中,沿中指桡侧出于末端。

掌中支脉,从掌中分出,沿无名指,出于末端接手少阳三焦经。

本经异常可表现为手心热、前臂和肘部拘挛疼痛、腋窝胀痛，甚至胸闷心悸、面红目黄、喜笑不休等。

本经主治"脉"方面的病证，多伴烦心、心痛、手心发热。

因心主血脉，心包为心之外卫，故心包主脉所生病也。

2. 手厥阴心包经络脉

【循行】

手心主之别，名曰内关。去腕二寸，出于两筋之间，循经以上，系于心包，络心系。（《灵枢·经脉》）

【病候】

实，则心痛，虚，则为头强[1]。取之两筋间也。（《灵枢·经脉》）

【注释】

[1]《针灸甲乙经》《备急千金要方》作"烦心"。

【导读】

手厥阴心包经的络穴，名内关，在腕横纹上2寸，掌长肌腱与桡侧腕屈肌腱之间。络脉从此处出两筋之间，分支走向手少阳经脉，并沿经向上联系心包，散络于心系。

其病，实则心痛，虚则心烦、头强。除选用本经络穴治疗外，还可以酌情选用瓜蒌薤白白酒汤、《小品》解急蜀椒汤等治疗。

3. 手厥阴心包经经别

【循行】

手心主之正，别下渊腋[1]三寸，入胸中，别属三焦，出循喉咙，出耳后，合少阳完骨之下[2]。（《灵枢·经别》）

【注释】

[1] 渊腋：指腋部，其下三寸当天池穴处。

[2] 完骨之下：约当天牖穴部，在颈部，乳突的后下方直下，平下颌角，胸锁乳突肌的后缘。

【导读】

手厥阴经别，从腋下三寸处分出，进入胸腹，分别归属上、中、下三焦，上出喉咙，浅出于耳后，与手少阳经会合于完骨下方。

4. 手厥阴心包经经筋

【循行】

手心主之筋，起于中指，与太阴之筋并行，结于肘内廉，上臂阴，结腋下；下散

前后挟胁。其支者，入腋，散胸中，结于贲[1]。(《灵枢·经筋》)

【病候】

其病：当所过者支转筋，前及胸痛、息贲[2]。(《灵枢·经筋》)

【注释】

［1］贲：原误作"臂"，据《太素》改。此指膈部。

［2］息贲：指气息奔迫之症。

【导读】

从手厥阴心包经的循行和主病来看，其病多在胸中，其筋拘挛多致胸痛、喘急之症。

5. 手厥阴心包经腧穴

(1) 曲泽：心包经合穴。

【定位】在肘横纹中，当肱二头肌肌腱的尺侧缘。

【操作】直刺1～1.5寸，或用三棱针点刺出血。

【文献摘录】

《备急千金要方》："曲泽主伤寒温病，身热烦心口干。"

《铜人腧穴针灸图经》："治心痛，善惊，身热，烦渴口干，逆气，呕血，风胗，臂肘手腕善动摇。"

(2) 间使：心包经经穴，又名鬼营、鬼路。

【定位】在前臂掌侧，当曲泽与大陵的连线上，腕横纹上3寸，掌长肌腱与桡侧腕屈肌腱之间。

【操作】直刺0.5～1寸。

【文献摘录】

《针灸甲乙经》："卒心中痛，瘛疭互相引肘内廉痛，心敖敖然，间使主之。""胸痹引背时寒，间使主之。""热病烦心，善呕，胸中淡淡，善动而热，间使主之。""心痛善悲，厥逆，悬心如饥之状，心淡淡而惊，大陵及间使主之。""头身风，善呕，怵，寒中少气，掌中热，肘急腋肿，间使主之。"

《铜人腧穴针灸图经》："治心悬如饥，卒狂，胸中澹澹，恶风寒，呕吐，怵惕，寒中少气，掌中热，腋肿肘挛，卒心痛，多惊，喑不得语，咽中如鲠。"

(3) 内关：心包经络穴，八脉交会穴，通阴维脉。

【定位】在前臂掌侧，当曲泽与大陵的连线上，腕横纹上2寸，掌长肌腱与桡侧腕屈肌腱之间。

【操作】直刺0.5～1寸。

【文献摘录】

《针灸甲乙经》："心澹澹而善惊恐,心悲,内关主之。""实则心暴痛,虚则心烦,心惕惕不能动,失智,内关主之。"

《铜人腧穴针灸图经》："治目赤,支满,中风肘挛,实则心暴痛,虚则心烦惕惕。"

(4) 大陵:心包经输穴,心包经原穴,又名心主、鬼心。

【定位】在腕掌横纹的中点处,当掌长肌腱与桡侧腕屈肌腱之间。

【操作】直刺0.3~0.5寸。

【文献摘录】

《针灸甲乙经》："热病烦心而汗不止,肘挛腋肿,善笑不休,心中痛,目赤黄,小便如血,欲呕,胸中热,苦不乐,太息,喉痹嗌干,喘逆,身热如火,头痛如破,短气胸痛,大陵主之。""两手挛不收伸及腋,偏枯不仁,手瘛偏小筋急,大陵主之。""咳血,大陵及郄门主之。"

《玉龙歌》："心胸有病大陵泻,气攻胸腹一般针。"

(5) 劳宫:心包经荥穴,又名五里、掌中、鬼路。

【定位】在手掌心,当第二、三掌骨之间,偏于第三掌骨,握拳屈指的中指尖处。

【操作】直刺0.3~0.5寸。

【文献摘录】

《针灸甲乙经》："热病发热,烦满而欲呕哕,三日以往不得汗,怵惕,胸胁痛,不可转侧,咳满溺血,大便血,衄不止,呕吐血,气逆,噫不止,嗌中痛,食不下,善渴,舌中烂,掌中热,欲呕,劳宫主之。""烦心,咳,寒热善哕,劳宫主之。""少腹积聚,劳宫主之。""胸胁榰满,劳宫主之。""风热善怒,心中喜悲,思慕歔欷,善笑不休,劳宫主之。""口中肿臭,劳宫主之。""小儿口中腥臭,胸胁榰满,劳宫主之。"

(6) 中冲:心包经井穴,又名手心主。

【定位】在手中指末节尖端中央。

【操作】浅刺0.1寸;或用三棱针点刺出血。

【文献摘录】

《针灸甲乙经》："热病烦心,心闷而汗不出,掌中热,心痛,身热如火,浸淫烦满,舌本痛,中冲主之。"

《玉龙歌》："中风之症症非轻,中冲二穴可安宁。"

(十)手少阳三焦经

1. 手少阳三焦经经脉

【循行】

三焦手少阳之脉,起于小指次指之端,上出两指之间,循手表腕[1],出臂外两骨[2]之间,上贯肘,循臑外,上肩,而交出足少阳之后[3],入缺盆,布膻中,散落心包,下膈,循属三焦。

其支者,从膻中,上出缺盆,上项,系耳后,直上出耳上角,以屈下颊至𬱖。

其支者,从耳后入耳中,出走耳前,过客主人前,交颊,至目锐眦。(《灵枢·经脉》)

【病候】

是动则病耳聋,浑浑焞焞[4],嗌肿,喉痹。

是主气所生病者,汗出,目锐眦痛,颊肿,耳后、肩、臑、肘、臂外皆痛,小指次指不用。(《灵枢·经脉》)

【注释】

[1] 手表腕:指手背腕关节部。

[2] 两骨:指尺骨和桡骨。

[3] 交出足少阳之后:指本经天髎穴在足少阳经肩井穴之后。

[4] 浑浑焞焞:指耳内听觉模糊,轰轰作响。

【导读】

手少阳三焦经,起始于无名指末端,上行小指与无名指之间,沿着手背部至手腕部,出于前臂两骨之间,过肘间,沿上臂外侧,向上通过肩部,交出足少阳经的后面,进入缺盆,分布膻中,散络心包,通过膈肌,循遍上、中、下三焦。

胸中支脉,从膻中上行,出锁骨上窝,循颈上行,联系耳后,直上出耳上方,弯下于面颊,至目眶下。

耳后支脉,从耳后进入耳中,出走耳前,经过上关前,交面颊,行至外眼角,接足少阳胆经。

本经异常可表现为耳聋、耳鸣、咽喉肿痛。

本经主治气方面的病证,因三焦主通调水道、元气之别使。除本经循行部位所发病证目外眦痛、面颊肿、耳后、肩臂、肘部、前臂外侧疼痛、小指无名指活动不利外,所主气所生病者,相对广泛,如自汗出、短气等。但经文并没有给出太多的病证,需要临证时细心体会。

2. 手少阳三焦经络脉

【循行】

手少阳之别,名曰外关。去腕二寸,外绕臂,注胸中,合心主。(《灵枢·经脉》)

【病候】

病实则肘挛[1],虚则不收。取之所别也。(《灵枢·经脉》)

【注释】

[1]肘挛:肘部掣引挛急。

【导读】

手少阳三焦经的络穴,名外关,在前臂背侧,腕横纹上 2 寸,尺骨和桡骨之间。本经络脉从此处分出,绕行于臂膊的外侧,进入胸中,会合于心包。

本经络脉的实证,可见肘关节拘挛;虚证,见肘关节松弛不能内收。可取本经的络穴治疗。

3. 手少阳三焦经经别

【循行】

手少阳之正,指天[1],别于巅,入缺盆,下走三焦,散于胸中也。(《灵枢·经别》)

【注释】

[1]指天:疑为衍文,与实际不符。

【导读】

手少阳经别在头部分出,向下进入缺盆,经过上、中、下三焦,散布于胸中。

4. 手少阳三焦经经筋

【循行】

手少阳之筋,起于小指次指之端,结于腕,中循臂,结于肘,上绕臑外廉,上肩、走颈,合手太阳。其支者,当曲颊入系舌本;其支者,上曲牙[1],循耳前,属目外眦,上乘颔[2],结于角[3]。(《灵枢·经筋》)

【病候】

其病当所过者,即支转筋,舌卷。(《灵枢·经筋》)

【注释】

[1]曲牙:指颊车上部,下颌关节处。

[2]颔:此指颞侧部。

[3]角:指额角。

【导读】

从手少阳三焦经经筋的循行和主病来看,多见筋脉循序部位的拘挛、僵硬、疼痛。三焦为元气之别使,若元气不足、寒凝筋脉者,可见舌卷、肘挛者,除使用燔针劫刺之外,还可酌情配合服用温经汤以疗之。

5. 手少阳三焦经刺灸要穴

(1) 关冲:三焦经井穴。

【定位】在手环指末节尺侧,距指甲角0.1寸。

【操作】浅刺0.1寸;或用三棱针点刺出血。

【文献摘录】

《针灸甲乙经》:"肘痛不能自带衣,起头眩,颔痛面黑,风热,肩背痛不可顾,关冲主之。""耳聋鸣,下关及阳溪、关冲、液门、阳谷主之。""热病汗不出,天柱及风池、商阳、关冲、液门主之。""霍乱,巨阙、关冲、支沟、公孙、解溪主之。""耳聋鸣,下关及阳溪、关冲、腋门、阳谷主之。"

(2) 中渚:三焦经输穴。

【定位】在手背部,当环指本节(掌指关节)的后方,第四、五掌骨间凹陷处。

【操作】直刺0.3~0.5寸。

【文献摘录】

《针灸甲乙经》:"疟发有四时,面上赤,䀮䀮无所见,中渚主之。""大便难,中渚及太白主之。""嗌外肿,肘臂痛,五指瘛,不可屈伸,头眩,颔额颅痛,中渚主之。""狂,互引头痛,耳鸣,目痛,中渚主之。""耳聋,两颞颥痛,中渚主之。"

《铜人腧穴针灸图经》:"治热病汗不出,目眩头痛,耳聋,目生翳膜,久疟,咽肿,肘臂痛,手五指不得屈伸。"

《肘后歌》:"肩背诸疾中渚下。"

(3) 阳池:三焦经原穴。

【定位】在腕背横纹中,当指伸肌腱的尺侧缘凹陷处。

【操作】直刺0.3~0.5寸。

【文献摘录】

《针灸甲乙经》:"肩痛不能自举,汗不出,颈痛,阳池主之。"

《铜人腧穴针灸图经》:"治寒热疟,或因折伤手腕捉物不得,肩臂痛不得举。"

《针灸大成》:"主消渴,口干烦闷。"

(4) 外关:三焦经络穴,八脉交会穴,通阳维脉。

【定位】在前臂背侧,当阳池与肘尖的连线上,腕背横纹上2寸,尺骨与桡骨之间。

【操作】直刺 0.5～1 寸。

【文献摘录】

《针灸甲乙经》："口僻噤,外关主之。""肘中濯濯,臂内廉痛,不可及头,外关主之。""耳焞焞浑浑,无所闻,外关主之。"

《铜人腧穴针灸图经》："治肘臂不得屈伸,手五指尽痛不能握物,耳聋无所闻。"

(5) 支沟：三焦经经穴。

【定位】在前臂背侧,当阳池与肘尖的连线上,腕背横纹上 3 寸,尺骨与桡骨之间。

【操作】直刺 0.5～1 寸。

【文献摘录】

《针灸甲乙经》："咳,面赤热,支沟主之。""马刀肿瘘,目痛,肩不举,心痛榰满,逆气汗出,口噤不可开,支沟主之。""热病汗不出,互引,颈嗌外肿,肩臂酸重,胁腋急痛不举,痂疥,项不可顾,支沟主之。""男子脊急目赤,支沟主之。""暴喑不能言,支沟主之。"

(6) 天井：三焦经合穴。

【定位】在臂外侧,屈肘时,当肘尖直上 1 寸凹陷处。

【操作】直刺 0.5～1 寸。

【文献摘录】

《针灸甲乙经》："疟,食时发,心痛,悲伤不乐,天井主之。""胸痹心痛,肩肉麻木,天井主之。""大风默默,不知所痛,嗜卧善惊瘛疭,天井主之。""肘痛引肩不可屈伸,振寒热,颈项肩背痛,臂痿痹不仁,大井主之。""癫疾,吐舌沫出,羊鸣,戾颈,天井主之。"

(7) 肩髎

【定位】在肩部,肩髃后方,当臂外展时,于肩峰后下方呈现凹陷处。

【操作】直刺 0.8～1.2 寸。

【文献摘录】

《针灸甲乙经》："肩重不举,臂痛,肩髎主之。"

(8) 翳风

【定位】在耳垂后方,当乳突与下颌角之间的凹陷处。

【操作】直刺 0.8～1.2 寸。

【文献摘录】

《针灸甲乙经》："痓,不能言,翳风主之。""聋,翳风及会宗、下关主之。""口僻不正,失欠,口不开,翳风主之。"

《针灸大成》:"主耳鸣耳聋,口眼㖞斜,脱颔颊肿,口噤不开,不能言,口吃,牙车急,小儿喜欠。"

(十一)足少阳胆经

1. 足少阳胆经经脉

【循行】

胆足少阳之脉,起于目锐眦,上抵头角[1],下耳后,循颈,行手少阳之前[2],至肩上,却交出手少阳之后,入缺盆。

其支者,从耳后入耳中,出走耳前,至目锐眦后。

其支者,别锐眦,下大迎,合于手少阳,抵于䪼,下加颊车,下颈,合缺盆。以下胸中,贯膈,络肝,属胆,循胁里,出气街,绕毛际,横入髀厌[3]中。

其直者,从缺盆下腋,循胸,过季胁下合髀厌中,以下循髀阳[4],出膝外廉,下外辅骨之前,直下抵绝骨[5]之端,下出外踝之前,循足跗上,入小趾次趾之间。

其支者,别跗上,入大指之间,循大指歧骨[6]内,出其端,还贯爪甲,出三毛。(《灵枢·经脉》)

【病候】

是动则病口苦,善太息,心胁痛,不能转侧,甚则面微有尘[7],体无膏泽,足外[8]反热,是为阳厥[9]。

是主骨所生病[10]者,头痛,颔痛,目锐眦痛,缺盆中肿痛,腋下肿,马刀侠瘿[11],汗出振寒,疟,胸、胁、肋、髀、膝外至胫、绝骨、外踝前及诸节皆痛,小趾次趾不用。(《灵枢·经脉》)

【注释】

[1] 头角:指额结节部,一般称额角。

[2] 行手少阳之前:指足少阳胆经天容穴位于手少阳三焦经天牖穴前方。

[3] 髀厌:指股骨大转子部。

[4] 髀阳:指大腿外侧。

[5] 绝骨:指腓骨的下端低凹处。

[6] 大指歧骨:指大趾、此趾本节后骨缝。

[7] 面微有尘:形容面色灰暗,好像蒙有尘土。

[8] 足外:指下肢外侧,经脉所过部分。

[9] 阳厥:此指足少阳经气阻逆为病。

[10] 主骨所生病:足少阳经行于头身之侧,多骨节,是主骨所生病。

[11] 马刀侠瘿:此指瘰疬生于颈项或腋下部位。颈前为"瘿","马刀"可生于腋

下,而"侠瘿"应在颈侧。

【导读】

足少阳胆经从外眼角开始,上行到额角,下耳后,沿颈侧部,行手少阳三焦经之前,至肩上退后,交出手少阳三焦经之后,进入缺盆。

耳部支脉,从耳后进入耳中,走耳前,至外眼角。

目部支脉,从外眼角,下向大迎,会合于手少阳三焦经至眼下,下过颊车,下行颈部,会合于缺盆。由此下向胸中,通过膈肌,络于肝,属于胆,沿胁里,出于气街,绕阴部毛际,横向进入髋关节部。

躯体主干,从缺盆下向腋下,沿侧胸,过季胁,向下会合于髋关节部。由此向下,沿大腿外侧,出膝外侧,下向腓骨小头前,直下到腓骨下段,下出外踝之前,沿足背进入第四趾外侧。

足背部支脉,从足背分出,进入大趾趾缝间,出大趾段,回转过爪甲,出于趾背汗毛部,接足厥阴肝经。

本经异常会出现口苦、心胁痛、善太息、面色灰暗、身体肌肤干燥无华等。

本经穴主治"骨"方面所发生的病证,头痛、颔痛、眼睛外眦痛、缺盆中肿痛、胸胁、大腿及膝部外侧、绝骨、外踝前酸痛等。除选用本经穴位以外,还可以酌情选用《外台秘要》高良姜汤以疗之。

2. 足少阳胆经络脉

【循行】

足少阳之别,名曰光明,去踝五寸,别走厥阴,下络足跗。(《灵枢·经脉》)

【病候】

实则厥,虚则痿躄[1],坐不能起。取之所别也。(《灵枢·经脉》)

【注释】

[1]痿躄:指下肢软弱无力,跛行或仆倒。

【导读】

足少阳络穴,名光明,在小腿外侧腓骨前缘,外踝尖上5寸。本经络脉从此处分出,走向足厥阴经脉,向下联络足背。实证见足部厥冷,虚证见下肢软弱、行走不利、不能站起。可取本经络穴治疗。

3. 足少阳胆经经别

【循行】

足少阳之正,绕髀入毛际,合于厥阴;别者入季胁之间,循胸里,属胆,散之上肝,贯心[1],以上挟咽,出颐颔中,散于面,系目系,合少阳于外眦也。(《灵枢·经别》)

【注释】

［1］散之上肝,贯心:指足少阳胆经经别散之肝,贯通于心。

【导读】

足少阳经别,从足少阳胆经分出,绕过大腿前侧,进入外阴部,同足厥阴经别会合;分别进入浮肋间。沿着胸腔里,归属于胆,散布于肝脏,贯心中,挟着食管和咽喉,浅出于下颏下颌部,散布在面部,联系眼后的目系,当外眦部与足少阳经脉会合。

4. 足少阳胆经经筋

【循行】

足少阳之筋,起于小指次指,上结外踝,上循胫外廉,结于膝外廉。

其支者,别起外辅骨,上走髀,前者结于伏兔之上,后者,结于尻。其直者,上乘䏚[1]季胁,上走腋前廉,系于膺乳,结于缺盆。直者,上出腋,贯缺盆,出太阳之前,循耳后,上额角,交巅上,下走颔,上结于頄。支者,结于目眦[2],为外维[3]。(《灵枢·经筋》)

【病候】

其病:小指次指支转筋,引膝外转筋,膝不可屈伸,腘筋急,前引髀,后引尻,即上乘䏚季胁痛,上引缺盆、膺乳、颈维筋急,从左之右,右目不开[4],上过右角,并跷脉而行,左络于右,故伤左角,右足不用,命曰维筋相交。(《灵枢·经筋》)

【注释】

［1］䏚:指侧腹部季胁之下空软处。

［2］目眦:《针灸甲乙经》《太素》作"目外眦",当从。

［3］外维:指维系目外眦之筋,此筋收缩可以转动眼球。

［4］从左之右,右目不开:指经筋从足起,至项上交左右两目,左侧有病则右目不开,右侧有病则左侧不开。

【导读】

从足少阳经筋的循行和主病看,主要是人体身侧的经筋出现病变。足少阳经筋经过额角与跷脉并行,阴跷和阳跷脉在额角相互交叉,左右之筋相互交叉,左侧的维络右侧,右侧的维络左侧,所以会出现左侧额角受伤引起右足不能活动,这种关联叫作"筋维相交"。治当燔针劫刺也。

5. 足少阳胆经刺灸要穴

(1) 瞳子髎

【定位】在面部,目外眦旁,当眶外侧缘处。

【操作】直刺或平刺0.3～0.5寸。

【文献摘录】

《铜人腧穴针灸图经》:"治青盲目无所见,远视䀮䀮,目中肤翳,白膜,头痛,目外眦赤痛。"

(2) 听会

【定位】在面部,当耳屏间切迹的前方,下颌骨髁状突的后缘,张口有凹陷处。

【操作】张口,直刺0.5～1寸。

【文献摘录】

《针灸甲乙经》:"目泣出,头痛者,听会主之。""聋,耳中颠飕颠飕者若风,听会主之。"

《铜人腧穴针灸图经》:"治耳聋,耳中状如蝉声,通耳食,牙车脱臼,相离一二寸,其穴侧卧张口取之。"

(3) **曲鬓**:足少阳、足太阳经交会穴。

【定位】在头部,当耳前鬓角发际后缘的垂线与耳尖水平线交点处。

【操作】平刺0.5～0.8寸。

【文献摘录】

《针灸甲乙经》:"颈颔楮满,痛引牙齿,口噤不开,急痛不能言,曲鬓主之。"

(4) **风池**:足少阳、阳维脉交会穴。

【定位】在项部,当枕骨之下,与风府相平,胸锁乳突肌与斜方肌上端之间的凹陷处。

【操作】向鼻尖方向斜刺0.8～1.2寸。

【文献摘录】

《铜人腧穴针灸图经》:"治洒淅寒热,温病汗不出,目眩苦头痛,疟疾,颈项痛不得回顾,目泪出,欠气多,鼻衄衄,目内眦赤痛,气发耳塞,目不明,腰伛偻。"

《玉龙赋》:"风池绝骨,而疗乎伛偻。"

(5) **肩井**:手足少阳与阳维脉交会穴。

【定位】在肩上,前直乳中,当大椎与肩峰端连线的中点上。

【操作】直刺0.3～0.5寸,切忌深刺、捣刺。孕妇禁用。

【文献摘录】

《针灸甲乙经》:"肩背痹痛,臂不举,寒热凄索,肩井主之。"

《备急千金要方》:"产难……针两肩井,入一寸泻之,须臾即分娩。"

《铜人腧穴针灸图经》:"治五劳七伤,颈项不得回顾,背膊闷,两手不得向头,或因扑伤腰髋疼,脚气上攻。"

(6) **环跳**:足少阳、太阳经交会穴。

【定位】在股外侧部,侧卧屈股,当股骨大转子最凸点与骶管裂孔连线的外1/3与中1/3交点处。

【操作】直刺2~3寸。

【文献摘录】

《针灸甲乙经》:"腰胁相引痛急,髀筋瘛,胫痛不可屈伸,痹不仁,环跳主之。"

《铜人腧穴针灸图经》:"治冷风湿痹,风胗,偏风半身不遂,腰胯痛不得转侧。"

(7) **阳陵泉**:胆经合穴,筋会,又名阳陵,阳之陵泉。

【定位】在小腿外侧,当腓骨头前下方凹陷处。

【操作】直刺1~1.5寸。

【文献摘录】

《针灸甲乙经》:"病口苦,取之阳陵泉。""寒热者,取之阳陵泉。""胆胀者,阳陵泉主之。""髀痹引膝股外廉痛,不仁,筋急,阳陵泉主之。"

《铜人腧穴针灸图经》:"治膝伸不得屈,冷痹,脚不仁,偏风半身不遂,脚冷无血色。"

(8) **悬钟**:八会穴之髓会,又名绝骨。

【定位】在小腿外侧,当外踝尖上3寸,腓骨前缘。

【操作】直刺0.5~0.8寸。

【文献摘录】

《针灸甲乙经》:"腹满,胃中有热,不嗜食,悬钟主之。""小儿腹满不能食饮,悬钟主之。""身懈寒,少气,热甚,恶人,心惕惕然,取飞扬及绝骨、跗下临泣,立已。""胫酸痛,按之不可,名曰肘髓病,以镵针针绝骨,出其血,立已。""痿厥,身体不仁,手足偏小,先取京骨,后取中封、绝骨皆泻之。"

《铜人腧穴针灸图经》:"治心腹胀满,胃中热,不嗜食,膝胻痛,筋挛,足不收履,坐不能起。"

(9) **丘墟**:胆经原穴。

【定位】在足外踝的前下方,当趾长伸肌腱的外侧凹陷处。

【操作】直刺0.5~0.8寸。

【文献摘录】

《针灸甲乙经》:"目视不明,振寒目翳,瞳子不见,腰两胁痛,脚酸转筋,丘墟主之。""疟,振寒,腋下肿,丘墟主之。""寒热颈肿,丘墟主之。""大疝腹坚,丘墟主之。""痿厥,寒,足腕不收,躄,坐不能起,髀枢脚痛,丘墟主之。""狂疾,腋门主之,又侠溪、丘墟、光明主之。"

《玉龙歌》:"脚背痛起丘墟穴,斜针出血即时轻。"

(10) 足临泣:胆经输穴,八脉交会穴,通带脉。

【定位】在足背外侧,当足四趾本节(第四跖趾关节)的后方,小趾伸肌腱的外侧凹陷处。

【操作】直刺0.3～0.5寸。

【文献摘录】

《针灸甲乙经》:"厥四逆,喘,气满,风,身汗出而清,髋髀中痛,不可得行,足外皮痛,临泣主之。""胸中满,腋下肿,马刀瘘,善自啮舌颊,天牖中肿,淫泺胫酸,头眩,枕骨颔腮肿,目涩,身痹,洒淅振寒,季胁支满,寒热,胁腰腹膝外廉痛,临泣主之。""胸痹心痛,不得息,痛无常处,临泣主之。""大风,目外眦痛,身热痱,缺盆中痛,临泣主之。""月水不利,见血而有身则败及乳肿,临泣主之。""小儿惊痫,本神及前顶、囟会、天柱主之,如反视,临泣主之。"

《铜人腧穴针灸图经》:"治胸中满,缺盆及腋下肿,马刀疡瘘,善啮颊,天牖中肿,淫泺胫酸,头眩,枕骨合颅痛,洒淅振寒,妇人月事不利,季胁支满,乳痈,心痛,周痹痛无常处,厥逆气喘不能行,痃疟日发。"

《针灸歌》:"月闭乳痈临泣妙,瘕聚膀胱即莫抛。"

(11) 足窍阴:胆经井穴。

【定位】在足第四趾末节外侧,距趾甲角0.1寸。

【操作】浅刺0.1寸,或点刺出血。

【文献摘录】

《针灸甲乙经》:"胁痛,咳逆,不得息,窍阴主之,及爪甲与肉交者,左取右,右取左,立已,不已复取。""痈疽,窍阴主之。""头痛引颈,窍阴主之。"

《铜人腧穴针灸图经》:"治胁痛,咳逆不得息,手足烦热,汗不出,转筋,痈疽,头痛,心烦,喉痹,舌强口干,肘不可举,卒聋不闻人语。"

(十二) 足厥阴肝经

1. 足厥阴肝经经脉

【循行】

肝足厥阴之脉,起于大趾丛毛之际,上循足跗上廉,去内踝一寸,上踝八寸,交出太阴之后,上腘内廉,循股阴[1],入毛中,环阴器[2],抵小腹,挟胃,属肝,络胆,上贯膈,布胁肋,循喉咙之后,上入颃颡[3],连目系,上出额,与督脉会于巅。

其支者,从目系下颊里,环唇内。

其支者,复从肝,别贯膈,上注肺。(《灵枢·经脉》)

【病候】

是动则病,腰痛不可以俯仰,丈夫㿉疝,妇人少腹肿,甚则嗌干,面尘脱色[4]。

是主肝所生病者,胸满,呕逆,飧泄,狐疝,遗溺,闭癃。(《灵枢·经脉》)

【注释】

[1] 股阴:指大腿内侧。

[2] 环阴器:环,原作"过",据《脉经》《针灸甲乙经》《太素》《备急千金要方》等改,意指环绕阴部。

[3] 颃颡:指鼻咽部,喉头以上至鼻后窍之间。

[4] 面尘脱色:面如尘垢,神色晦暗。

【导读】

足厥阴肝经,从大趾背毫毛开始,向上沿着足背内侧,至距内踝1寸处,上循小腿内侧,在内踝上八寸处交出足太阴经之后,上膝腘内侧,沿着大腿内侧,进入阴毛中,环绕阴器,至小腹,挟胃旁,属于肝,络胆,向上通过膈肌,分布胸胁,沿着气管之后,向上入鼻咽部,连接目系,上行出于颧部,与督脉交会于巅顶。

目部支脉,从目系下向颊里,环绕唇内。

肝部支脉,从肝分出,通过膈肌,向上流注于肺,接手太阴肺经。

本经有了异常会出现腰痛不可俯仰,男子腹痛、疝气,女子腹痛腹肿,咽干,面色晦暗等。

本经穴位主治有关肝方面的病证,如胸闷、恶逆、呕吐、便溏、腹泻、狐疝、遗尿、癃闭等。除选用本经经穴治疗以外,还可酌情选《外台秘要》茱萸五味理中汤加味。

2. 足厥阴肝经络脉

【循行】

足厥阴之别,名曰蠡沟。去内踝五寸,别走少阳;其别者,循胫上睾,结于茎[1]。(《灵枢·经脉》)

【病候】

其病:气逆则睾肿卒疝。实则挺长,虚则暴痒。取之所别也。(《灵枢·经脉》)

【注释】

[1]茎：指阴器。

【导读】

足厥阴肝经络穴，名蠡沟，在内踝尖上5寸，胫骨内侧面的中央。本经络脉，从此穴处分出，走向足少阳胆经，其分支经过胫骨，上行到外阴部，结于阴器。

其病证气逆则阴部肿胀，突然疼痛。实证，见阴器强硬，虚证，见阴部暴痒。除选用本经络穴治疗外，可酌情选用《医心方》肉苁蓉丸以疗之。

3. 足厥阴肝经经别

【循行】

足厥阴之正，别跗上[1]，上至毛际，合于少阳，与别俱行。（《灵枢·经别》）

【注释】

[1]跗上：指足背部。

【导读】

足厥阴经别，从足背上足厥阴经分出，向上到达外阴部，和足少阳经别会合并行。

4. 足厥阴肝经经筋

【循行】

足厥阴之筋，起于大指之上，上结于内踝之前，上循胫，上结内辅之下，上循阴股，结于阴器，络诸筋[1]。（《灵枢·经筋》）

【病候】

其病：足大指支，内踝之前痛，内辅痛，阴股痛转筋，阴器不用，伤于内则不起，伤于寒则阴缩入，伤于热则纵挺不收，治在行水清阴气[2]。（《灵枢·经筋》）

【注释】

[1]络诸筋：指足三阴和足阳明之筋结聚于阴器。

[2]行水清阴气：指用行水之法以清理厥阴。"阴气"，《针灸甲乙经》作"阴器"。

【导读】

从足厥阴经筋的循行和主病看，与阴器的关系极为密切。伤于寒者，阴器缩入，伤于热者，阴器挺长不收。

5. 足厥阴肝经刺灸要穴

(1) 大敦：肝经井穴。

【定位】在足大指末节外侧，距趾甲角0.1寸。

【操作】浅刺0.1～0.2寸，或点刺出血。

【文献摘录】

《针灸甲乙经》："卒心痛，汗出，大敦主之。""阴跳，遗溺，小便难而痛，阴上下入腹中，寒疝，阴挺出，偏大，肿，腹脐痛，腹中悒悒不乐，大敦主之。""尸厥，死不知人，脉动如故，隐白及大敦主之。""小儿痫瘛，遗精溺，虚则病诸痫癫，实则闭癃，少腹中热，善寐，大敦主之。"

《针灸歌》："大敦二穴足大指，血崩血衄宜细详。"

(2) 行间：肝经荥穴。

【定位】在足背侧，当第1、2趾间，趾蹼缘的后方赤白肉际处。

【操作】直刺0.5～0.8寸。

【文献摘录】

《针灸甲乙经》："厥心痛，色苍苍如死状，终日不得太息者，肝心痛也，取行间、太冲。""咳逆上气，唾沫，天容及行间主之。""寒中，恶血在内，骱节时肿，善瘛。取行间以引胁下，补三里以温胃中，取血脉以散恶血，取耳间青脉以去其瘛。""溺难痛，白浊，卒疝，少腹肿，咳逆呕吐，卒阴跳，腰痛不可以俯仰，面黑，热，腹中䐜满，身热，厥痛，行间主之。""腹痛上抢心，心下满，癃，茎中痛，怒瞋不欲视，泣出，长太息，行间主之。""月事不利，见血而有身反败，阴寒，行间主之。"

《百症赋》："观其雀目肝气，睛明行间而细推。"

(3) 太冲：肝经输穴，肝经原穴。

【定位】在足背侧，当第1跖骨间隙的后方凹陷处。

【操作】直刺0.5～1寸。

【文献摘录】

《针灸甲乙经》："女子漏血，太冲主之。""黄瘅热中善渴，太冲主之。""男子精不足，太冲主之。""肝胀者，肝俞主之，亦取太冲。"

《铜人腧穴针灸图经》："治腰引少腹痛，小便不利如淋，㿉疝，少腹肿，溏泄，遗溺，阴痛面目仓色，胸胁支满，足寒，大便难，呕血，女子漏血不止，小儿卒疝，呕逆，发寒，嗌干，肘肿，内踝前痛，淫泺胻酸，腋下肿，马刀，疡瘘，唇肿。"

《标幽赋》："心胀咽痛，针太冲而必除。"

《玉龙歌》："行步艰难疾转加，太冲二穴效堪夸。"

(4) 蠡沟：肝经络穴。

【定位】在小腿内侧，当足内踝尖上5寸，胫骨内侧面的中央。

【操作】平刺0.5～0.8寸。

【文献摘录】

《针灸甲乙经》:"阴跳腰痛,实则挺长,寒热,挛,阴暴痛,遗溺,偏大,虚则暴痒气逆,肿睾卒疝,小便不利如癃状,数噫恐悸,气不足,腹中悒悒,少腹痛,嗌中有热,如有息肉状,如著欲出,背挛不可俯仰,蠡沟主之。""女子疝,小腹肿,赤白淫,时多时少,蠡沟主之。"

(5) 曲泉:肝经合穴。

【定位】在膝内侧,屈膝,当膝关节内侧端,股骨内侧髁的后缘,半腱肌、半膜肌止端的前缘凹陷处。

【操作】直刺0.8~1寸。

【文献摘录】

《针灸甲乙经》:"女子疝瘕,按之如以汤沃其股,内至膝,飧泄,灸刺曲泉。""女子疝瘕,按之如以汤沃两股中,少腹肿,阴挺出痛,经水来下,阴中肿,或痒,漉青汁若葵羹,血闭无子,不嗜食,曲泉主之。""病注下血,取曲泉、五里。"

《肘后歌》:"脐腹有病曲泉针。"

(6) 章门:脾募穴,脏会,足厥阴、足少阳经交会穴。

【定位】在侧腹部,当第十一肋游离端的下方。

【操作】斜刺0.5~0.8寸。

【文献摘录】

《针灸甲乙经》:"奔豚,腹胀肿,章门主之。""石水,章门及然谷主之。""腹中肠鸣,盈盈然,食不化,胁痛不得卧,烦,热中,不嗜食,胸胁榰满,喘息而冲鬲,呕,心痛及伤饱身黄,疾骨羸瘦,章门主之。""腰痛不得转侧,章门主之。""腰清脊强,四肢懈惰,善怒,咳,少气,郁然不得息,厥逆,肩不可举,马刀瘘,身睏,章门主之。""马刀肿瘘,渊腋、章门、支沟主之。"

《针灸歌》:"食积脐旁取章门。"

《百症赋》:"胸胁支满何疗,章门不容细寻。"

(7) 期门:肝募穴,足厥阴、足太阴与阴维脉交会穴。

【定位】在胸部,当乳头直下,第六肋间隙,前正中线旁开4寸。

【操作】斜刺0.5~0.8寸。

【文献摘录】

《针灸甲乙经》:"咳,胁下积聚,喘逆,卧不安席,时寒热,期门主之。""伤食胁下满,不能转展反侧,目青而呕,期门主之。""妇人产余疾,食饮不下,胸胁榰满,眩目,足寒,心切痛,善噫,闻酸臭,胀痹腹满,少腹尤大,期门主之。"

《铜人腧穴针灸图经》："治胸中烦热,奔豚上下,目青而呕,霍乱泄利,腹坚硬,大喘不得安卧,胁下积气,女子产余疾,食饮不下,胸胁支满,心中切痛,善噫。若伤寒过经不解,当针期门使经不传。"

《席弘赋》："期门穴主伤寒患,六日过经犹未汗,但向乳根二肋间,又治妇人生产难。"

二、奇经八脉

奇经八脉是指十二经脉之外,"别道奇行"的八条经脉,包括督脉、任脉、冲脉、带脉、阴跷脉、阳跷脉、阴维脉、阳维脉。"奇"是奇异的意思,是指这八条经脉的分布和作用有别于十二经脉。奇经八脉对十二经脉有统领、联络的作用,有蓄溢、调节的作用。

（一）督脉

1. 督脉

【循行】

督脉者,起于少腹以下骨中央[1]。女子入系廷孔,其孔,溺孔之端也。其络循阴器,合篡[2]间,绕篡后,别绕臀,至少阴与巨阳中络者合,少阴上股内后廉贯脊属肾。与太阳起于目内眦,上额交巅上,入络脑,还出别下项,循肩髆内,侠脊抵腰中,入循膂络肾。其男子循茎下至篡,与女子等,其少腹直上者,贯脐中央,上贯心,入喉,上颐,环唇,上系两目之下中央。（《素问·骨空论》）

督脉者,起于下极之俞[3],并于脊里,上至风府,入属于脑。（《难经·二十八难》）

【病候】

督脉为病,脊强反折。（《素问·骨空论》）

此生病,从少腹上冲心而痛,不得前后,为冲疝,其女子不孕,癃,痔,遗溺,嗌干。（《素问·骨空论》）

【注释】

[1] 骨中央：指胞中,张介宾注："小腹也,胞宫之所居。"

[2] 篡：指会阴部。原作"纂",据《针灸甲乙经》《太素》改。

[3] 下极之俞：指脊柱下端的长强穴。

【导读】

本经异常出现下列病证：脊强反折、背曲伛偻,如项背痛、腰痛、角弓反张等症状,癫痫、强直性脊柱炎等疾病。若"总督诸阳"不力,亦可见小便障碍、性功能障碍、不育等。

2. 督脉络脉

【循行】

督脉之别,名曰长强,挟膂上项,散头上,下当肩胛左右,别走太阳,入贯膂。(《灵枢·经脉》)

【病候】

实则脊强,虚则头重[1]。(《灵枢·经脉》)

【注释】

[1]头重:指头沉头昏。

【导读】

督脉的络穴,名长强,在尾骨端下,当尾骨端与肛门连线的中点处。本络脉发病,邪气实则多见脊柱局部病变;正气虚则多见头晕、头部昏沉等症。

3. 督脉刺灸要穴

(1)长强:督脉络穴,督脉、足少阳、足少阴经交会穴,别名气之阴郄、橛骨。

【定位】在尾骨端下,当尾骨端与肛门连线的中点处。

【操作】斜刺,针尖向上与骶骨平行刺入0.5~1寸。不得刺穿直肠。

【文献摘录】

《针灸甲乙经》:"痉,反折,心痛,形气短,尻膁涩,小便黄闭,长强主之。""腰痛上寒,实则脊急强,长强主之。""小儿惊痫,瘛疭,脊强,互相引,长强主之。""小儿痫瘛,呕吐泄注,惊恐失精,瞻视不明,眵䁾,瘛脉及长强主之。"

《铜人腧穴针灸图经》:"治肠风下血,五种痔,疳蚀下部。针如三分,抽针以太痛为度。"

《针灸歌》:"五痔只好灸长强,肠风痔疾尤为良。"

《玉龙赋》:"长强、承山,灸痔最妙。"

(2)腰俞:又名背解、腰户、腰柱。

【定位】在骶部,当后正中线上,适对骶管裂孔。

【操作】向上斜刺0.5~1寸。

《针灸甲乙经》:"腰以下至足清不仁,不可以坐起,尻不举,腰俞主之。""乳子下赤白,腰俞主之。"

《铜人腧穴针灸图经》:"治腰髋疼,腰脊强不得回转,温疟痎疟。"

(3)腰阳关:又名阳关、脊阳关。

【定位】在腰部,当后正中线上,第四腰椎棘突下凹陷中。

【操作】直刺 0.5～1 寸。

【文献摘录】

《铜人腧穴针灸图经》:"在十六椎节下间,伏而取之。"

《席弘赋》:"冷风冷痹疾难愈,环跳腰间针与烧。"

(4) 命门:又名属累。

【定位】在腰部,当后正中线上,第二腰椎棘突下凹陷中。

【操作】直刺 0.5～1 寸,可灸。

【文献摘录】

《针灸甲乙经》:"头痛如破,身热如火,汗不出,瘛疭,寒热,汗不出里急,腰腹相引痛,命门主之。"

《玉龙赋》:"老者多便,命门兼肾俞而着灸。"

(5) 脊中:又名神宗。

【定位】在背部,当后正中线上,第十一胸椎棘突下凹陷中。

【操作】斜刺 0.5～1 寸,可灸。

【文献摘录】

《备急千金要方》:"久冷五痔便血,灸脊中百壮。"

《铜人腧穴针灸图经》:"治风痫巅疾,温病,积聚,下利。"

(6) 至阳:又名金阳。

【定位】在背部,当后正中线上,第七胸椎棘突下凹陷中。

【操作】向上斜刺 0.5～1 寸。

【文献摘录】

《素问·刺热》:"七椎下间主肾热。"

《针灸甲乙经》:"寒热懈懒,淫泺胫酸,四肢重痛,少气难言,至阳主之。"

《胜玉歌》:"黄疸至阳便能离。"

(7) 大椎:手足三阳经、督脉交会穴,又名百劳、上杼。

【定位】在后正中线上,第七颈椎棘突下凹陷中。

【操作】斜刺 0.5～1 寸。

【文献摘录】

《针灸甲乙经》:"伤寒热盛,烦呕,大椎主之。""痉,脊强互引,恶风,时振栗,喉痹,大气满,喘,胸中郁郁,气热,眴眴,项强,寒热,僵仆,不能久立,烦满里急,身不安席,大椎主之。"

《铜人腧穴针灸图经》:"疗五劳七伤,温疟痎疟,气疟,背膊拘急,颈项强不得回顾,风劳食气。"

(8) 哑门:督脉、阳维脉交会穴,又名喑门、舌厌、舌横。

【定位】在项部,当后发际正中直上0.5寸,第一颈椎下。

【操作】正坐位,头微前倾,项部放松,向下颌方向缓慢刺入0.5~1寸。不可向上深刺,以免刺入枕骨大孔,伤及延髓。

【文献摘录】

《针灸甲乙经》:"项强刺喑门。""舌缓,喑不能言,刺喑门。"

《铜人腧穴针灸图经》:"治颈项强,舌缓不能言,诸阳热气盛,鼻衄血不止,头痛风,汗不出,寒热风痓,脊强反折,瘛疭癫疾,头重。"

(9) 风府:督脉、阳维脉交会穴,一名舌本。

【定位】在项部,当后发际正中直上1寸,枕外隆凸直下,两侧斜方肌之间凹陷处。

【操作】正坐位,头微前倾,项部放松,向下颌方向缓慢刺入0.5~1寸;针尖不可向上,以免刺入枕骨大孔,伤及延髓。

【文献摘录】

《素问·骨空论》:"大风颈项痛,刺风府。"

《铜人腧穴针灸图经》:"治头痛项急不得回顾,目眩,鼻衄,喉咽痛,狂走,目妄视。"

《玉龙歌》:"头项强痛难回顾,牙痛并作一般看,先向承浆明补泻,后针风府即时安。"

(10) 百会:督脉、足太阳经交会穴,又名顶中央,三阳五会。

【定位】在头部,当前发际正中直上5寸,或于头部中线与两耳尖连线的交点处取穴。

【操作】平刺0.5~1寸,可灸。

【文献摘录】

《针灸甲乙经》:"顶上痛,风头重,目如脱,不可左右顾,百会主之。"

《铜人腧穴针灸图经》:"治小儿脱肛久不差,风痫,中风,角弓反张,或多哭,言语不择,发即无时,盛则吐沫,心烦惊悸健忘,痎疟,耳鸣耳聋,鼻塞不闻香臭。"

《席弘赋》:"小儿脱肛患多时,先灸百会次鸠尾。"

(11) 上星:又名明堂、鬼堂、神堂。

【定位】在头部,当前发际正中直上1寸。

【操作】平刺0.5~0.8寸。

【文献摘录】

《针灸甲乙经》:"风眩引颔痛,上星主之。""热病烦满汗不出,上星主之。""癫疾,上星主之。""目中痛不能视,上星主之。"

《铜人腧穴针灸图经》:"治头风面虚肿,鼻塞不闻香臭目眩,痰疟,振寒,热病汗不出,目睛痛,不能远视,以细三棱针刺之,即宣泄诸阳热气,无令上冲头目。可灸七壮,不宜多灸。若频灸即拔气上,令人目不明。"

《玉龙歌》:"鼻流清涕名鼻渊,先泻后补疾可痊,若是头风并眼痛,上星穴内刺无偏。"

(12) 神庭:督脉、足太阳、足阳明经交会穴,又名发际。

【定位取穴】在头部,当前发际正中直上 0.5 寸。

【操作】平刺 0.5~0.8 寸。

【文献摘录】

《针灸甲乙经》:"风眩善呕,烦满,神庭主之。""寒热头痛,喘喝,目不能视,神庭主之。""头脑中寒,鼻衄,目泣出,神庭主之。""癫疾呕沫,神庭及兑端、承浆主之。"

《玉龙歌》:"头痛呕吐眼昏花,穴取神庭始不差。"

(13) 水沟:督脉、手阳明交会穴,又名人中、鬼宫、鬼市。

【定位】在面部,当人中沟线的上、中 1/3 交点处。

【操作】向上斜刺 0.3~0.5 寸,强刺激;或指甲掐按。一般不灸。

【文献摘录】

《针灸甲乙经》:"寒热头痛,水沟主之。""癫疾互引,水沟及龈交主之。""口不能水浆,喎僻,水沟主之。"

《铜人腧穴针灸图经》:"治消渴饮水无度,水气偏身肿,失笑无时,癫痫,语不始尊卑,乍喜乍哭,牙关不开,面肿唇动,状如虫行,卒中恶……若灸可小雀粪大为艾炷,日可灸三状至七壮即罢,风水面肿,针此一穴出水尽,即顿愈。"

《玉龙歌》:"中风之症症非轻,中冲二穴可安宁,先补后泻如无应,再刺人中立便轻。"

(二) 任脉

1. 任脉

【循行】

任脉者,起于中极之下[1],以上毛际,循腹里,上关元,至咽喉,上颐循面入

目。(《素问·骨空论》)

冲脉、任脉皆起于胞中,上循背里,为经络之海,其浮而外者,循腹各[2]上行,会于咽喉,别而络唇口。(《灵枢·五音五味》)

任脉者,起于中极之下,以上毛际,循腹里,上关元,至咽喉。(《难经·二十八难》)

【病候】

任脉为病,男子内结七疝,女子带下瘕聚。(《素问·骨空论》)

【注释】

[1]中极之下:指胞中。

[2]各:原作"右",据《素问·骨空论》王冰注引《针经》文作"循腹各行"改。

【导读】

任脉为阴脉之海,主胞胎。根据其分布和主病来看,任脉病变主要涉及腹部病痛和生殖病证,如带下、不孕、少腹疼痛、月经不调、盆腔肿块、阳痿、早泄、遗精、疝气等。

2. 任脉络脉

【循行】

任脉之别,名曰尾翳。下鸠尾,散于腹。

【病候】

实则腹皮痛,虚则痒搔[1]。取之所别也。

【注释】

[1]痒搔:指瘙痒之意。

【导读】

任脉的络穴,名尾翳,又称鸠尾穴。在上腹部,前正中线上,当胸剑结合部下1寸。其病,实则腹部疼痛,虚则皮肤瘙痒。

3. 任脉刺灸要穴

(1) 会阴:任脉、督脉、冲脉之会,又名屏翳、金门、下极。

【定位】在会阴部,男性当阴囊根部与肛门连线的中点,女性当大阴唇后联合与肛门连线的中点。

【操作】直刺0.5~1寸,孕妇慎用。

【文献摘录】

《针灸甲乙经》:"小便难,窍中热,实则腹皮痛,虚则痒瘙,会阴主之。""痔,会阴主之。""痹,会阴及太渊、消泺、照海主之。""男子阴端寒,上冲心中佷佷,会阴主之。""女子血不通,会阴主之。"

《针灸聚英》:"卒死者,针一寸,补之。溺死者,令人倒驮出水,针补,尿屎出则活,余不可针。"

(2) 中极:膀胱募穴,足三阴经、任脉交会穴,又名气原、玉泉。

【定位】在下腹部,前正中线上,当脐中下 4 寸。

【操作】直刺 1~1.5 寸,需在排尿后进行针刺。孕妇禁针。

【文献摘录】

《针灸甲乙经》:"脐下疝,绕脐痛,冲胸不得息,中极主之。""奔豚上抢心,甚则不得息,忽忽少气,尺厥,心烦痛,饥不能食,善寒中腹胀,引胭而痛,小腹与脊相控暴痛,时窘之后,中极主之。""丈夫失精,中极主之。""女子禁中痒,腹热痛,乳余疾,绝不足,子门不端,少腹苦寒,阴痒及痛,经闭不通,中极主之。"

《铜人腧穴针灸图经》:"治五淋,小便赤涩失精,脐下结如覆杯,阳气虚惫,疝瘕,水肿,奔豚抢心,甚则不得息,恍惚尸厥,妇人断绪。"

《玉龙歌》:"赤白妇人带下难,只因虚败不能安,中极补多宜泻少,灼艾还须着意看。"

(3) 关元:小肠募穴,足三阴经、任脉交会穴,又名丹田、次门、三结交、下纪、大中极。

【定位】在下腹部,前正中线上,当脐中下 3 寸。

【操作】直刺 1~2 寸,需排尿后进行针刺。多用灸法。孕妇慎用。

【文献摘录】

《针灸甲乙经》:"暴疝,少腹大热,关元主之。""奔豚,寒气入小腹,时欲呕,伤中溺血,小便数,背脐痛引阴,腹中窘急欲凑,后泄不止,关元主之。""石水,痛引胁下胀,头眩痛,身尽热,关元主之。""胞转不得溺,少腹满,关元主之。""女子绝子,衃血在内不下,关元主之。"

《扁鹊心书》:"每夏秋之交,即灼关元千炷,久久不畏寒暑……人至三十,可三年一灸脐下三百壮;五十,可两年一灸脐下三百壮;六十,可一年一灸脐下三百壮,令人长生不老。"

(4) 气海:又名脖胦、下肓、下气海。

【定位】在下腹部,前正中线上,当脐中下 1.5 寸。

【操作】直刺 1~2 寸;多用灸法。

【文献摘录】

《针灸甲乙经》:"少腹疝,卧善惊,气海主之。"

《铜人腧穴针灸图经》:"治脐下冷,气上冲,心下气结成块,状如覆杯,小便赤涩,妇人月事不调,带下崩中,因产恶露不止,绕脐疼痛,针入八分,得气即写,写后宜补之,可灸百壮。今附气海者,是男子生气之海也,治脏气虚惫,真气不足,一切气疾久不差,悉皆灸之"。

《席弘赋》:"气海专能治五淋,更针三里随呼吸。"

(5) 神阙:又名脐中、脐孔、命蒂、气合。

【定位】在腹中部,脐中央。

【操作】禁针,多用艾条灸或艾炷隔盐灸法。

【文献摘录】

《针灸甲乙经》:"肠中鸣,时上冲心,灸脐中。"

《铜人腧穴针灸图经》:"治泄利不止,小儿奶利不绝,腹大绕脐痛,水肿,鼓胀,肠中鸣,状如流水声,久冷伤惫。可灸百壮,禁不可针。"

《寿世保元》:"治阴证,用大艾炷灸脐中,预将蒜捣汁擦脐上,后放艾,多灸之。"

(6) 下脘:任脉、足太阴经交会穴,又名下管。

【定位】在上腹部,前正中线上,当脐中上2寸。

【操作】直刺1~2寸。可灸。

【文献摘录】

《针灸甲乙经》:"食欲不化,入腹还出,下脘主之。"

《铜人腧穴针灸图经》:"治腹痛,六腑之气寒,谷不转,不嗜食,小便赤,腹坚硬癖块,脐上厥气动,日渐羸瘦。"

《灵光赋》:"气海血海疗五淋,中脘下脘治腹坚。"

(7) 中脘:胃募穴,腑会,任脉、手太阳、手少阳、足阳明交会穴,又名胃脘、太仓、胃管、中管、上纪。

【定位】在上腹部,前正中线上,当脐中上4寸。

【操作】直刺1~2寸。可灸。

【文献摘录】

《针灸甲乙经》:"腹胀不通,寒中伤饱,食饮不化,中脘主之。""溢饮,胁下坚痛,中脘主之。""小肠有热,溺赤黄,中脘主之。""心痛有寒,难以俯仰,心疝气冲胃,死不知人,中脘主之。""伤忧悁思气积,中脘主之。""胃胀者,中脘主之,亦取章门。"

《百症赋》:"中脘主乎积痢。"

(8) 巨阙：心募穴，又名巨缺。

【定位】在上腹部，前正中线上，当脐中上6寸。

【操作】直刺0.3~0.6寸。

【文献摘录】

《针灸甲乙经》："息贲时唾血，巨阙主之。""胸胁榰满，瘛疭，引脐腹痛，短气烦满，巨阙主之。""狐疝，惊悸少气，巨阙主之。"

《百症赋》："膈痛饮蓄难禁，膻中巨阙便针。"

(9) 鸠尾：络穴，又名尾翳、心厌、神府、骭䯏。

【定位】在上腹部，前正中线上，当胸剑结合部下1寸。

【操作】直刺0.3~0.6寸。

【文献摘录】

《针灸甲乙经》："喉痹，食不下，鸠尾主之。"

《铜人腧穴针灸图经》："治心风，惊痫发癫，不喜闻人语，心腹胀满，胸中满，咳逆，数噫，喉痹咽壅，水浆不下。不可灸，即令人毕世少心力。此穴大难针，大好手方可此穴下针，不然取气多，不幸令人夭。"

(10) 膻中：心包募穴，气会，又名胸膛、上气海、元见。

【定位】在胸部，当前正中线上，平第四肋间，两乳头连线的中点。

【操作】直刺0.3~0.5寸，或平刺。

【文献摘录】

《针灸甲乙经》："咳逆上气，唾喘短气，不得息，口不能言，膻中主之。"

《铜人腧穴针灸图经》："治肺气咳嗽，上喘唾脓，不得下食，胸中如塞。"

《玉龙歌》："哮喘之症最难当，夜间不睡气遑遑，天突妙穴宜寻得，膻中着艾便安康。"

《胜玉歌》："噫气吞酸食不投，膻中七壮除膈热。"

(11) 天突：任脉、阴维脉交会穴。

【定位】仰靠坐位，在颈部，当前正中线上，胸骨上窝中央。

【操作】先直刺0.2寸，当针尖超过胸骨柄内缘后，即向下沿胸骨柄后缘、气管前缘缓慢向下刺入0.5~1寸。

【文献摘录】

《针灸甲乙经》："喉痛，喑不能言，天突主之。""咳上气，喘，暴喑不能言，及舌下夹缝青脉，颈有大气，喉痹，咽干，急不得息，喉中鸣，翕翕寒热，项肿肩痛，胸满，腹皮热，衄，气短哽，心痛，隐疹头痛，面皮赤热，身肉尽不仁，天突主之。"

《针灸歌》:"天突喉结两旁间,能愈痰涎并咳嗽。"

(12) 廉泉：阴维、任脉交会穴,又名舌本。

【定位】在颈部,当前正中线上,结喉上方,舌骨上缘凹陷处。

【操作】直刺0.5~0.8寸,不留针。

【文献摘录】

《针灸甲乙经》:"舌下肿,难以言,舌纵,涎出,廉泉主之。"

《铜人腧穴针灸图经》:"治舌下肿难言,舌纵涎出,咳嗽上气,喘息呕沫,口噤,舌根急缩,下食难。"

《百症赋》:"廉泉中冲,舌下肿痛堪取。"

(13) 承浆：足阳明、任脉交会穴,又名悬浆。

【定位】在面部,当颏唇沟的正中凹陷处。

【操作】斜刺0.3~0.5寸。

【文献摘录】

《针灸甲乙经》:"寒热,凄厥鼓颔,承浆主之。""痉,口噤,互引,口干,小便赤黄,或时不禁,承浆主之。""消渴嗜饮,承浆主之。""目瞑身汗出,承浆主之。""衄血不止,承浆及委中主之。""癫疾呕沫,神庭及兑端、承浆主之。"

《百症赋》:"承浆泻牙痛而即移。"

（三）冲脉

【循行】

夫冲脉者,五脏六腑之海也,五脏六腑皆禀焉。其上者,出于颃颡,渗诸阳,灌诸精;其下者,注少阴之大络[1],出于气街,循阴股内廉入腘中,伏行骭骨[2]内,下至内踝之后属而别。其下者,并于少阴之经,渗三阴;其前者,伏行出跗属[3],下循跗,入大趾间,渗诸络而温肌肉。(《灵枢·逆顺肥瘦》)

【病候】

冲脉为病,逆气、里急。(《素问·骨空论》)

宦者去其宗筋,伤其冲脉,血泻不复,皮肤内结,唇口内荣,故须不生……其有天宦者……其任冲不盛、宗筋不成,有气无血,唇口不荣,故须不生。(《灵枢·五音五味》)

脉来中央坚实,径至关者,冲脉也。动,苦少腹痛,上抢心,有瘕疝,绝孕,遗矢溺,胁支满烦也。(《脉经·平奇经八脉病》)

【注释】

[1]少阴之大络：指足少阴肾经的腹旁各穴。

［2］骭骨：指胫骨。

［3］跗属：指跗骨与胫骨连接部。

【导读】

冲脉为,五脏六腑之海。冲脉禀受先天精气、后天精气的作用。冲脉与足少阴肾经并行于腹部和下肢部,与胃经合于气街。其病候主要是逆气上冲和生殖异常。逆气上冲可见心痛、心烦、腹痛、胸胀；生殖异常可见不孕、不育、月经不调、二便失常等。

（四）带脉

【循行】

起于季胁,回身一周[1]。（《难经·二十八难》）

带脉者,起于季胁足厥阴之章门穴,同足少阳循带脉穴,围身一周,如束带然,又与足少阳会于五枢、维道,凡八穴。（《奇经八脉考》）

【病候】

阳明虚则宗筋纵,带脉不引,故足痿不用也。（《素问·痿论》）

带之为病,腹满、腰溶溶若坐水中。（《难经·二十九难》）

左右绕脐,腹腰脊痛,冲阴股也。（《脉经·平奇经八脉》）

中部左右弹者,带脉也。动,苦少腹痛引命门,女子月水不来,绝继复下止,阴辟寒,令人无子；男子苦少腹拘急,或失精也。（《脉经·手检图》）

【注释】

［1］回身一周：环绕腰腹部一周。

【导读】

带脉,从字解意,有约束之意,围绕身一周,所以"总束诸脉",若约束无力可致各种弛缓、痿废等症,如腰膝酸软、腰腹疼痛、下肢不利等；"冲任督三脉,同起而异行,一源而三歧,皆络带脉",故带脉与男女生殖器官及其功能的关系尤为密切,带脉受邪可见男女生殖器官功能异常病症。

（五）阳跷、阴跷脉

【循行】

足太阳有通项入于脑者,正属目本[1],名曰眼系。头目苦痛,取之在项中两筋间。入脑乃别阴跷、阳跷,阴阳相交,阳入阴,阴出阳,交于目锐眦。（《灵枢·寒热病》）

阳跷者,起于跟中,循外踝上行,入风池。（《难经·二十八难》）

阴跷脉者,少阴之别,起于然骨之后,上内踝之上,直上循阴股入阴,上循胸

里,入缺盆,上出人迎之前,入頄,属目内眦,合于太阳,阳跷而上行。(《灵枢·脉度》)

【病候】

病而不得卧者,何气使然……卫气不得入于阴,常留于阳,留于阳则阳气满,阳气满则阳跷盛,不得入于阴则阴气虚,故目不瞑矣。(《灵枢·大惑论》)

病目而不得视者,何气使然……卫气留于阴,不得行于阳,留于阴则阴气盛,阴气盛则阴跷满,不得入于阳则阳气虚,故目闭也。(《灵枢·大惑论》)

阴跷为病,阳缓而阴急;阳跷为病,阴缓而阳急。(《难经·二十九难》)

【注释】

[1] 目本:指眼的根部。

【导读】

结合循行所过,跷脉的功能主要为"司目之开阖"和下肢运动。即不寐或多寐;下肢运动障碍。因阴跷循行于下肢内侧,故其病见内侧面痉挛、拘急,外侧面弛缓;阳跷循行于下肢外侧,故其病外侧面痉挛、拘急,内侧面弛缓;可见于癫痫、脑部、脊髓疾病导致的下肢肌张力障碍等。

(六)阳维、阴维脉

【循行】

阳维之脉,脉与太阳合腨下间,去地一尺所。(《素问·刺腰痛论》)

刺飞阳之脉,在内踝上五寸,少阴之前,与阴维之会。(《素问·刺腰痛论》)

阳维、阴维者,维络于身,溢蓄不能环流灌溉诸经者也,故阳维起于诸阳会也,阴维起于诸阴交也。(《难经·二十八难》)

【病候】

阳维之脉令人腰痛,痛上怫然肿[1]。(《素问·刺腰痛论》)

阳维维于阳,阴维维于阴,阴阳不能自相维,则怅然失志,溶溶不能自收持。阳维为病苦寒热,阴维为病苦心痛。(《难经·二十九难》)

诊得阳维脉浮者,暂起目眩,阳盛实者,苦肩息,洒洒如寒。诊得阴维脉沉大而实者,苦胸中痛,胁下支满,心痛。诊得阴维如贯珠者,男子两胁实,腰中痛;女子阴中痛,如有疮状。(《脉经·平奇经八脉病》)

【注释】

[1] 怫然肿:指痛处经脉怒张而肿。

【导读】

阳维、阴维脉的功能主要是"维络于身",对全身气血起到溢蓄调节的作用。

阳维主要维系诸阳经,主一身之表,其病则苦寒热,易出现表证,见寒热、头痛、目眩等;阴维主要维系诸阴经,主一身之里,其病苦心痛,易出现阴证、里证,见心痛、腹痛、胸胁痛等。阴维脉、阳维脉维系阴阳诸经,使各经之间相互联系,从而调节气血的盛衰。

第二节　阴阳应象之论

大品经法中阴阳的论述,主要见于《素问·阴阳应象大论》《素问·阴阳离合论》《素问·阴阳别论》《素问·阴阳类论》《素问·六微旨大论》等。

一、阴阳基本概念属性特征

【原文】

黄帝曰:阴阳者,天地之道也,万物之纲纪[1],变化之父母[2],生杀之本始[3],神明之府[4]也。治病必求于本[5]。

故积阳为天,积阴为地。阴静阳燥,阳生阴长,阳杀阴藏[6]。阳化气,阴成形[7]。寒极生热,热极生寒;寒气生浊,热气生清。清气在下,则生飧泄;浊气在上,则生䐜胀,此阴阳反作[8],病之逆从[9]也。(《素问·阴阳应象大论》)

【注释】

[1]纲纪:即纲领。

[2]父母:即本源、根本。

[3]生杀之本始:阴阳是事物产生和消亡的起点。生,即新生;杀,即消亡;本始,即本原或起点。

[4]府:指场所。

[5]本:指阴阳。

[6]阴静阳燥,阳生阴长,阳杀阴藏:阴性柔而主安静,阳性刚而主躁动,阴随着阳生而长,阴伴着阳消而藏。即阴阳有共同消亡和生长的关系。

[7]阳化气,阴成形:阳能化气生用,阴可成物之形。

[8]反作:即反常。

[9]逆从:偏义复词,即逆的意思。

【导读】

此段指出阴阳基本概念,是自然界一切相互对立统一的两方。并指出阴阳的相互对立、相互依存、相互转化、相互为用等基本属性。

二、阴阳清浊升降出入运动

【原文】

故清阳为天,浊阴为地;地气上为云,天气下为雨;雨出地气,云出天气。故清阳出上窍[1],浊阴出下窍[2];清阳发腠理,浊阴走五藏;清阳实四肢,浊阴归六府。(《素问·阴阳应象大论》)

【注释】

[1]上窍:指耳、目、口、鼻等头面部七窍。

[2]下窍:指前后二阴。

【导读】

此以阴阳升降运动说明人体的生理现象。清阳之气向上、向外升发;浊阴之气向下、向内沉降。如浊阴走五脏不足,则五脏内虚,而成下虚上实之证,可现头晕、头痛等象。如《素问·脉要精微论》所云:上实下虚,为厥癫疾。

【原文】

帝曰:其升降何如?岐伯曰:气之升降,天地之更用[1]也。

帝曰:愿闻其用何如?岐伯曰:升已而降,降者谓天;降已而升,升者谓地。天气下降,气流于地;地气上升,气腾于天。故高下相召[2],升降相因[3],而变作矣。(《素问·六微旨大论》)

【注释】

[1]更用:相互作用。张介宾注:"天无地之升,则不能降;地无天之降,则不能升。故天地更相为用。"

[2]相召:相互召唤、引来。

[3]相因:互为因果。

【导读】

天地是一个整体,天地的升降作用是相互的。天气下降,气就下流至地;地气上升,气就蒸腾于天。天地阴阳之气,有上下相互感召的作用,上升与下降是互为因果的。就人体而言,阴阳气机的升降也是普遍存在的。肾气蒸腾,使肾阴上济心阴,使心火不亢;心气鼓动,使心火下温肾阳,使肾水不寒;如此则阴阳相得,水火既济也。

【原文】

岐伯曰:成败倚伏[1],生乎动,动而不已,则变作矣。

帝曰：有期乎？岐伯曰：不生不化，静之期也。

帝曰：不生化乎？岐伯曰：出入废，则神机化灭；升降息，则气立孤危。故非出入，则无以生长壮老已；非升降，则无以生长化收藏。故器[2]者生化之宇，器散则分之，生化息矣。故无不出入，无不升降。化有小大，期有近远。四者之有，而贵常守[3]，反常则灾害至矣。(《素问•六微旨大论》)

【注释】

[1] 倚伏：潜伏的因果关系。相因称"倚"；隐藏称"伏"。

[2] 器：泛指有形的物质。

[3] 四者之有，而贵常守：出入升降无器不有，而贵在保持正常。四者，指出、入、升、降；贵，指珍贵；常，指正常；守，指保持。

【导读】

运动不息是自然界的根本规律，出入升降是运动的基本形式。自然界的生长化收藏，人体的生长壮老已，无不赖之以变化。人之所有形体器官都具备升降出入的运动，才能使人体保持阴平阳秘、动态协调的状态。出入升降若不能保持正常，则自然灾害就会降临，人体就会发生疾病。

三、药物饮食气味阴阳之分

【原文】

水为阴，火为阳；阳为气，阴为味。味归[1]形，形归气，气归精，精归化[2]。精食[3]气，形食味，化生精，气生形。味伤形，气伤精[4]，精化为气，气伤于味。

阴味出下窍；阳气出上窍。味厚者为阴，薄为阴之阳；气厚者为阳，薄为阳之阴。味厚则泄，薄则通；气薄则发泄，厚则发热[5]。壮火之气衰，少火之气壮[6]；壮火食气，气食少火[7]；壮火散气，少火生气。

气味，辛甘发散为阳，酸苦涌泄为阴。(《素问•阴阳应象大论》)

【注释】

[1] 归：归附、依赖、转化、化生、滋养之意。自此"归"字，后三个"归"字，皆有转归、化生之意。味、形、气、精、化可彼此转化。

[2] 化：指神。吴崑注"元精依于元神，精归化也"。

[3] 食：指食养。

[4] 味伤形，气伤精：味和气能伤害人体的形和精。

[5] 味厚则泄，薄则通；气薄则发泄，厚则发热：味厚有泄邪的作用，味薄有通利的作用；气薄有发汗泄热的作用，气厚有助阳发热的作用。

［6］壮火之气衰,少火之气壮:药物饮食气味壮盛者易化壮火消耗正气以致虚衰,药物饮食气味温和者易化少火补充正气以致盛状。

［7］壮火食气,气食少火:药物饮食壮盛者易化壮火消蚀人体正气,人体的正气依赖气味温和的药物饮食所化生的少火的滋养。

【导读】

本段首先用阴阳阐述药物饮食气味进入人体后的转化。味、形、气、精、化(神)可以依次转化,饮食药物失调亦可损伤人体形气精神。然后以阴阳划分药物饮食气味的厚薄。再次用"壮火""少火"来阐述饮食药物气味对人体的作用。最后以阴阳来区分饮食药物五味之性。

四、病形症状死期阴阳之辨

【原文】

阴胜则阳病,阳胜则阴病[1]。阳胜则热,阴胜则寒。重寒则热,重热则寒[2]。

寒伤形,热伤气;气伤痛,形伤肿。故先痛而后肿者,气伤形也;先肿而后痛者,形伤气也。

风胜则动,热胜则肿,燥胜则干,寒胜则浮[3],湿胜则濡泻。

天有四时五行,以生长收藏,以生寒暑燥湿风。人有五藏化五气,以生喜怒悲忧恐。故喜怒伤气,寒暑伤形。暴怒伤阴,暴喜伤阳[4]。厥气上行,满脉去形[5]。喜怒不节,寒暑过度,生乃不固。故重阴必阳,重阳必阴[6]。故曰:冬伤于寒,春必温病;春伤于风,夏生飧泄;夏伤于暑,秋必痎疟;秋伤于湿,冬生咳嗽。(《素问·阴阳应象大论》)

【注释】

［1］阴胜则阳病,阳胜则阴病:现多指阴邪偏盛,则损伤阳气,阳邪偏胜,则损伤阴气。

［2］重寒则热,重热则寒:指反复应用寒性药物则生热病,反复应用热性药物则生寒病。后世对此有真寒假热、真热假寒的理解。如张仲景之四逆汤可治身大热而欲近衣者,白虎汤可治身大寒反不欲近衣者。

［3］寒胜则浮:寒为阴邪,易伤阳气,阳气不行,聚水而成浮肿。浮,浮肿。

［4］暴怒伤阴,暴喜伤阳:暴怒伤肝而气逆血乱,故阴伤;暴喜伤心而气缓神逸,故伤阳。阴,指肝;阳,指心。

［5］厥气上行,满脉去形:逆乱之气上行,经脉壅满,神气耗散。厥气,逆乱之气;去形,神气浮越,去离形骸。

［6］重阴必阳,重阳必阴:阴极而阳生,阳极而阴生,阴阳在一定条件下,相互转化。此句是对下文"冬伤于寒,春必温病"等发病规律的概括。

【导读】

本段首先介绍了阴阳偏盛的病理表现,即阴胜则阳病,阳胜则阴病,阳胜则热,阴胜则寒,重寒则热,重热则寒。其次介绍了六淫邪气的致病特点,并从六淫和七情等阴阳两方面来分析发病特点,而得出"喜怒不节,寒暑过度,生乃不固"的观点,并举四时邪气延迟发病之例,以证阴阳转化之变。

【原文】

帝曰:法[1]阴阳奈何? 岐伯曰:阳盛则身热,腠理闭,喘粗为之俯仰[2],汗不出而热,齿干以烦冤[3],腹满,死,能[4]冬不能夏。阴胜则身寒,汗出身常清,数栗而寒,寒则厥,厥则腹满,死,能夏不能冬。此阴阳更胜[5]之变,病之形能[6]也。(《素问·阴阳应象大论》)

【注释】

［1］法:指取法,运用的意思。

［2］喘粗为之俯仰:呼吸急促而困难,前俯后仰之状。

［3］烦冤:指烦闷不舒。《针灸甲乙经》此二字作"烦闷"。

［4］能(耐):音义同耐。

［5］更胜:指阴阳胜负交替。

［6］形能(态):指形态。

【导读】

此段重点介绍阳盛则热、阴盛则寒的症状和体征,是阴阳学说在临床诊断中的具体运用。

【原文】

曰:二阳[1]之病发心脾,有不得隐曲[2],女子不月;其传为风消[3],其传为息贲[4]者,死不治。曰:三阳[5]为病发寒热,下为痈肿,及为痿厥腨㾓[6];其传为索泽[7],其传为癫疝[8]。曰:一阳[9]发病,少气,善咳,善泄;其传为心掣[10],其传为隔[11]。二阳一阴[12]发病,主惊骇、背痛、善噫、善欠,名曰风厥。二阴[13]一阳发病,善胀、心满善气[14]。三阴[15]三阳发病,为偏枯萎易,四肢不举。(《素问·阴阳别论》)

【注释】

［1］二阳:指阳明,是足阳明胃与手阳明大肠。

［2］隐曲:曲折难言之隐。

［3］风消：因热生风而津液消竭、肌肉消瘦之病。

［4］息贲：喘息气逆。

［5］三阳：指太阳，是足太阳膀胱与手太阳小肠。

［6］痿厥腨痛：四肢微软无力而手足逆冷且小腿酸痛。

［7］索泽：指皮肤干燥而不润泽。索，离散；泽，润泽。

［8］癫疝：睾丸下坠疼痛、阴囊肿大之病。

［9］一阳：指少阳，是足少阳胆与手少阳三焦。

［10］心掣：指心虚掣动。即心动不宁，如物所引。

［11］隔：指隔塞不同之病。

［12］一阴：指厥阴，是足厥阴肝和手厥阴心包。

［13］二阴：指少阴，是足少阴肾和手少阴心。

［14］善气：指善太息。

［15］三阴：指太阴，是足太阴脾和手太阴肺。

【导读】

此段论述三阴三阳发病的病形表现及传变，这种发病传变观，与脏腑经络的循行和功能主治密切相关，可参经脉循行之道的相关内容。文中所涉及的相关病证，将在其后的经方理法病证中进行辨治举隅。

【原文】

阴争于内，阳扰于外，魄汗未藏，四逆而起，起则熏肺，使人喘鸣。阴之所生，和本[1]曰和。是故刚与刚，阳气破散，阴气乃消亡。淖[2]则刚柔不和，经气乃绝。

死阴之属，不过三日而死，生阳之属，不过四日而已。所谓生阳、死阴[3]者，肝之心，谓之生阳；心之肺，谓之死阴。肺之肾，谓之重阴；肾之脾，谓之辟阴，死不治。

结[4]阳者，肿四支；结阴者，便血一升，再结二升，三结三升。阴阳结斜[5]，多阴少阳曰石水，少腹肿。二阳结，谓之消，三阳结，谓之隔，三阴结，谓之水。一阴一阳结，谓之喉痹。(《素问·阴阳别论》)

【注释】

［1］和本：指阴阳平衡。本，指阴阳；和，是阴阳平衡。

［2］淖：指阴盛。吴崑言："此言偏阴之害，淖，阴气太过而潦淖也。"

［3］生阳、死阴：病邪在五脏的传变，以五脏相克顺序而传的称之死阴；以五脏相生次序而传的称之生阳。

［4］结：指气血郁结不舒畅。

[5]斜：通邪。

【导读】

本段首先论述阴阳失衡的表现，其次论生阳之属，四日便愈，死阴之病，三日便死。然后又论阴阳经脉邪气郁结的多种病证。如石水、消渴、膈、喉痹等。

【原文】

雷公曰：臣悉尽意，受传经脉，颂得从容之道以合从容，不知阴阳，不知雌雄？帝曰：三阳为父，二阳为卫[1]，一阳为纪；三阴为母，二阴为雌[2]，一阴为独使。二阳一阴，阳明主病，不胜一阴，脉耎而动，九窍皆沉。三阳一阴，太阳脉胜，一阴不能止，内乱五藏，外为惊骇。二阴二阳，病在肺，少阴脉沉，胜肺伤脾，外伤四支。二阴二阳皆交至，病在肾，骂詈妄行，巅疾为狂。二阴一阳，病出于肾，阴气客游于心脘，下空窍堤，闭塞不通，四肢别离。一阴一阳代绝，此阴气至心，上下无常，出入不知，喉咽干燥，病在土脾。二阳三阴至阴皆在，阴不过阳，阳气不能止阴，阴阳并绝，浮为血瘕，沉为脓胕。阴阳皆壮，下至阴阳[3]。上合昭昭，下合冥冥，诊决死生之期，遂合岁首。（《素问·阴阳类论》）

【注释】

[1]卫：指卫外的作用。

[2]雌：指内守的作用，与"卫"相对。

[3]阴阳皆壮，下至阴阳：指阴阳之气皆盛壮，则下至阴器而生病。

【导读】

本段首先以类比的方法，论述三阴三阳的关系及作用，再列举阴阳经脉交夹为病的病形诸候。这种比类的方法，将阴阳的概念扩大到临床的各种生理和病理当中去了。

五、四时五藏阴阳体系内涵

【原文】

帝曰：余闻上古圣人，论理人形，列别藏府，端络经脉，会通六合，各从其经，气穴所发，各有处名，溪谷属骨，皆有所起。分部逆从，各有条理。四时阴阳，尽有经纪。外内之应，皆有表里，其信然乎？

岐伯对曰：东方生风，风生木，木生酸，酸生肝，肝生筋，筋生心，肝主目。其在天为玄，在人为道，在地为化。化生五味，道生智，玄生神，神在天为风，在地为木，在体为筋，在藏为肝。在色为苍，在音为角，在声为呼，在变动为握，在窍为目，在味为酸，在志为怒。怒伤肝，悲胜怒；风伤筋，燥胜风；酸伤筋，辛胜酸。

南方生热，热生火，火生苦，苦生心，心生血，血生脾，心主舌。其在天为热，在地为火，在体为脉，在藏为心，在色为赤，在音为徵，在声为笑，在变动为忧，在窍为舌，在味为苦，在志为喜。喜伤心，恐胜喜；热伤气，寒胜热；苦伤气，咸胜苦。

中央生湿，湿生土，土生甘，甘生脾，脾生肉，肉生肺，脾主口。其在天为湿，在地为土，在体为肉，在藏为脾，在色为黄，在音为宫，在声为歌，在变动为哕，在窍为口，在味为甘，在志为思。思伤脾，怒胜思；湿伤肉，风胜湿；甘伤肉，酸胜甘。

西方生燥，燥生金，金生辛，辛生肺，肺生皮毛，皮毛在肾，肺主鼻。其在天为燥，在地为金，在体为皮毛，在藏为肺，在色为白，在音为商，在声为哭，在变动为咳，在窍为鼻，在味为辛，在志为忧。忧伤肺，喜胜忧；热伤皮毛，寒胜热；辛伤皮毛，苦胜辛。

北方生寒，寒生水，水生咸，咸生肾，肾生骨髓，髓生肝，肾主耳。其在天为寒，在地为水，在体为骨，在藏为肾，在色为黑，在音为羽，在声为呻，在变动为栗，在窍为耳，在味为咸，在志为恐。恐伤肾，思胜恐；寒伤血，燥胜寒[1]；咸伤血，甘胜咸。

故曰：天地者，万物之上下也；阴阳者，血气之男女也；左右者，阴阳之道路也；水火者，阴阳之征兆也；阴阳者，万物之能始[2]也。故曰：阴在内，阳之守也，阳在外，阴之使也。（《素问·阴阳应象大论》）

【注释】

[1] 燥胜寒：按五行之理当是燥胜风或热胜寒，存疑。

[2] 能始：即原始、本始的意思。能，胎之借字。

【导读】

本段以阴阳化生五行为基本观点，将天、地、人三个领域的各种事物和现象进行五行系统归类，提出了以五脏为中心的内外相应的系统结构。

【原文】

故曰：阳中有阴，阴中有阳。平旦至日中，天之阳，阳中之阳也；日中至黄昏，天之阳，阳中之阴也；合夜[1]至鸡鸣[2]，天之阴，阴中之阴也，鸡鸣至平旦，天之阴，阴中之阳也，故人亦应之。夫言人之阴阳，则外为阳，内为阴。言人身之阴阳，则背为阳，腹为阴。言人身之藏府中阴阳，则藏者为阴，府者为阳。肝、心、脾、肺、肾，五藏皆为阴；胆、胃、大肠、小肠、膀胱、三焦，六府皆为阳。

所以欲知阴中之阴，阳中之阳者，何也？为冬病在阴，夏病在阳[3]，春病在阴，秋病在阳[4]，皆视其所在，为施针石也。故背为阳，阳中之阳，心也[5]；背为阳，阳中之阴，肺也[6]；腹为阴，阴中之阴，肾也[7]；阴中之阳，肝也[8]；腹为阴，阴

中之至阴,脾也[9]。此皆阴阳表里,内外雌雄,相输应[10]也。故以应天之阴阳也[11]。(《素问·金匮真言论》)

【注释】

[1] 合夜:日暮而合于夜也,即黄昏也。

[2] 鸡鸣:指夜半。

[3] 冬病在阴,夏病在阳:张志聪注:"冬病在肾,肾为阴中之阴,故冬病在阴,夏病在心,心为阳中之阳,故夏病在阳。"

[4] 春病在阴,秋病在阳:张志聪注:"春病在肝,肝为阴中之阳,故春病在阴。秋病在肺,肺为阳中之阴,故秋病在阳。"

[5] 阳中之阳心也:王冰注:"心为阳脏,位处上焦,以阳居阳,故为阳中之阳也。"

[6] 阳中之阴肺也:王冰注:"肺为阴脏,位处上焦,以阴居阳,故谓阳中之阴。"

[7] 阴中之阴肾也:王冰注:"肾为阴脏,位处下焦,以阴居阴,故谓阴中之阴。"

[8] 阴中之阳肝也:吴崑注:"肝属木,位处下焦,以阳居阴,故为阴中之阳。"

[9] 阴中之至阴脾也:王冰注:"脾为阴脏,位处中焦,以太阴居阴,故阴中之至阴也。"

[10] 雌雄相输应:雌雄,指脏腑的属性;相输应,相互接受的意思。

[11] 应天之阴阳也:张志聪注:"盖脏腑之经脉,互相联络,表里内外,循环无端,与天之昼夜四时,出入相应,故以应天之阴阳也。"

【导读】

将昼夜按阴阳进行划分,则白昼为阳,黑夜为阴。平旦到日中(即6～12时),是阳中之阳;日中到黄昏(即12～18时),是阳中之阴;合夜到鸡鸣(即18～24时),是阴中之阴;鸡鸣到平旦(即0～6时),是阴中之阳。以整个人体来分阴阳,则外表为阳,内里为阴;以躯干来分阴阳,则背为阳,腹为阴;以脏腑来分阴阳,则五脏属阴,六腑属阳。只有明确了阴中有阳、阳中有阴的道理,才能更好地根据疾病所在的部位,选择适宜的治疗方法。如心、肺居于膈上,连近于背,故为背之二阳脏,肝、脾、肾居于膈下,藏于腹部,故为腹之三阴脏。

将一日分四时之阴阳,对疾病的防治有一定的指导意义,这与《灵枢·顺气一日分为四时》相关联。《灵枢·顺气一日分为四时》言:"以一日分为四时,朝则为春,日中为夏,日入为秋,夜半为冬。朝则人气始生,病气衰,故旦慧;日中人气长,长则胜邪,故安;夕则人气始衰,邪气始生,故加;夜半人气入脏,邪气独居于身,故甚也。"此言人气阴阳之变化与病邪之进退,有着密切的关系。旦慧、昼安、夕加、夜甚,是一日之四时之气使然。这对我们预测疾病发展、防治疾病传变,有着重要的临床意义。

【原文】

东风生于春,病在肝,俞在颈项[1];南风生于夏,病在心,俞在胸胁[2];西风生于秋,病在肺,俞在肩背[3];北风生于冬,病在肾,俞在腰股[4];中央为土,病在脾,俞在脊[5]。故春气者,病在头[6];夏气者,病在脏[7];秋气者,病在肩背[8];冬气者,病在四支。(《素问·金匮真言论》)

【注释】

[1] 俞在颈项:俞,通输、腧,即腧穴。腧穴是经气输注之处,亦是邪气入侵的门户。张介宾注:"春气发荣于上,故俞应颈项。"张琦注:"肝胆之经,颈项皆无俞穴,下言春病在头,颈项即头之变文。"

[2] 俞在胸胁:张介宾注:"火气应于心,心脉循胸出胁,而南方之气主于前,故俞在胸胁。"

[3] 俞在肩背:张介宾注:"肺居上焦,附近肩背,故俞应焉。"

[4] 俞在腰股:张介宾注:"腰为肾之府,与股接近,故俞应焉。"

[5] 俞在脊:张介宾注:"脊居体中,故应土也。"

[6] 春气者,病在头:王冰注:"春气为肝也,各随其藏气之所应。"

[7] 夏气者,病在脏:藏,指心脏。张介宾注:"在藏言心,心通夏气,为诸脏之主也。"

[8] 秋气者,病在肩背:王冰注:"肺之应也。"

【导读】

本段论述人体疾病的发生与外界四时气候环境变化有着密切的关系。每一季节的气候特点对人体内脏有着特定的联系,如春病在肝、夏病在心、秋病在肺、冬病在肾、长夏病在脾。如夏气者,因暑热汗出多而善病心病,可以养阴清心、解暑益气之品以治之,宜清暑益气汤、白虎加人参汤之类。

【原文】

帝曰:五脏应四时,各有收受[1]乎?岐伯曰:有。东方色青,入通于肝,开窍于目,藏精于肝,其病发惊骇,其味酸,其类草木[2],其畜鸡[3],其谷麦[4],其应四时,上为岁星[5],是以春气在头也,其音角[6],其数八[7],是以知病之在筋也,其臭臊[8]。

南方色赤,入通于心,开窍于耳[9],藏精于心,故病在五脏[10],其味苦,其类火,其畜羊,其谷黍,其应四时,上为荧惑星。是以知病之在脉也。其音徵。其数七。其臭焦。

中央黄色,入通于脾,开窍于口,藏精于脾,故病在舌本,其味甘,其类土,其畜牛,其谷稷,其应四时,上为镇星,是以知病之在肉也,其音宫,其数五,其臭香。

西方白色,入通于肺,开窍于鼻,藏精于肺,故病在背,其味辛,其类金,其畜马,其谷稻,其应四时,上为太白星,是以知病之在皮毛也,其音商,其数九,其臭腥。

北方黑色,入通于肾,开窍于二阴,藏精于肾,故病在溪[11],其味咸,其类水,其畜彘[12],其谷豆,其应四时,上为辰星,是以知病之在骨也,其音羽,其数六,其臭腐。

故善为脉者[13],谨察五脏六腑,一逆一从,阴阳表里,雌雄之纪,藏之心意,合心于精[14],非其人勿教,非其真勿授,是为得道也。(《素问·金匮真言论》)

【注释】

[1] 收受:即通应得藏之意。张介宾注:"收受者,言同气相求,各有所归也。"

[2] 其类草木:类,比类也。马莳注:"肝性柔而能曲直,故其类为草木。"

[3] 其畜鸡:鸡,及下文羊、牛、马、彘(猪),谓之五畜。张介宾注:"《易》曰巽为鸡,东方木畜也。"鸡味辛,辛味走通发散,有助于肝气疏泄,肝以散为补,其畜为鸡。

[4] 其谷麦:麦,及下黍、稷(俗称小米。粳者为黍)、稻、豆,共称为五谷。张志聪注:"麦为五谷之长,故东方应之。"

[5] 上为岁星:岁星,及木星,与下文营火星、镇星、太白星、辰星,合称五星。《五行大义》云:"岁星,木之精,其位东方,主春,以其主岁,故名岁星。"

[6] 其音角:角,与下文徵、宫、商、羽,合称五音。《礼记·月令》曰:"孟春之月,其音角。"王冰注:"角谓木音,调而直也。""徵谓火音,和而美也。""商为金音,轻而劲也。""羽为水音,沉而深也。"古代的五音分别归属五行五脏,主要在于说明不同的音调,对于人体不同脏腑器官(包括情志)有着直接影响的关系。

[7] 其数八:八,与下文之七、五、九、六,为五行之成数。《易·系辞》郑注云:"天一生水于北,地二生火于南,天三生木于东,地四生金于西,天五生土于中。阳无偶,阴无配,未得相成。地六成水于北,与天一并;天七成火于南,与地二并;地八成木于东,与天三并;天九成金于西,与地四并;地十成土于中,与天五并。"

[8] 臊:《新校正》云:"详臊,《月令》作膻。"马莳注:"膻与臊同。"下文焦、香、腥、腐,合称五臭,亦称五气。王冰注:"凡气因木变,则为臊。""凡气因火变,则为焦。""凡气因土变,则为香。""凡气因金变,则为腥膻之气。""凡气因水变,则为腐朽之气。"

[9] 开窍于耳：王冰注："舌为心之官,当言于舌,舌用非窍,故云耳也。《缪刺论》曰：手太阴之络,会于耳中,义取此也。"

[10] 故病在五脏：张介宾注云："心为五脏之君主,心病则五脏应之。"

[11] 故病在溪：张志聪注："溪乃小分之肉,连于筋骨之间,是肾主骨,溪乃骨气所生之分肉也。"

[12] 其畜彘：杨雄《方言》说："猪,北燕朝鲜之间谓之豭,关东而或谓之彘。"《易》曰："坎为豕。"彘,即猪。

[13] 善为脉者：脉,义同诊。马莳注："此结上文而言,善脉者之必察脏腑之逆从及阴阳表里,雌雄相应之化。"

[14] 精：即经纬深妙。高世栻注："藏之心意,谓其理至微,难以语人也。合心于精,谓之心意,合心而归于精密也。"

【导读】

本段论述人身五脏、五体与内外环境的关系和疾病的变化,全面阐述了人之五脏与自然界之五方、五时、五味等自然万物的收受关系,说明了自然万物之间存在着普遍联系及生克制化的关系。

六、房中七损八益阴阳之理

【原文】

帝曰：调此二者,奈何？岐伯曰：能知七损八益[1],则二者可调,不知用此,则早衰之节也。年四十,而阴气自半也,起居衰矣。年五十,体重,耳目不聪明矣；年六十,阴痿,气大衰,九窍不利,下虚上实,涕泣俱出矣。故曰：知之则强,不知则老,故同出而名异[2]耳。智者察同,愚者察异,愚者不足,智者有余；有余而耳目聪明,身体强健,老者复壮,壮者益治。是以圣人为无为之事,乐恬憺之能,从欲快志于虚无之守,故寿命无穷,与天地终,此圣人之治身也。(《素问·阴阳应象大论》)

【注释】

[1] 七损八益：据1973年从长沙马王堆出土简帛《天下至道谈》言："气有八益,又有七损。不能用八益、去七损,则年四十而阴气自半也,五十而起居衰,六十而耳目不聪明,七十下枯上脱,阴气不用,灌泣流出……八益：一曰治气,二曰致沫,三曰知时,四曰畜气,五曰和沫,六曰窃积气,七曰待赢,八曰定倾。七损：一曰闭,二曰泄,三曰竭,四曰勿,五曰烦,六曰绝,七曰费。"可知七损八益是房中之术。

[2] 同出而名异：生命同出于天地之精气,结果却强老之名不同。名异,指寿

夭不同。

【导读】

本段根据生命过程中阴阳盛衰的生理病理表现,指出须知"七损八益"房中阴阳之术,才能谨调阴阳精气以健康长寿。

七、察色按脉诊治阴阳之用

【原文】

故善用针者,从阴引阳,从阳引阴[1],以右治左,以左治右,以我知彼,以表知里,以观过与不及之理,见微得过,用之不殆。

善诊者,察色按脉,先别阴阳,审清浊而知部分;视喘息,听音声,而知所苦;观权衡规矩[2],而知病所主;按尺寸,观浮沉滑涩,而知病所生。以治无过,以诊则不失矣。(《素问·阴阳应象大论》)

【注释】

[1]从阴引阳,从阳引阴:人体阴阳气血表里内外上下贯通,所以针刺阳分或阴分可以调动另一方经脉的虚实盛衰。

[2]权衡规矩:指四时之常脉。《素问·脉要精微论》:"春应中规,夏应中矩,秋应中衡,冬应中权。"

【导读】

本段首先论述针刺"从阴引阳、从阳引阴"的针刺之法。再举阴阳学说在诊断疾病中的应用。临床上取背俞穴以治五脏之病,取腹部募穴以治六腑之病,就是"从阴引阳、从阳引阴"的典型范例。

【原文】

审其阴阳,以别柔刚[1]。阳病治阴,阴病治阳[2]。定其血气,各守其乡。血实宜决之,气虚宜掣引之。(《素问·阴阳应象大论》)

【注释】

[1]柔刚:指阴阳的虚实状态。

[2]阳病治阴,阴病治阳:一般指阴虚之虚热病,用补阴之法治之;阳虚之虚寒病,用补阳之法治之。

【导读】

本段以阴阳学说来分类疾病、确定治法。其"审其阴阳、以别柔刚"是中医学辨证论治的具体体现,"定其血气,各守其乡"是辨别病位病形,"血实宜决之",是泻实,"气血宜掣引之",是补虚。

第三节 藏气法时之理

"藏气法时",是指五脏之气的生理活动与四时五行的规律有着密切的联系。其和前面"阴阳应象之论"中所提到的"四时五藏阴阳体系"有一定的关联性。这也正说明了大品经法中的许多内容是相互兼夹的。中医学构建了一个以阴阳四时五行学说为基础的"藏象"体系,体现了人与自然相互联系的生命活动规律,这也是千百年来,无数名医志士孜孜探索的重点,直到现在,依然有效指导着中医临床各科的传承和发展。这些五脏、六腑、奇恒之腑的生理、病理随着四时阴阳变化而变化的论述散见于《素问》和《灵枢》的多篇当中。

一、十二藏之功能联系作用

【原文】

黄帝问曰:愿闻十二藏[1]之相使[2],贵贱何如?岐伯对曰:悉乎哉问也,请遂言之!心者,君主之官也,神明出焉。肺者,相傅[3]之官,治节出焉。肝者,将军之官,谋虑[4]出焉。胆者,中正之官,决断出焉。膻中者,臣使之官,喜乐出焉。脾胃者,食廪之官,五味出焉。大肠者,传道之官,变化出焉。小肠者,受盛之官,化物出焉。肾者,作强[5]之官,伎巧[6]出焉。三焦者,决渎[7]之官,水道出焉。膀胱者,州都之官,津液藏焉,气化则能出矣。凡此十二官者,不得相失也。故主明则下安,以此养生则寿,殁世[8]不殆,以为天下则大昌。主不明则十二官危,使道[9]闭塞而不通,形乃大伤,以此养生则殃,以为天下者,其宗大危,戒之戒之!(《素问·灵兰秘典论》)

【注释】

[1]十二藏:六藏(包括心包络)、六府,总为十二。

[2]相使:指相互使用关联之意。

[3]相傅:指辅助君主治理国家的相国。

[4]谋虑:指计谋和思虑。

[5]作强:指精力充沛,强于所用。

[6]伎巧:指技能智巧。

[7]决渎:指疏通水道的意思。决,通也。渎,水道也。古称"江河淮济"为四渎。四渎为长江、黄河、淮河、济水的合称。

［8］殁世：指终其一生。殁，末音。

［9］使道：指十二脏腑相互联系的通道。

【导读】

本节主要论述十二脏腑的主要生理功能及其之间的关系，强调了心的主导作用，也明确了各脏腑的分工合作、密切配合。如三焦为决渎之官，膀胱为州都之官，二者都参与水液代谢，但三焦起疏通的作用，膀胱起储存和排泄的作用，而这又必须依赖人体气化的作用才能实现，也需要心主神明的作用正常，才能平衡调节各项活动。

二、藏象学说基本核心内容

【原文】

帝曰：藏象何如？岐伯曰：心者，生之本，神之处也；其华在面，其充在血脉，为阳中之太阳，通于夏气。肺者，气之本，魄之处也；其华在毛，其充在皮，为阳中之太阴，通于秋气。肾者，主蛰，封藏之本，精之处也；其华在发，其充在骨，为阴中之少阴，通于冬气。肝者，罢极之本，魂之居也；其华在爪，其充在筋，以生血气，其味酸，其色苍[1]，此为阴中之少阳，通于春气。脾、胃、大肠、小肠、三焦、膀胱者，仓廪之本，营之居[2]也，名曰器，能化糟粕，转味而入出者也，其华在唇四白[3]，其充在肌，其味甘，其色黄，此至阴[4]之类，通于土气。凡十一脏，取决于胆也。（《素问·六节藏象论》）

【注释】

［1］其味酸，其色苍：据林亿校正，此六字及下文的"其味甘，其色黄"，均为衍文，当删。

［2］营之居：指营气所化生之处。王冰注："营起于中焦，中焦为脾胃之位，故云营之居也。"

［3］唇四白：口唇四周的白肉。

［4］至阴：指从阳位到达阴位。脾居中焦，位于上焦阳位与下焦阴位之间，故曰至阴。

【导读】

本节首次提出"藏象"一词。藏指藏于体内的内脏，象指表现于外的生理、病理现象。藏象学说是研究人体各个脏腑的生理功能、病理变化及其相互关系的学说。然后提出五脏是人体之本，即心为生之本、肺为气之本、肾为封藏之本、肝为罢极之本、脾为仓廪之本。最后提出"十一藏取决于胆"，强调胆的决断之功，对人体的重要作用。在临床中多见到胆怯易惊、心胆气虚的患者,其神志功能失常,身心同病,可知各脏腑的功能皆紊乱矣。在治疗上,可以选用益胆、安神、定志之法。

三、脉髓筋血气之相关生理

【原文】

诸脉者,皆属于目[1];诸髓者,皆属于脑;诸筋者,皆属于节[2];诸血者,皆属于心;诸气者,皆属于肺,此四肢八溪[3]之朝夕[4]也。故人卧血归于肝,肝受血而能视,足受血而能步,掌受血而能握,指受血而能摄。(《素问·五藏生成》)

【注释】

[1]目:因五脏六腑之精气,通过十二经脉上诸于目,故诸脉与目有连属的关系。

[2]节:指关节。

[3]八溪:指上肢的肘、腕关节,下肢膝、踝关节,左右共八处。

[4]朝夕:指海水早涨为潮,晚涨为汐,此处指早晚。

【导读】

此段论述了脉、髓、筋、血、气的生理,并举例说明了肝有藏血和调节血液以促进各器官发挥功能的作用。

四、五脏六腑奇恒之腑别论

【原文】

黄帝问曰:余闻方士,或以脑髓为藏,或以肠胃为藏,或以为府。敢问更相反,皆自谓是。不知其道,愿闻其说。岐伯对曰:脑、髓、骨、脉、胆、女子胞,此六者,地气之所生也。皆藏于阴而象于地,故藏而不写[1],名曰奇恒之府。夫胃、大肠、小肠、三焦、膀胱,此五者,天气之所生也,其气象天,故写而不藏。此受五藏浊气,名曰传化之府,此不能久留,输写者也。魄门亦为五脏使,水谷不得久藏。所谓五藏者,藏精气而不写也,故满而不能实[2]。六府者,传化物而不藏,故实而不能满[3]也。所以然者,水谷入口,则胃实而肠虚,食下,则肠实而胃虚。故曰实而不满,满而不实也。(《素问·五藏别论》)

【注释】

[1]写:通泻,有输泻之意。

[2]满而不能实:指五脏精气盈满,但不能壅实、呆滞不行。

［3］实而不能满：指六腑水谷和糟粕暂时充实,但不能滞满不行。

【导读】

本段论述了奇恒之腑、五脏、六腑的生理功能特点。奇恒之腑藏阴精而不泻,五脏藏精气而不泻,满而不能实,六腑传化物而不藏,实而不能满。

五、食饮水谷精气输布运行

【原文】

食气入胃,散精于肝,淫[1]气于筋。食气入胃,浊气归心,淫精于脉。脉气流经,经气归于肺,肺朝百脉,输精于皮毛。毛脉合精[2],行气于府[3],府精神明,留于四藏[4]。气归于权衡[5],权衡以平,气口成寸,以决死生。

饮入于胃,游溢精气,上输于脾,脾气散精,上归于肺,通调水道,下输膀胱,水精四布,五经并行[6]。合于四时,五脏阴阳,揆度以为常也。(《素问·经脉别论》)

【注释】

［1］淫：指浸淫滋养之意。

［2］毛脉合精：肺主气输精皮毛,心主血脉,即气血化合,行于经脉。

［3］府：指脉管。

［4］府精神明,留于四藏：指经脉中的精气,正常运行而不紊乱,流行输布于肝、心、脾、肾四脏。

［5］权衡：指肺。

［6］水精四布,五经并行：张志聪言："水精四布者,气化则水行,故四布于皮毛;五经并行者,通灌于五藏之经脉也。"

【导读】

本段论述了食饮水谷精气的输布运行。食气入胃,散精于肝,浊气归心,在心、肺的共同作用下行于皮毛、脉管,然后输布于肝、心、脾、肾四脏,再复归于肺。水谷入胃,精气满溢,上输于脾,脾气升清,上输于肺,肺宣发肃降,浊气下输膀胱。这种精气津液输布的方式,符合四时五脏阴阳动静的变化,符合经脉运行的规律。另外,此段也提出了"四时五藏阴阳"的学术观点,可与阴阳应象之论中的四时五藏阴阳体系互参。

六、藏气法时苦欲补泻之论

【原文】

黄帝问曰：合人形以法四时五行而治,何如而从,何如而逆？得失之意,愿闻其事。岐伯对曰：五行者，金木水火土也，更贵更贱[1]，以知死生，以决成败，而定五藏之气，间甚[2]之时，死生之期也。

帝曰：愿卒闻之。岐伯曰：肝主春，足厥阴少阳主治，其日甲乙，肝苦急，急食甘以缓之。心主夏，手少阴太阳主治，其日丙丁，心苦缓，急食酸以收之。脾主长夏，足太阴阳明主治，其日戊己，脾苦湿，急食苦以燥之。肺主秋，手太阴阳明主治，其日庚辛，肺苦气上逆，急食苦以泄之。肾主冬，足少阴太阳主治，其日壬癸，肾苦燥，急食辛以润之。开腠理，致津液，通气也。

病在肝，愈于夏，夏不愈，甚于秋，秋不死，持[3]于冬，起于春。禁当风。肝病者，愈在丙丁，丙丁不愈，加于庚辛，庚辛不死，持于壬癸，起于甲乙。

肝病者，平旦慧，下晡[4]甚，夜半静。

肝欲散，急食辛以散之，用辛补之，酸泻之。

病在心，愈在长夏，长夏不愈，甚于冬，冬不死，持于春，起于夏。禁温食热衣。心病者，愈在戊己，戊己不愈，加于壬癸，壬癸不死，持于甲乙，起于丙丁。

心病者，日中慧，夜半甚，平旦静。

心欲耎[5]，急食咸以耎之；用咸补之，甘泻之。

病在脾，愈在秋，秋不愈，甚于春，春不死，持于夏，起于长夏。禁温食饱食，湿地濡衣。脾病者愈在庚辛，庚辛不愈，加于甲乙，甲乙不死，持于丙丁，起于戊己。

脾病者，日昳慧，日出甚，下晡静。

脾欲缓，急食甘以缓之，用苦泻之，甘补之。

病在肺，愈于冬，冬不愈，甚于夏，夏不死，持于长夏，起于秋。禁寒饮食，寒衣。肺病者，愈在壬癸，壬癸不愈，加于丙丁，丙丁不死，持于戊己，起于庚辛。

肺病者，下晡慧，日中甚，夜半静。

肺欲收，急食酸以收之，用酸补之，辛泻之。

病在肾，愈在春，春不愈，甚于长夏，长夏不死，持于秋，起于冬。禁犯焠㶼热食[6]，温灸衣[7]。肾病者，愈在甲乙，甲乙不愈，甚于戊己，戊己不死，持于庚辛，起于壬癸。

肾病者，夜半慧，四季[8]甚，下晡静。

肾欲坚，急食苦以坚之，用苦补之，咸泻之。

夫邪气之客于身也。以胜相加[9]，至其所生而愈，至其所不胜而甚，至于所生而持，自得其位而起；必先定藏之脉，乃可言间甚之时，死生之期也。（《素问·藏气法时论》）

【注释】

［1］更贵更贱：指五行衰旺生克变化。旺时为贵，衰时为贱。

［2］间甚：指疾病的轻重。病减轻的为间，病加重的为甚。

［3］持：指病情稳定。

［4］下晡：午后申、酉两个时辰为晡。下晡指晡时的将尽之时。

［5］耎：同软。

［6］焠焫热食：指炙煿过热的食物。焠，烧也；焫，热甚也。

［7］温炙衣：指经火烤过的衣服。

［8］四季：指辰、戌、丑、未四个时辰，以作一日的四季。

［9］以胜相加：指以强凌弱。加，侵侮之意。

【导读】

本段论述藏气法时、苦欲补泻、慧安加甚、起愈甚持、预防调护之理。五脏之气的生理活动及发病时的变化、治疗、预后、禁忌等都与四时五行有着密切关系。其中五脏苦欲补泻之理对临床各科的影响最为深远，临床运用非常广泛，比如"肾苦燥，急食辛以润之"，是言在治疗肾水不足的疾病时，除了要注意补阴之外，还要注意使用辛味之药以润之、通之，这一理论特别适合指导妇人绝经前后所出现的绝经前后诸病。

七、脏腑阴阳发病各异之理

【原文】

黄帝问曰：太阴阳明为表里，脾胃脉也。生病而异者何也？岐伯对曰：阴阳异位，更虚更实，更逆更从[1]，或从内或从外，所从不同，故病异名也。帝曰：愿闻其异状也。岐伯曰：阳者，天气也，主外；阴者，地气也，主内。故阳道实，阴道虚[2]。故犯贼风虚邪者，阳受之；食饮不节，起居不时者，阴受之。阳受之则入六府，阴受之则入五藏。入六府则身热，不时卧[3]，上为喘呼；入五藏，则䐜满闭塞，下为飧泄，久为肠澼。故喉主天气，咽主地气。故阳受风气，阴受湿气。故阴气从足上行至头，而下行循臂至指端；阳气从手上行至头，而下行至足。故曰：阳病者，上行极而下，阴病者，下行极而上[4]。故伤于风者，上先受之，伤于湿者，下先受之。（《素问·太阴阳明论》）

【注释】

［1］更逆更从：春夏为阳，阴盛为逆，阳盛为从；秋冬为阴，阳盛为逆，阴盛为从。

［2］阳道实,阴道虚：指属于阳的六腑,外感多为实证；属于阴的五脏,内伤多为虚证。

［3］不时卧：指应睡眠而不能睡眠,不能以时卧也。

［4］阳病者,上行极而下,阴病者,下行极而上：张志聪注："此言邪随气转也,人之阴阳出入,随时升降,是以阳病在上者,久而随气下行。阴病在下者,久而随气上逆。"

【导读】

本段以太阴和阳明为例,论述了经脉脏腑阴阳属性不同其发病各异的道理和规律。如外感虚邪贼风易入六腑而成阳热有余之证,饮食起居不慎多伤五脏而成阴寒里虚之证。邪气伤人,同类相求,风为阳邪易伤上,湿为阴邪易伤下。

八、脾不主时四肢不用之机

【原文】

帝曰：脾病而四支不用,何也？岐伯曰：四支皆禀气于胃,而不得至经[1],必因于脾,乃得禀也。今脾病不能为胃行其津液[2],四肢不得禀水谷气,气日以衰,脉道不利,筋骨肌肉,皆无气以生,故不用焉。

帝曰：脾不主时,何也？岐伯曰：脾者土也,治中央,常以四时长[3]四藏,各十八日寄治,不得独主于时也。脾藏者,常著胃土之精也。土者,生万物而法天地,故上下至头足,不得主时也。

帝曰：脾与胃以膜相连耳,而能为之行其津液,何也？岐伯曰：足太阴者,三阴也,其脉贯胃属脾络嗌,故太阴为之行气于三阴[4]。阳明者,表也,五藏六府之海也,亦为之行气于三阳[5]。藏府各因其经而受气于阳明,故为胃行其津液。（《素问·太阴阳明论》）

【注释】

［1］至经：指到达诸经。《太素》作"径至"。

［2］津液：此指水谷之精气。

［3］长：指主也。

［4］三阴：指太阴、少阴、厥阴之经脉。

［5］三阳：指阳明、太阳、少阳之经脉。

【导读】

本段分析脾病而不用的机理,阐述了脾胃在生理、病理上的密切关系,以及脾不主时的道理。脾胃经脉相连,表里相关,共同完成食物的消化和运输,所以称为"后天之本"也。脾不主时,然主四季之各十八日,因脾居中央,属土而长养万物也。

九、五气所入所病所恶所禁

【原文】

五味所入:酸入肝,辛入肺,苦入心,咸入肾,甘入脾,是为五入。

五气所病:心为噫,肺为咳,肝为语,脾为吞,肾为欠为嚏。胃为气逆[1]为哕,大肠小肠为泄,下焦溢为水,膀胱不利为癃,不约为遗溺,胆为怒,是为五病。

五精[2]所并:精气并于心则喜,并于肺则悲,并于肝则忧,并于脾则畏,并于肾则恐,是谓五并,虚而相并者也。

五藏所恶:心恶热,肺恶寒,肝恶风,脾恶湿,肾恶燥,是谓五恶。

五藏化液:心为汗,肺为涕,肝为泪,脾为涎,肾为唾,是为五液。

五味所禁:辛走气,气病无多食辛;咸走血,血病无多食咸;苦走骨,骨病无多食苦,甘走肉,肉病无多食甘;酸走筋,筋病无多食酸。是谓五禁,无令多食。(《素问·宣明五气》)

【注释】

[1]胃为气逆:从"胃为气逆为哕"到"胆为怒",可能是衍文,否则不当称为五病。

[2]五精:指五脏之精气。

【导读】

本段论述了五脏之五味、五病、五并、五恶、五液、五禁的对应关系,为临床诊治提供了指导原则。

十、五脏不和则病七窍不通

【原文】

五藏常内阅[1]于上七窍[2]也。故肺气通于鼻,肺和则鼻能知臭香矣;心气通于舌,心和则舌能知五味矣;肝气通于目,肝和则目能辨五色矣;脾气通于口,脾和则口能知五谷矣;肾气通于耳,肾和则耳能闻五音矣。五脏不和,则七窍不通;六腑不合则留为痈。(《灵枢·脉度》)

【注释】

[1]阅:指显现之意。

[2]七窍:指两目、两耳、口、舌、鼻。

【导读】

本段论述了五脏和七窍的密切关系,是由外知内的具体体现。

十一、心者五脏六腑之大主也

【原文】

心者,五藏六府之大主也,精神之所舍也[1],其脏坚固,邪弗能客[2]也。客[2]之则心伤,心伤则神去,神去则死矣。故诸邪之在于心者,皆在于心之包络。(《灵枢·邪客》)

【注释】

[1] 精神之所舍也:指心是精神所藏之处。

[2] 客:原作"容",据《脉经》《太素》径改为"客"。

【导读】

本段论述了心为五脏六腑之大主的机理。心包络有护卫心脏,使心不受邪的作用,若心受邪便会出现《灵枢·厥病》中所言的"旦发夕死,夕发旦死"的真心痛之病。

第四节 血气精神津液

精、气、血、津、液、神是人体生命的根本,《灵枢·本藏》言:"人之血气精神者,所以奉生而周于性命者也。"《灵枢·决气》亦言:"人有精、气、津、液、血、脉,余以为一气耳",可见精、气、血、津、液、神是一体的,是人体生命活动的基础。本节主要讨论神的概念、分类、精气血津液的生成、运行和功能等。

一、精神魂魄心意志思智虑

【原文】

黄帝问于岐伯曰:凡刺之法,先必本于神[1]。血、脉、营、气、精神,此五藏之所藏也。至其淫泆离脏则精失,魂魄飞扬,志意恍乱,智虑去身者,何因而然乎?天之罪与?人之过乎?何谓德、气、生、精、神、魂、魄、心、意、志、思、智、虑?请问其故。岐伯答曰:天之在我者德也,地之在我者气也[2],德流气薄而生者也[3]。故生之来谓之精,两精相搏[4]谓之神,随神往来者谓之魂,并精而出入者谓之魄,所以任物者谓之心,心有所忆谓之意,意之所存谓之志,因志而存变谓之思,因思而远慕谓之虑,因虑而处物谓之智。故智者之养生也,必顺四时而适寒暑,和喜怒而安居处,节阴阳[5]而调刚柔。如是,则僻邪[6]不至,长生久视。(《灵枢·本神》)

【注释】

[1]神:指脏腑精气的盛衰情况。

[2]天之在我者德也,地之在我者气也:此两句为互文。德是指特性,气是指成形物质。此两句说明了自然赋予了形成人类生命的物质与特性。

[3]德流气薄而生者也:此指天德下流,地气上交,阴阳相错,升降相因,始有生化之机,产生生命。

[4]搏:指交结也。

[5]节阴阳:指节制阴阳的偏颇。凡是耗损阴阳的行为,都可导致阴阳的偏颇,如过度劳累、熬夜、房劳等。

[6]僻邪:指致病的邪气。

【导读】

本段首先提出"凡刺之法,必本于神",强调了神在针刺疗法中的重要性。推而广之,神是血脉营气精的外在表现,由五脏精气盈亏所决定。接着提出精、神、魂、魄、心、意、志、思、虑、智的概念,并在文末提出智者养生保健的方法和效果。即在外要顺应天地四时以避邪气,在内应调和情志,忌七情过激。

二、情志异常五脏功能失调

【原文】

是故怵惕思虑者则伤神,神伤则恐惧流淫[1]而不止。因悲哀动中[2]者,竭绝而失生。喜乐者,神惮散而不藏。愁忧者,气闭塞而不行。盛怒者,迷惑而不治。恐惧者,神荡惮而不收。

心,怵惕思虑则伤神,神伤则恐惧自失[3],破䐃脱肉[4],毛悴色夭,死于冬。

脾,愁忧而不解则伤意,意伤则悗乱[5],四肢不举,毛悴色夭,死于春。

肝,悲哀动中则伤魂,魂伤则狂忘不精[6],不精则不正,当人阴缩而挛筋,两胁骨不举,毛悴色夭,死于秋。

肺,喜乐无极则伤魄,魄伤则狂,狂者意不存人,皮革焦,毛悴色夭,死于夏。

肾,盛怒而不止则伤志,志伤则喜忘其前言,腰脊不可以俯仰屈伸,毛悴色夭,死于季夏;恐惧而不解则伤精,精伤则骨酸痿厥,精时自下。

是故五藏主藏精者也,不可伤,伤则失守而阴虚,阴虚则无气,无气则死矣。

是故用针者,察观病人之态,以知精神魂魄之存亡得失之意,五者以伤[7],针不可以治之也。(《灵枢·本神》)

【注释】

[1]流淫:指滑精。

[2]动中:指动摇内脏,使其不安宁。

[3]自失:指精神不能自控。

[4]破䐃脱肉:形容肌肉极度消瘦。䐃,指隆起的大块肌肉。

[5]悗乱:悗,音 mèn,指烦闷。

[6]狂忘不精:指狂妄、愚钝,言行举止失常。忘,《针灸甲乙经》《太素》均作"妄"。不精,指不精明、愚钝。

[7]五者以伤:指五脏已伤。以,通"已"。《太素》作"五藏已伤"。

【导读】

本段主要论述了过于激动或持久的情绪变化,可以导致五脏功能失调而发生疾病。

三、五脏各有所藏所舍所病

【原文】

肝藏血,血舍魂[1],肝气虚则恐,实则怒。

脾藏营,营舍意,脾气虚则四肢不用,五藏不安,实则腹胀,经溲不利[2]。

心藏脉,脉舍神,心气虚则悲,实则笑不休。

肺藏气,气舍魄,肺气虚,则鼻塞不利,少气,实则喘喝胸盈仰息。

肾藏精,精舍志,肾气虚则厥,实则胀,五藏不安。

必审五藏之病形,以知其气之虚实,谨而调之也。(《灵枢·本神》)

【注释】

[1]血舍魂:此属倒装句,即魂舍于血。

[2]经溲不利:指二便不利。"经",通"泾",指大便。"溲",指小便。

【导读】

本段论述了五脏各有所藏(血、营、脉、气、精)、各有所舍(魂、意、神、魄、志)、各有所病(虚、实)。五脏藏五神,五神以五脏精气为基础,故五脏又称五神脏。五脏病变可导致情志异常,尤其心、肝两脏病变最易伤神。五脏虚实证候各有特点,其中脾肾两脏可直接影响诸脏,会出现"五脏不安"。可见脾、肾两脏在五脏虚实病证中极为重要。这里尤其要注意的是,五脏之气虚指的是正气的不足,五脏之气实,指的是邪气实。正气虚指的是气血津液精神的不足,邪气实指的是痰饮、水湿、瘀血等邪气的壅盛。此段关于五神脏的论述可从中医药的角度,为现代医学的精神病学的焦虑障碍、抑郁障碍等提供有益的诊疗思路。

四、气得上下则精神乃居矣

【原文】

平人则不然[1],胃满则肠虚,肠满则胃虚,更虚更满,故气得上下,五藏安定,血脉和利,精神乃居。故神者,水谷之精气也。(《灵枢·平人绝谷》)

【注释】

[1]平人则不然:此指肠胃的总长和容量并不会都被使用。

【导读】

此段论述了胃肠交替虚满的消化运动可使五脏安定、血脉通畅、精神内守。反之若胃肠功能失调,则五脏不安、血脉壅滞、精神涣散。这也为我们从胃肠来论治精神性疾病提供了有益的思路。

五、营卫之气运行顺逆之常

【原文】

黄帝问于岐伯曰:人焉受气?阴阳焉会?何气为营?何气为卫?营安从生?卫于焉会?老壮不同气,阴阳异位,愿闻其会。岐伯答曰:人受气于谷,谷入于胃,以传与肺,五藏六府皆以受气,其清者为营,浊者为卫[1],营在脉中,卫在脉外,营周不休,五十度而复大会[2],阴阳相贯[3],如环无端,卫气行于阴二十五度,行于阳二十五度,分为昼夜,故气至阳而起,至阴而止[4]。故日日中而阳陇[5]为重阳,夜半而阴陇为重阴,故太阴主内,太阳主外[6],各行二十五度分为昼夜。夜半为阴陇,夜半后而为阴衰,平旦阴尽而阳受气矣。日中而阳陇,日西而阳衰,日入阳尽而阴受气矣。夜半而大会,万民皆卧,命曰合阴[7],平旦阴尽而阳受气,如是无已,与天地同纪。(《灵枢·营卫生会》)

【注释】

[1]清者为营,浊者为卫:指水谷精气中清纯柔和周性者为营,剽悍滑利捍护者为卫。此清和浊,指营卫之气的性能而言。

[2]五十度而复大会:指营卫二气一昼夜各行五十周次之后,便会合一次。

[3] 阴阳相贯：指营气循行主要沿着十二经脉之序，阴阳表里迭行相贯。此阴阳指阴经和阳经。

[4] 气至阳而起，至阴而止：指卫气昼行于阳经则寤，夜行于阴经则寐。起，止，言寤与寐。

[5] 陇：指多也。

[6] 太阴主内，太阳主外：营卫之气的循行，营行脉中，始于手太阴经，复会与手太阴经，故曰太阴主内。卫气行于脉外，起于足太阳经，复会与足太阳经，故曰太阳主外。

[7] 合阴：夜半子时阴气最盛，营卫二气俱行于阴而大会，故曰合阴。

【导读】

本段经文指出营卫二气皆有水谷精微化生，也指出营卫二气的昼夜运行规律：营气沿十二经脉之序，昼夜运用五十周次。卫气昼行于阳二十五周，夜行于阴二十五周。营卫二气周而复始有规律运行，如环无端。两者虽各行其道，但于夜半子时会合于手太阴肺。

【原文】

黄帝曰：营气之道，内[1]谷为宝。谷入于胃，乃传之肺，流溢于中，布散于外，精专者，行于经隧[2]，常营无已，终而复始，是谓天地之纪。

故气从太阴出注手阳明，上行注足阳明，下行至跗上，注大指间，与太阴合[3]；上行抵髀，从脾注心中；循手少阴，出腋，下臂，注小指，合手太阳；上行乘腋，出䪼内，注目内眦，上巅，下项，合足太阳；循脊下尻，下行注小指之端，循足心，注足少阴；上行注肾，从肾注心，外散于胸中；循心注脉，出腋，下臂，出两筋之间，入掌中，出中指之端，还注小指次指之端，合手少阳；上行注膻中，散于三焦，从三焦注胆，出胁，注足少阳；下行至跗上，复从跗注大指间，合足厥阴；上行至肝，从肝上注肺，上循喉咙，入颃颡[4]之窍，究于畜门[5]。其别者，上额，循巅，下项中，循脊，入骶，是督脉也；络阴器，上过毛中，入脐中，上循腹里，入缺盆，下注肺中，复出太阴。此营气之行逆顺[6]之常也。（《灵枢·营气》）

【注释】

[1] 内：通"纳"。

[2] 精专者，行于经隧：指饮食精微中纯清的精粹部分，行于经脉之中。

[3] 合：指阴阳表里手足上下之经交接处。

[4] 颃颡：指上腭内两孔，又称鼻之内窍。

[5] 究于畜门：指深入鼻孔之中。畜门，指鼻孔。

［6］逆顺：指营气的上下往复之行。

【导读】

营气运行于经脉之中，依次传注，构成了整体循环。肝经有一支脉，上行头顶，与督脉相连，又通行于前（任脉），于是又构成了整体循环。从本段经文中可以看出两点。其一，古经脉循行流注之中，并未明显区分任、督之脉，而是以前后阴阳相贯之小循环统言之。其二，营气在十二经脉之中循行，再加上任督二脉之循行，共同构成了营气循行之道（图2-4-1）。

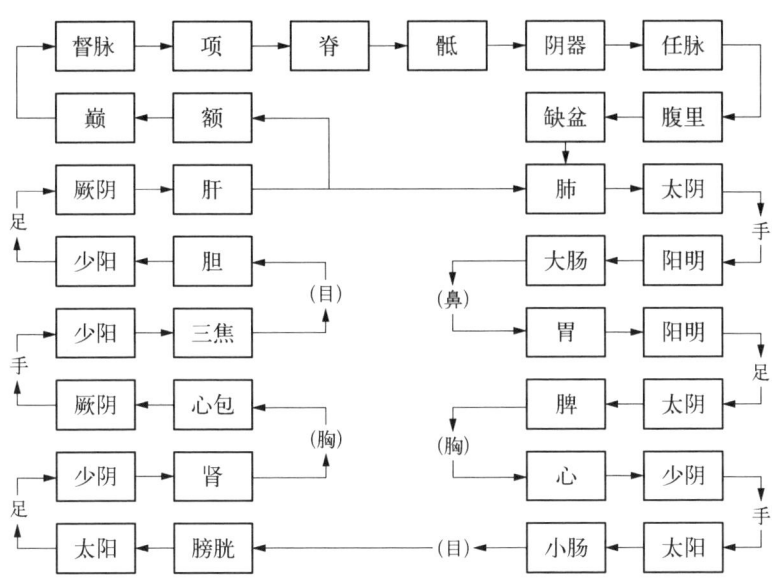

图2-4-1　营气循行示意图

【原文】

阳主昼，阴主夜。故卫气之行，一日一夜五十周[1]于身，昼日行于阳二十五周，夜行于阴二十五周，周于五藏。（《灵枢·卫气行》）

【注释】

［1］周：指周次。

【导读】

此言卫气的运行，在一日一夜中要循行全身五十周次，白天行于阳分二十五周，夜晚行于阴分二十五周，并周于五脏之间。

【原文】

是故平旦阴尽，阳气出于目[1]，目张则气上行于头，循项下足太阳，循背下至小趾之端。其散者[2]，别于目锐眦，下手太阳，下至手小指之端外侧。其散者，别于目锐眦，下足少阳，注小指次指之间。以上循手少阳之分侧，下至小指之间。别者，以上至耳前，合于颔脉，注足阳明，以下行至跗上，入五趾之间。其散者，从耳下下手阳明，入大指之间，入掌中。其至于足也，入足心，出内踝，下行阴分，复合于目，故为一周……阳尽于阴，阴受气矣。其始入于阴，常从足少阴注于肾，肾注于心，心注于肺，肺注于肝，肝注于脾，脾复注于肾为周。是故夜行一舍[3]，人气行于阴藏一周与十分藏之八，亦如阳行之二十五周，而复合于目。（《灵枢·卫气行》）

【注释】

［1］目：指目内眦的睛明穴。

［2］其散者：指散行的意思。

［3］一舍：指一个星宿。古人认为一昼夜地球均匀地转过28个星宿，而一昼夜卫气循行50周，所以夜行一舌，卫气行于五脏约1.8周。

【导读】

此言卫气昼夜运行五十周，白昼周于手足三阳经二十五周，夜间周于五脏二十五周。结合前文所言，营气昼夜也是运行五十周，且营卫之气于夜半大会于手太阴肺。明确营卫之气的运行，便会对营卫之气失常时所出现的病理状态有所理解。如五脏之气内虚时，可以导致营卫不足；营卫之气不足时，可以导致五脏精气不足。调补营卫不仅可以治疗外感热病，还可治疗虚劳百病（图2-4-2）。

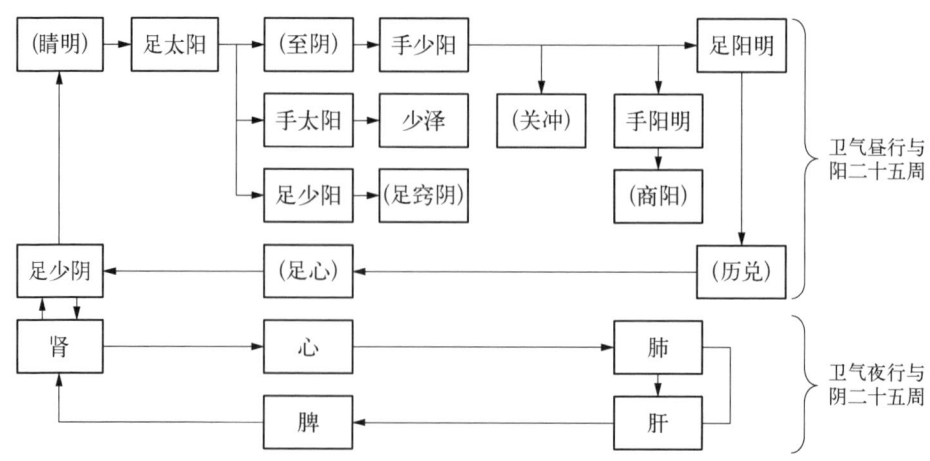

图2-4-2　卫气昼夜运行图

六、营卫之行失常则不夜瞑

【原文】

黄帝曰：老人之不夜瞑者，何气使然？少壮之人，不昼瞑者，何气使然？岐伯答曰：壮者之气血盛，其肌肉滑，气道[1]通，营卫之行，不失其常，故昼精[2]而夜瞑。老者之气血衰，其肌肉枯，气道涩，五藏之气相搏[3]，其营气衰少而卫气内伐[4]，故昼不精，夜不瞑。（《灵枢·营卫生会》）

【注释】

[1] 气道：指营卫之气的运行之道。

[2] 精：指精力充沛。

[3] 五藏之气相搏：指五脏之气功能不协调。

[4] 卫气内伐：卫气内扰运行紊乱。

【导读】

营卫之气，不失其常，则昼精而夜瞑。老年之人是因为气血衰少、津液不足、五脏内虚、功能不调，所以卫气运行失常而不寐。针对老年之人的不寐，要注意从五脏营阴不足、卫气内伐五脏的角度进行辨治。或偏重于肝血不足者，可以酸枣仁汤疗之，或偏重于心肺气阴不足者，宜炙甘草汤。

七、营出于中焦卫出于下焦

【原文】

黄帝曰：愿闻营卫之所行，皆何道从来？岐伯答曰：营出中焦，卫出下焦。

黄帝曰：愿闻三焦之所出。岐伯答曰：上焦出于胃上口，并咽以上，贯膈，而布胸中，走腋，循太阴之分而行，还至阳明，上至舌，下足阳明，常与营俱行于阳二十五度，行于阴亦二十五度一周也。故五十度而复大会于手太阴矣。

黄帝曰：人有热，饮食下胃，其气未定[1]，汗则出，或出于面，或出于背，或出于身半，其不循卫气之道而出，何也？岐伯曰：此外伤于风，内开腠理，毛蒸理泄，卫气走之，固不得循其道，此气慓悍滑疾，见开而出，故不得从其道，故命曰漏泄[2]。

黄帝曰：愿闻中焦之所出。岐伯答曰：中焦亦并胃中，出上焦之后[3]，此所受气者，泌糟粕，蒸津液，化其精微，上注于肺脉乃化而为血，以奉生身，莫贵于此，故独得行于经隧[4]，命曰营气。

黄帝曰：夫血之与气，异名同类。何谓也？岐伯答曰：营卫者，精气也；血者,神气也。故血之与气,异名同类焉。故夺血者无[5]汗,夺汗者无血,故人生有两[6]死而无两生。

黄帝曰:愿闻下焦之所出。岐伯答曰:下焦者,别回肠,注于膀胱,而渗入焉。故水谷者,常并居于胃中,成糟粕而俱下于大肠,而成下焦,渗而俱下,济泌别汁,循下焦而渗入膀胱焉。

黄帝曰:人饮酒,酒亦入胃,谷未熟,而小便独先下,何也?岐伯答曰:酒者,熟谷之液也,其气悍以清[7],故后谷而入,先谷而液出焉。

黄帝曰:善。余闻上焦如雾,中焦如沤,下焦如渎,此之谓也。(《灵枢·营卫生会》)

【注释】

[1] 其气未定:指饮食进入胃中,尚未化生水谷精微。

[2] 漏泄:指外伤于风,内有热饮入胃,而致腠理开泄,汗出如漏的病证。

[3] 后:指"下"也。

[4] 经隧:指经脉。

[5] 无:通"勿"。

[6] 两:指夺血、夺汗。

[7] 清:《针灸甲乙经》《太素》《备急千金要方》均作"滑"。

【导读】

本段经文重点介绍以下 3 个方面的内容。① 三焦的部位及功能。② 营出中焦,卫出下焦。③ 汗血同源。上焦出于胃上口,宣发卫气,布散水谷精微,以营养全身,故言"上焦如雾";中焦亦并胃中,腐熟水谷,吸收精微、化生血液,故言"中焦如沤";下焦以脐以下部位为主,如沟渠般排泄水液,故言"下焦如渎"。营气化生于中焦,故言营出中焦。卫气根于肾气,故言卫出于下焦。实际上卫气根于下焦肾气,化源(补充)于中焦脾胃,宣发于上焦心肺。"血之与气,异名同类",从生化之源来讲,血与气是同出一端。经文又进一步提出"夺汗者无血,夺血者无汗"的论点。血和汗均是水谷精微和津液合化而成,在病理状态时,不可滥用发汗之法以伤津血,如《伤寒论》有"麻黄九禁"之说。《伤寒论》第 83 条:咽喉干燥者,不可发汗。第 84 条:淋家不可发汗,发汗必便血。第 85 条:疮家虽身疼痛,不可发汗,汗出则痓。第 86 条:衄家,不可发汗;汗出必额上陷,脉急紧,直视不能眴,不得眠。第 87 条:亡血家,不可发汗;发汗则寒栗而振。第 88 条:汗家,重发汗,必恍惚心乱,小便已阴疼,与禹余粮丸。第 89 条:病人有寒,复发汗,胃中冷,必吐蛔。第 49 条:脉浮数者,法当汗出而愈。若下之,身重,心悸者。不可发汗,当自汗出乃解。所以然者,尺中脉微,此里虚,须表里实,津液和,便自汗出愈。第50条:脉浮紧者,法当身疼痛,宜以汗解之,假令尺中迟者,不可发汗。何以知然,以荣气不足,血少故也。

八、精气血津液脉六名一气

【原文】

黄帝曰:余闻人有精、气、津、液、血、脉,余意以为一气耳,今乃辨为六名,余不知其所以然。岐伯曰:两神相搏[1],合而成形,常先身生,是谓精。何谓气? 岐伯曰:上焦开发,宣五谷味,熏肤、充身、泽毛,若雾露之溉,是谓气。何谓津? 岐伯曰:腠理发泄,汗出溱溱[2],是谓津。何谓液? 岐伯曰:谷入气满,淖泽[3]注于骨,骨属屈伸,泄泽补益脑髓,皮肤润泽,是谓液。何谓血? 岐伯曰:中焦受气,取汁变化而赤,是谓血。何谓脉? 岐伯曰:壅遏营气,令无所避,是谓脉。

【注释】

[1]两神相搏:指男女媾和。搏,指交、合之义。

[2]溱溱:指众多之义。

[3]淖泽:指水谷精微中质稠浊如膏泽的部分。

【导读】

本段论述了一气分六气、六气的生成及作用。六气皆源于先天,赖后天水谷精微不断充养。由于其性质、分布部位及作用不同,故分为精、气、津、液、血、脉者。六气虽同源异名且相互依存、相互转化,但其有余不足之时,所现病形各有特点。

九、六气耗脱病形诸候各异

【原文】

黄帝曰:六气者,有余不足,气之多少,脑髓之虚实,血脉之清浊,何以知之? 岐伯曰:精脱者,耳聋;气脱者,目不明;津脱者,腠理开,汗大泄;液脱者,骨属屈伸不利,色夭,脑髓消,胫酸,耳数鸣;血脱者,色白,夭然不泽,其脉空虚[1],此其候也。

黄帝曰:六气者,贵贱何如? 岐伯曰:六气者,各有部主也,其贵贱善恶,可为常主,然五谷与胃为大海[2]也。(《灵枢·决气》)

【注释】

[1]其脉空虚:此文前应补"脉脱者"三字。据《针灸甲乙经》当补之。

[2] 五谷与胃为大海：指饮食水谷与胃是六气化生之源。

【导读】

本段主要论述六气耗脱的证候表现及五谷与胃为六气之大海的观点。在临床中可以根据相应表现而选方，如精脱耳聋者，宜肾气丸；气脱目不明者，宜补中益气汤；津脱汗大泄者，宜生脉饮；液脱胫酸耳鸣者，宜通明丸；血脱色白者，宜四物汤；脉脱而空者，宜复脉汤。五谷与胃为大海，是六气化生之源，所以从补益脾胃、资其化源的角度，可以治疗六气耗脱及亏损的病证。

十、血气精神奉生而周于身

【原文】

黄帝问于岐伯曰：人之血气精神者，所以奉生而周于性命者也；经脉者，所以行血气而营阴阳、濡筋骨，利关节也；卫气者，所以温分肉[1]，充皮肤，肥[2]腠理，司开阖者也；志意者，所以御精神，收魂魄，适寒温，和喜怒者也。是故血和则经脉流行，营复阴阳[3]，筋骨劲强，关节清利矣；卫气和则分肉解利[4]，皮肤调柔，腠理致密矣；志意和则精神专直，魂魄不散，悔怒不起，五藏不受邪矣。寒温和则六府化谷，风痹不作，经脉通利，肢节得安矣。此人之常平也。五藏者，所以藏精神血气魂魄者也；六府者，所以化水谷而行津液者也。（《灵枢·本藏》）

【注释】

[1] 分肉：指肌肉。肌肉有分理，故称分肉。

[2] 肥：指肥沃滋养之义。

[3] 营复阴阳：指血脉运行，往复于周身。

[4] 分肉解利：指肌肉滑润。通利无滞。

【导读】

本段经文阐述了血气精神在生命活动中的重要作用。本文提出了健康无病之人的标准：血和、卫气和、志意和、寒温和。在两千余年前《内经》就提出了"人之常平"的标准，对今天来讲，仍然很有指导价值。

十一、宗气营气卫气分为三隧

【原文】

五谷入于胃也，其糟粕、津液、宗气，分为三隧。故宗气积于胸中，出于喉咙，以贯心脉[1]，而行呼吸焉。营气者，泌其津液，注之于脉，化以为血，以荣四末，内注五藏六府,以应刻数[2]焉。卫气者,出其悍气之慓疾,而先行于四末分肉皮肤之间,而不休者也。昼日行于阳,夜行于阴,常从足少阴之分间,行五藏六府。(《灵枢·邪客》)

【注释】

[1] 脉:当从《针灸甲乙经》《太素》《诸病源候论》《外台秘要》作"肺"为是。

[2] 刻数:指营气运行节律。

【导读】

本段论述宗气、营气、卫气的循行及作用。三者均源于水谷精微,由于各自的性质不同,故其循行及作用亦异。宗气积于胸中、走息道、贯心肺、有司呼吸行血气的作用。营气行于脉中,濡养四肢百骸、五脏六腑。卫气昼行于阳、夜行于阴以温分肉、司开阖也。

十二、卫气营血源于水谷精微

【原文】

黄帝曰:余闻肠胃受谷,上焦出气[1],以温分肉,而养骨节,通腠理。中焦出气[2]如露,上注谿谷[3],而渗孙脉,津液和调,变化而赤为血。血和则孙脉先满溢,乃注于络脉,皆盈[4],乃注于经脉,阴阳已张,因息乃行[5]。行有经纪,周有道理,与天合同,不得休止。(《灵枢·痈疽》)

【注释】

[1] 上焦出气:指上焦宣发卫气。

[2] 中焦出气:指中焦化生营气。

[3] 谿谷:指肌肉会合之处。肌肉之大会为谷,小会为谿。

[4] 皆盈:《针灸甲乙经》《备急千金要方》前有"络脉"二字。

[5] 阴阳已张,因息乃行:指人体之阴阳经脉之气充实,随呼吸运动而有规律地循行。张,充实、旺盛之义。

【导读】

本节指出卫气营血的生成及作用。卫气营血均来源于水谷精微。卫气具有温分肉、养骨节、通腠理的作用,而营气则是先是散布肌肉会合之处、渗入孙脉,与津液调和后,便变成红色的血液。血和则孙脉满,孙脉满则络脉盛,络脉盛则注入经脉。值得指出的是,营气这种由小到大汇入人体经脉之海的循行之道,对我们认识疾病、防止传变很有帮助。

十三、汗溺唾泪髓乃津液之别

【原文】

黄帝问于岐伯曰：水谷入于口，输于肠胃，其液别为五：天寒衣薄，则为溺与气；天热衣厚则为汗；悲哀气并则为泣[1]；中热胃缓[2]，则为唾；邪气内逆，则气为之闭塞而不行，不行则为水胀，余知其然也，不知其何由生？愿闻其道。

岐伯曰：水谷皆入于口，其味有五，各注其海[3]，津液各走其道。故三焦出气[4]，以温肌肉，充皮肤，为其津，其流[5]而不行者为液。

天暑衣厚则腠理开，故汗出，寒留于分肉之间，聚沫则为痛。

天寒则腠理闭，气湿不行，水下留于膀胱，则为溺与气。

五藏六府，心为之主，耳为之听，目为之候[6]，肺为之相，肝为之将，脾为之卫，肾为之主外。故五藏六府之津液，尽上渗于目，心悲气并则心系急，心系急则肺举，肺举则液上溢。夫心系与肺，不能常举，乍上乍下，故咳而泣出矣。

中热则胃中消谷，消谷则虫上下作，肠胃充郭，故胃缓，胃缓则气逆，故唾出。

五谷之津液和合而为膏者，内渗入于骨空[7]，补益脑髓，而下流于阴股[8]。阴阳不和[9]，则使液溢而下流于阴，髓液皆减而下，下过度则虚，虚故腰背痛而胫酸。

阴阳气道不通，四海闭塞，三焦不泻，津液不化，水谷并行肠胃之中，别于回肠，留于下焦，不得渗膀胱，则下焦胀，水溢则为水胀。此津液五别之逆顺也。
（《灵枢·五癃津液别》）

【注释】

[1]泣：指泪。

[2]中热胃缓：指中焦有邪热，脾胃运化迟缓。

[3]各注其海：指五味各入五脏。

[4]三焦出气：指上中下三焦皆输出其气。其气皆有卫气之温肌肉、充皮肤之功。

[5]流：《针灸甲乙经》作"留"。

[6]候：指观察之人。

[7]骨空：此指骨腔藏髓之处。

[8]阴股：指股间之阴器。

[9]阴阳不和：此指房中不调和。

【导读】

本篇从天人相应的角度来诠释食物经过消化吸收后转化为汗、溺、泪、唾、髓五种津液的过程。其中有几点最需要注意。中热胃缓则唾出,指的是邪热在胃,纳食多而肠胃充,但却消化迟缓而气逆唾出。三焦出气,指的是三焦皆可输出卫气营血津液,以各行其道。阴阳不和,指的是房事不协调,以致阴精耗损、骨髓消减,故现腰痛胫酸之证,治当保精守神、养精填髓。

第五节　百病始生传变

百病,是多种疾病;始生,是开始发生;传变,是传递演变。本篇主要讨论疾病的发生、发展、传变等相关内容。

一、百病之始生于三部之气

【原文】

帝问于岐伯曰:夫百病之始生也,皆于风雨寒暑,清湿喜怒。喜怒不节则伤藏,风雨则伤上,清湿则伤下。三部之气,所伤异类,愿闻其会。岐伯曰:三部之气各不同,或起于阴,或起于阳,请言其方。喜怒不节则伤藏,藏伤则病起于阴也;清湿袭虚,则病起于下;风雨袭虚,则病起于上,是谓三部。至于其淫泆[1],不可胜数。

黄帝曰:余固不能数,故问先师,愿卒闻其道。岐伯曰:风雨寒热不得虚[2],邪不能独伤人。卒然逢疾风暴雨而不病者,盖无虚,故邪不能独伤人。此必因虚邪之风,与其身形,两虚相得,乃客其形[3]。两实相逢,众人肉坚[4],其中于虚邪也因于天时,与其身形,参以虚实,大病乃成[5]。气有定舍,因处为名,上下中外,分为三员[6]。(《灵枢·百病始生》)

【注释】

[1]淫泆:指浸淫扩散。淫,浸淫;泆,同溢,有扩散之义。

[2]不得虚:指不遇到正气虚的机体。

[3]两虚相得,乃客其形:虚邪遇到正气虚弱的人,则会留滞人体而发病。两虚,虚邪与正虚之体;相得,相逢、相遇;客,侵犯,侵袭。

[4]两实相逢,众人肉坚:指正气充实的人,在正常的气候下,就会身体坚实康健。

［5］参以虚实，大病乃成：指正气虚弱和邪气盛实相合而成大病。

［6］上下中外，分为三员：指人体上、中、下三部，每一部皆有内外也。

【导读】

三部之气是指风雨寒暑、清湿、喜怒。三部之气又可分为两类，七情内伤之喜怒，直接影响五脏之变化；外感之风雨伤于上，外感之清湿伤于下。伤于上者上部症状多，伤于下者下部症状多。百病之始生，除了外感、七情之外，还有饮食不当。在外感致病当中，正气尤为重要。正气不足是发病的内在因素，邪气侵袭是发病的外在条件。

二、中阴溜于腑中阳溜于经

【原文】

黄帝问于岐伯曰：邪气之中人也奈何？岐伯答曰：邪气之中人高[1]也。黄帝曰：高下有度乎？岐伯曰：身半以上者，邪[2]中之也。身半已下者，湿中之也。故曰：邪[3]之中人也。无有恒常，中于阴则溜于腑，中于阳则溜于经。

黄帝曰：阴之与阳也，异名同类，上下相会，经络之相贯，如环无端。邪之中人，或中于阴，或中于阳，上下左右，无有恒常，其故何也？岐伯曰：诸阳之会，皆在于面。中人也，方乘虚时，及新用力[4]，若饮食汗出，腠理开而中于邪。中于面则下阳明，中于项则下太阳，中于颊则下少阳，其中于膺背两胁，亦中其经[5]。

黄帝曰：其中于阴奈何？岐伯答曰：中于阴者，常从臂胻[6]始。夫臂与胻，其阴皮薄，其肉淖泽，故俱受于风，独伤其阴。

黄帝曰：此故伤其藏乎？岐伯答曰：身之中于风也，不必动藏，故邪入于阴经，则其藏气实，邪气入而不能客，故还之于府。故中阳则溜于经，中阴则溜于府[7]。（《灵枢·邪气藏府病形》）

【注释】

［1］高：据下文"高下有度乎"，"高"字后脱"下"字，当作"高下"。

［2］邪：此指风邪等。

［3］邪：此指外感风雨、寒暑、清湿之邪等。

［4］新用力：指刚劳累用力之后。

［5］亦中其经：指亦是在阳明、太阴、少阳经所过之处。

［6］胻：指足胫。

［7］中阳则溜于经，中阴则溜于府：指邪气中于阳经，则在本经上发病，中于阴经，则因脏气实不能入，而溜注到六腑而发病。

【导读】

本段经文首先指出邪气中人高下有度,其次指出中于阳经之邪,易在本经发病,中于阴经之邪,易在六腑发病。同时指出中于阴经之邪,多从手臂与足胫之内侧,皮肤消薄、肌肉柔软的地方入侵人体。故为避免邪中于阴,当注意手臂与足胫的保暖防寒。

三、外感邪气由表入里传变

【原文】

是故虚邪之中人也,始于皮肤,皮肤缓则腠理开,开则邪从毛发入,入则抵深,深则毛发立,毛发立则淅然[1],故皮肤痛。留而不去,则传舍于络脉,在络之时,痛于肌肉,故痛之时息[2],大经乃代[3]。留而不去,传舍于经,在经之时,洒淅喜惊[4]。留而不去,传舍于输[5],在输之时,六经不通,四支则支节痛,腰脊乃强。留而不去,传舍于伏冲之脉[6],在伏冲之时,体重身痛。留而不去,传舍于肠胃,在肠胃之时,贲响腹胀,多寒则肠鸣飧泄,食不化;多热则溏出麋[7]。留而不去,传舍于肠胃之外,募原[8]之间,留着于脉。稽留而不去,息而成积[9]。或着孙脉,或着络脉,或着经脉,或着输脉,或着于伏冲之脉,或着于膂筋[10],或著于肠胃之募原,上连于缓筋[11],邪气淫泆,不可胜论。(《灵枢·百病始生》)

【注释】

[1] 淅然:形容怕冷的样子。

[2] 痛之时息:指疼痛时作时止。

[3] 大经乃代:指邪气由络脉深入经脉,经脉接替络脉受邪。大经,指经脉,与络脉相对而言。

[4] 洒淅喜惊:指洒淅恶寒而容易惊恐。

[5] 输:指腧脉,即转输气血之经脉。

[6] 伏冲之脉:指冲脉。因冲脉循行靠近脊柱,故言伏冲之脉。

[7] 麋:通"糜",指大便糜烂腐败,恶臭难闻。

[8] 募原:指膜原,是肠胃之外的膏膜。

[9] 息而成积:逐渐长成积块肿物。息,生长的意思。

[10] 膂筋:指附于脊膂之筋。

[11] 缓筋:指循于腹内之筋,指足阳明之筋。

【导读】

本段论述外感虚邪致病由表入里的传变规律。即由浅入深,最后发生"积"。

在传变过程中,因邪气所在部位不同,而有不同的症状。根据在输之时六经不通、四肢节痛、腰脊强痛的表现,可知输脉与足太阳经脉密切相关。

四、寒凝气逆血蕴厥积乃成

【原文】

黄帝曰:积之始生,至其已成,奈何?岐伯曰:积之始生,得寒乃生,厥乃成积[1]也。黄帝曰:其成积奈何?岐伯曰:厥气生足悗[2],悗生胫寒,胫寒则血脉凝涩,血脉凝涩则寒气上入于肠胃,入于肠胃则䐜胀,䐜胀则肠外之汁沫[3]迫聚不得散,日以成积。卒然多食饮则肠满,起居不节,用力过度则络脉伤。阳络伤则血外溢,血外溢则衄血,阴络伤则血内溢,血内溢则后血[4]。肠胃之络伤则血溢于肠外,肠外有寒,汁沫与血相搏,则并合凝聚不得散,而积成矣。卒然中外于寒,若内伤于忧怒,则气上逆,气上逆则六输不通,温气不行,凝血蕴里[5]而不散,津液涩渗,著而不去,而积皆成矣。(《灵枢·百病始生》)

【注释】

[1]厥乃成积:指寒气从足厥而上逆,凝滞气血津液,逐渐形成积块。

[2]厥气生足悗:指寒逆之气起于足部疼酸、行动不利。悗,同"闷"。

[3]汁沫:指津液。

[4]后血:指大便出血。

[5]凝血蕴里:指凝结之血聚积包裹在一起而不能消散。蕴,蓄积也。里,繁体字作"裏",《针灸甲乙经》《太素》均作"裹"。

【导读】

本段论述成积的病理过程。寒邪侵袭、七情不和、饮食失调、起居不节、用力过度,是成积病因;寒邪、气逆、血瘀、津停,积聚而不散是成积的病机。

五、病生于阴者则内伤五脏

【原文】

黄帝曰:其生于阴者[1],奈何?岐伯曰:忧思伤心;重寒伤肺;忿怒伤肝;醉以入房,汗出当风伤脾;用力过度,若入房汗出浴,则伤肾。此内外三部之所生病者也。

黄帝曰:善。治之奈何?岐伯答曰:察其所痛,以知其应,有余不足,当补则补,当写则写,毋逆天时,是谓至治。(《灵枢·百病始生》)

【注释】

[1]其生于阴者:指生于内脏者。

【导读】

本节讨论内伤五脏的病因。内伤五脏之邪常非单一,而是各种病邪复合出现的。如形寒、饮冷则重寒而伤肺,醉后入房、汗出当风伤脾。再次说明内外合邪易伤内脏。至于治疗,本节则强调天人相应、当补则补、当泻则泻,因时因机制宜。

六、生气通天者本于阴阳也

【原文】

黄帝曰:夫自古通天[1]者,生之本,本于阴阳。天地之间,六合[2]之内,其气九州、九窍[3]、五藏十二节,皆通乎天气。其生五[4],其气三[5],数犯此者,则邪气伤人,此寿命之本也。苍天之气,清静则志意治,顺之则阳气固,虽有贼邪,弗能害也,此因时之序[6]。故圣人传精神[7],服天气[8],而通神明[9]。失之,则内闭九窍,外壅肌肉,卫气解散,此谓自伤,气之削也。(《素问·生气通天论》)

【注释】

[1] 通天:指人与天地自然息息相通。
[2] 六合:指四方上下。
[3] 九窍:与九州同义,为衍文,当删。
[4] 其生五:指阴阳二气衍生木、火、土、金、水五行。
[5] 其气三:指阴阳二气各分为三,而成三阴三阳之气。
[6] 因时之序:根据四时之气变化之序。
[7] 传精神:即精神专一之意。
[8] 服天气:顺应自然界阴阳之气的变化。服,顺也。
[9] 通神明:达到天人阴阳变化协调统一。神明,指阴阳的变化。

【导读】

本节论述生气通天者,本于阴阳也,本于天地之道也,顺应自然变化规律,而达到与自然协调统一。若违背了"四时之序",就会损伤人体的正气,以致内闭九窍,外壅肌肉,进而病变丛生。

七、阳气者若天与日当光明

【原文】

阳气者,若天与日,失其所,则折寿而不彰,故天运当以日光明。是故阳因而上,卫外者也。因于寒,欲如运枢[1],起居如惊[2],神气乃浮[3]。因于暑,汗,烦则喘喝,静则多言,体若燔炭,汗出而散。因于湿,首如裹,湿热不攘[4],大筋緛短,小筋弛长,緛短为拘,弛长为痿。因于气[5],为肿。四维相代[6],阳气乃竭。

阳气者,烦劳则张,精绝[7],辟积[8]于夏,使人煎厥[9]。目盲不可以视,耳闭不可以听,溃溃乎若坏都[10],汩汩[11]乎不可止。

阳气者,大怒则形气绝,而血菀于上[12],使人薄厥[13]。有伤于筋,纵,其若不容[14]。汗出偏沮,使人偏枯。汗出见湿,乃生痤疿。高梁之变,足生大丁[15],受如持虚[16]。劳汗当风,寒薄为皶[17],郁乃痤。

阳气者,精则养神,柔则养筋。开阖不得,寒气从之,乃生大偻[18]。陷脉为瘘,留连肉腠,俞气化薄[19],传为善畏,及为惊骇[20]。营气不从,逆于肉理,乃生痈肿。魄汗未尽,形弱而气烁,穴俞以闭,发为风疟。故风者,百病之始也,清静则肉腠闭拒,虽有大风苛毒,弗之能害,此因时之序也。故病久则传化,上下不并[21],良医弗为。故阳畜[22]积病死,而阳气当隔[23],隔者当泻,不亟正治,粗[24]乃败之。故阳气者,一日而主外。平旦人气生,日中而阳气隆,日西而阳气已虚,气门乃闭。是故暮而收拒,无扰筋骨,无见雾露,反此三时[25],形乃困薄。(《素问·生气通天论》)

【注释】

[1] 欲如运枢:指寒性凝滞,阳气如同户枢那样去抵抗寒邪。

[2] 起居如惊:指生活作息没有正常的规律。惊,卒暴之意。

[3] 神气乃浮:指阳气开合失序而浮散。吴崐将"欲如运枢,起居如惊,神气乃浮"三句移至"阳因而上,卫外者也"句下,并将"体若燔炭,汗出而散"二句移至"因于寒"句后。如此,则文理通顺,可参。

[4] 湿热不攘:湿热不消除。

[5] 气:指风气。

[6] 四维相代:指风、寒、暑、湿四种邪气更替伤人。

[7] 烦劳则张,精绝:指过度劳累则阳气虚亢,精气耗尽。另有学者提出"张"通"脏",当作"烦劳则脏精绝",与下文"大怒则形气绝"相对应。可参。

[8] 辟积:指重复。

[9] 煎厥:指阴虚阳亢,煎熬阴精所致的昏厥病证。

[10] 坏都:指决口的堤防。都,水泽所聚之处。

[11] 汩汩:指水流急湍的样子。

[12] 血菀于上:指血郁结于上。菀,通"郁",郁结之意。

[13] 薄厥：指因大怒而气血上冲，脏腑经脉之气阻隔不通所导致的昏厥病证。"薄"通"暴"，突然之意。

[14] 其若不容：指肢体不能随意运动。若，乃。"容"通"用"。

[15] 高梁之变，足生大丁：意指过食肥甘厚味之品，会使人发生疔疮。"高"通"膏"，"梁"通"粱"，"丁"通"疔"。

[16] 受如持虚：指胃中受纳如同保持空虚时一样多，类似于消谷善饥。

[17] 皶：指粉刺。

[18] 大偻：指腰背弯曲疼痛不能直起的病。

[19] 俞气化薄：指邪气从腧穴传入而内迫五脏。

[20] 传为善畏，及为惊骇：指发展为害怕和惊恐的病证。

[21] 并：指交通之意。

[22] 畜：指蓄积之意。

[23] 隔：指隔塞不通。

[24] 粗：指粗工。

[25] 三时：指文中的平旦、日中、日西三个时段。

【导读】

此段经文首先叙述阳气的重要性，继而从生理、病理、治疗、养生等方面对阳气作了系统的论述。由于年代久远，此段经文有许多费解的地方，需细细体会才能融会贯通。

八、阴精与阳气互用而互制

【原文】

岐伯曰：阴者，藏精而起亟[1]也，阳者，卫外而为固也。

阴不胜其阳，则脉流薄疾，并乃狂。阳不胜其阴，则五藏气争，九窍不通。

是以圣人陈阴阳，筋脉和同，骨髓坚固，气血皆从。如是则内外调和，邪不能害，耳目聪明，气立如故。

风客淫气[2]，精乃亡，邪伤肝也。因而饱食，筋脉横解，肠澼为痔。因而大饮，则气逆。因而强力，肾气乃伤，高骨[3]乃坏。凡阴阳之要，阳密乃固[4]，两者不和，若春无秋，若冬无夏。因而和之，是谓圣度。

故阳强不能密，阴气乃绝。阴平阳秘，精神乃治；阴阳离决，精气乃绝。

因于露风，乃生寒热。是以春伤于风，邪气留连，乃为洞泄。夏伤于暑，秋为痎疟。秋伤于湿，上逆而咳，发为痿厥。冬伤于寒，春必温病。四时之气，更伤五

藏。(《素问·生气通天论》)

【注释】

[1] 起亟：指频繁的与阳气相应。亟，频数。

[2] 风客淫气：指风邪自外侵入人体，逐渐损伤精气。

[3] 高骨：指腰间脊骨。

[4] 阳密乃固：指阳气致密于外，阴精才能固守于内。另杨上善《太素》作"阴密阳固"，可参。

【导读】

本段进一步阐述阳气与阴精的关系。阴精与阳气互用而互制，且在阴阳的平衡协调的过程中，阳气起主导的作用。阳气致密，阴气才能内守。阴平阳秘，精神乃治，是阴阳双方动态平衡的体现；阳阳离决，精气乃绝，是阴阳双方动态平衡严重失调的体现。所以我们要顺应四时之气，注意保护阳气、涵养阴气，以便五脏之生气受到损伤。

九、五味偏嗜五脏受损发病

【原文】

阴之所生，本在五味[1]；阴之五宫[2]，伤在五味。是故味过于酸，肝气以津[3]，脾气乃绝。味过于咸，大骨气劳，短肌，心气抑。味过于甘，心气喘满，色黑，肾气不衡。味过于苦，脾气不濡，胃气乃厚[4]。味过于辛，筋脉沮弛，精神乃央。是故谨和五味，骨正筋柔，气血以流，腠理以密，如是则骨气以精[5]。谨道如法，长有天命。(《素问·生气通天论》)

【注释】

[1] 五味：指酸、苦、甘、辛、咸，泛指食物。

[2] 五宫：指五脏。

[3] 肝气以津：指肝气过盛。津，指溢出。

[4] 厚：指胀满之意。

[5] 骨气以精：指骨、筋、气、血、腠理等均得五味滋养而强盛。骨气，泛指上文之骨、筋、气、血、腠理。精，强盛。

【导读】

本段论述饮食五味是化生阴精的物质基础，是五脏精气之源，饮食五味有所偏嗜，则五脏受损而发病。

十、五脏有病则各传其所胜

【原文】

五藏受气[1]于其所生,传之于其所胜,气舍于其所生[2],死于其所不胜。病之且死,必先传行,至其所不胜,病乃死。此言气之逆行也,故死。

肝受气于心,传之于脾,气舍于肾,至肺而死;心受气于脾,传之于肺,气舍于肝,至肾而死;脾受气于肺,传之于肾,气舍于心,至肝而死;肺受气于肾,传之于肝,气舍于脾,至心而死;肾受气于肝,传之于心,气舍于肺,至脾而死。此皆逆死也,一日一夜五分之[3],此所以占死生之早暮也。

黄帝曰:五藏相通,移皆有次[4]。五藏有病,则各传其所胜。不治,法三月若六月,若三日若六日,传五藏而当死,是顺传其所胜之次。故曰:别于阳者,知病从来[5];别于阴者,知死生之期[6]。言知至其所困而死。

是故风者,百病之长也。今风寒客于人,使人毫毛毕直,皮肤闭而为热。当是之时,可汗而发也。或痹不仁、肿痛,当是之时,可汤熨及火灸刺而去之。弗治,病入舍于肺,名曰肺痹,发咳上气。弗治,肺即传而行之肝,病名曰肝痹,一名曰厥,胁痛出食,当是之时,可按若刺耳。弗治,肝传之脾,病名曰脾风,发瘅,腹中热,烦心,出黄。当此之时,可按可药可浴。弗治,脾传之肾,病名曰疝瘕,少腹冤热而痛,出白,一名曰蛊,当此之时,可按可药。弗治,肾传之心,病筋脉相引而急,病名曰瘛。当此之时,可灸可药。弗治,满十日,法当死。肾因传之心,心即复反传而行之肺,发寒热,法当三岁死,此病之次也。(《素问·玉机真藏论》)

【注释】

[1]受气:传受病气。

[2]其所生:指生我之脏,与上文"其所生"不同。又俞樾《内经辨言》认为此句衍"其",则"所生"者其母也。

[3]一日一夜五分之:将一日一夜分作五个时段,分属五行五脏,依生克次序可以推测死亡时辰。

[4]移皆有次:指病气转移、传变有一定的次序、规律。

[5]别于阳者,知病从来:能区别一般病脉,便知病源。阳,指有胃气的脉象。

[6]别于阴者,知死生之期:能区别真脏脉,便可以计算出患者的死亡时间。阴,指真脏脉。

【导读】

此论五脏疾病传变的原理、方式及其预后,并举以风寒入侵人体为例,而列肺痹、肝痹、脾风、疝瘕、癃等病证以说明"五脏相通、移皆有次"。另有"别于阴者,知死生之期",以预测死生之期。临证之时,亦当依据相关脉证以合参而断。

十一、五脏亦有不得以其次者

【原文】

然其卒发者,不必治于传,或其传化有不以次。不以次入者,忧恐悲喜怒,令不得以其次,故令人有大病矣。因而喜大虚则肾气乘矣[1],怒则肝气乘矣,悲则肺气乘矣,恐则脾气乘矣,忧则心气乘矣,此其道也。故病有五,五五二十五变[2],及其传化。传,乘之名也。(《素问·玉机真藏论》)

【注释】

[1] 因而喜大虚则肾气乘矣:因大喜过望,心气涣散,则肾气乘之。

[2] 病有五,五五二十五变:张介病注:"藏有五,而五藏之传又能各兼五藏,则有二十五变。"

【导读】

五脏疾病的传变,有一定的规律可循,也有不以其次传变者。如"卒发者",如情志过激者。"忧恐悲喜怒,令不得以其次"。于临证之时,要知常达变,要了解五脏疾病的传变有各传其所胜者,亦有不得以其次而传者。

十二、诊五脏之病知五决为纪

【原文】

诊病之始,五决[1]为纪。欲知其始,先建其母。所谓五决者,五脉也。是以头痛巅疾,下虚上实,过在足少阴、巨阳,甚则入肾。徇蒙招尤[2],目冥耳聋,下实上虚,过在足少阳、厥阴,甚则入肝。腹满䐜胀,支膈胠胁,下厥上冒,过在足太阴、阳明。咳嗽上气,厥[3]在胸中,过在手阳明、太阴。心烦头痛,病在膈中,过在手巨阳、少阴。(《素问·五藏生成》)

【注释】

[1] 五决:根据五脏之脉息来判断疾病。

[2] 徇蒙招尤:指头晕眼花、振掉不定。徇,通"眩";招,指掉摇;尤,甚也。

[3] 厥:指气逆,《针灸甲乙经》作"病"字。

【导读】

本段论述了诊病当以五脏之脉来判断疾病,并举病证以示相关脏腑经络之过。

十三、百病生于气九气各不同

【原文】

余知百病生于气也。怒则气上,喜则气缓,悲则气消,恐则气下,寒则气收,炅则气泄,惊则气乱,劳则气耗,思则气结。九气不同,何病之生?岐伯曰:怒则气逆,甚则呕血及飧泄[1],故气上矣。喜则气和志达,荣卫通利,故气缓矣。悲则心系急,肺布叶举,而上焦不通,荣卫不散,热气在中,故气消矣。恐则精却[2],却则上焦闭,闭则气还,还则下焦胀,故气不行[3]矣。寒则腠理闭,气不行,故气收矣。炅则腠理开,荣卫通,汗大泄,故气泄。惊则心无所依,神无所归,虑无所定,故气乱矣。劳则喘息汗出,外内皆越,故气耗矣。思则心有所存,神有所归,正气留而不行,故气结矣。(《素问·举痛论》)

【注释】

[1]飧泄:《针灸甲乙经》《太素》均作"食而气逆",义得。

[2]精却:指肾精不能上承而下陷、退却。

[3]气不行:指肾气化不行。

【导读】

本段论述百病生于气机失调。九气者,寒、热、劳、喜、怒、思、悲、恐、惊之气也。其中以情志所发者,占三分之二。另外感寒热与劳倦所得,亦是气机失调之主要原因。

十四、阴阳内外寒热虚实之机

【原文】

帝曰:经言阳虚则外寒,阴虚则内热,阳盛则外热,阴盛则内寒,余已闻之矣,不知其所由然也。

岐伯曰:阳受气于上焦,以温皮肤分肉之间,今寒气在外,则上焦不通,上焦不通,则寒气独留于外,故寒栗。

帝曰:阴虚生内热奈何?

岐伯曰:有所劳倦,形气衰少,谷气不盛[1],上焦不行,下脘不通,胃气热,热气熏胸中,故内热。

帝曰:阳盛生外热奈何?

岐伯曰:上焦不通利,则皮肤致密,腠理闭塞,玄府不通,卫气不得泄越,故外热。

帝曰：阴盛生内寒奈何？

岐伯曰：厥气[2]上逆，寒气积于胸中而不写，不写则温气去，寒独留，则血凝泣，凝则脉不通，其脉盛大以涩，故中寒。(《素问·调经论》)

【注释】

[1]谷气不盛：指饮食水谷之气不足。

[2]厥气：指下焦阴寒厥逆之气。

【导读】

此段重点论述了外感热病的阳虚生外寒、阳盛生外热，内伤劳倦的阴虚生内热，以及素体阴寒偏盛或受寒后阴盛生内寒的病机。所谓阳虚生外寒是指外感热病的卫阳被遏，不得宣发输布于外，而体外阳虚，则生外寒；阳盛生外热是指卫阳被遏化热较盛，毛孔不得开泄而发热；阴虚生内热是指劳倦耗气伤阴而纳谷衰少，形气衰少，不能化气生津而化热于中；阴盛生内寒是指素体寒湿内生或感受寒湿之气而厥逆于中。这种分析阴阳内外寒热虚实的方法，体现了《内经》时代重视营卫、重视饮食、重视调养的学术思想。

十五、百病之始生先客于皮毛

【原文】

是故百病之始生也，必先于皮毛。邪中之则腠理开，开则入客于络脉，留而不去，传入于经，留而不去，传入于府，廪于肠胃[1]。邪之始入于皮也，溯然起毫毛，开腠理；其入于络也，则络脉盛，色变；其入客于经也，则感虚乃陷下[2]。其留于筋骨之间，寒多则筋挛骨痛；热多则筋弛骨消，肉烁䐃破，毛直而败。(《素问·皮部论》)

【注释】

[1]廪于肠胃：指传于肠胃。

[2]感虚乃陷下：指虚弱乏力而有气陷不足的感觉。

【导读】

此段经文论述了邪气侵入人体由表及里的传变规律。其中邪气传入于腑，廪于肠胃，是言邪气稽留肠胃。为我们从肠胃论治疾病提供了理论依据。肠胃是许多疾病由里出表，逐渐痊愈的关键场所。

十六、审查病机无失气宜之理

【原文】

帝曰：善。夫百病之生也，皆生于风寒暑湿燥火，以之化之变也。经言盛者写之,虚则补之,余锡[1]以方士,而方士用之尚未能十全,余欲令要道必行,桴鼓相应,犹拔刺雪汗,工巧神圣,可得闻乎？岐伯曰：审察病机,无失气宜[2],此之谓也。

帝曰：愿闻病机何如？岐伯曰：诸[3]风掉眩,皆属于肝；诸寒收引,皆属于肾；诸气膹郁[4],皆属于肺；诸湿肿满,皆属于脾；诸热瞀瘛[5],皆属于火；诸痛痒疮,皆属于心；诸厥固泄[6],皆属于下[7]；诸痿喘呕,皆属于上[8],诸禁鼓栗,如丧神守,皆属于火；诸痉项强,皆属于湿；诸逆冲上,皆属于火；诸胀腹大,皆属于热；诸燥狂越,皆属于火；诸暴强直,皆属于风；诸病有声,鼓之如鼓,皆属于热；诸病胕肿[9],疼酸惊骇,皆属于火；诸转反戾[10],水液浑浊,皆属于热；诸病水液,澄彻清冷,皆属于寒；诸呕吐酸,暴注下迫,皆属于热。

故《大要》曰：谨守病机,各司其属,有者求之,无者求之,盛者责之,虚者责之,必先五胜[11],疏其血气,令其调达,而致和平,此之谓也。（《素问·至真要大论》）

【注释】

[1] 锡：同赐。

[2] 气宜：六气各有主时之宜,这里指的是六气主时的规律。

[3] 诸：指众也,不定的多数。

[4] 膹郁：膹,同贲,指气逆喘急。郁,指胸部胀闷。

[5] 瞀瘛：瞀,指昏糊也；瘛,指抽搐也。《素问·玉机真藏论》："筋脉相引而急,病名曰瘛。"

[6] 厥固泄：厥是指手足逆冷或手足发热的厥证。固是指二便固闭不通。泄是指二便泻利不禁。

[7] 下：指下焦肾、膀胱等。

[8] 上：指与下相对的上焦肺等。上焦起于胃上口,上焦之气不和,亦可导致气逆呕吐等。

[9] 胕肿：指皮肉肿胀溃烂。胕,同腐。

[10] 转反戾：指筋脉拘挛所致的多种症状。转,身体左右扭转。反,角弓反张。戾,身曲不直,如犬出户下。

[11] 五胜：指五行之气更替相胜,而人五脏之气与之相应。

【导读】

此段论述病机的重要性,并举例病机十九条,以作示范。对待病机辨识时,要从脉证入手,结合藏象理论,分析病象,辨别病变的原因、性质、部位等。

十七、奇邪走空窍所在皆不足

【原文】

凡此十二邪者,皆奇邪之走空窍者也。故邪之所在,皆为不足。故上气不足,脑为之不满[1],耳为之苦鸣,头为之苦倾[2],目为之眩。中气不足,溲便为之变,肠为之苦鸣。下气不足,则乃为痿厥心悗。补足外踝下留之。(《灵枢·口问》)

【注释】

[1]不满:指脑中空虚之感。

[2]苦倾:指头部沉重不支。

【导读】

本段经文对"奇邪走空窍"进行了系统性的总结,认为正气不足是邪气侵入空窍的主要原因。同时还举例上、中、下三气不足之病证,并指出补足外踝下(申脉穴)留之的外治之法。笔者临床常以《备急千金要方》人参散加减以疗三气不足之病证,颇有疗效。

第六节 标本虚实之辨

标本,一般是指疾病的表象和本质;虚实,是精气夺则虚和邪气盛则实的病机。一般意义上讲,标本虚实之间常相互关联,本虚标实者,在临床中比较常见。本节主要讨论疾病的标本、虚实等相关内容。

一、知标本逆从者万举万当

【原文】

黄帝问曰:病有标本,刺有逆从[1]奈何?岐伯对曰:凡刺之方,必别阴阳[2],前后相应,逆从得施,标本相移,故曰有其在标而求之于标,有其在本而求之于本,有其在本而求之于标,有其在标而求之于本。故治有取标而得者,有取本而得者,有逆取而得者,有从取而得者。故知逆与从,正行无问,知标本者,万举万当,不知标本,是谓妄行。

夫阴阳、逆从、标本之为道也,小而大,言一而知百病之害,少而多,浅而博,可以言一而知百也。以浅而知深,察近而知远。言标与本,易而勿及[3]。治反为逆,治得为从。

先病而后逆[4]者,治其本;先逆而后病者,治其本。先寒而后生病者,治其本;先病而后生寒者,治其本。先热而后生病者,治其本;先热而后生中满[5]者,治其标。先病而后泄者,治其本;先泄而后生他病者,治其本。必先调之,乃治其他病。

先病而后先中满者,治其标;先中满而后烦心者,治其本。人有客气,有固气[6]。小大不利治其标;小大利治其本。

病发而有余,本而标之,先治其本,后治其标[7]。病发而不足,标而本之,先治其标,后治其本[8]。

谨察间甚[9],以意调之;间者并行[10],甚者独行[11],先以小大不利而后生病者,治其本。(《素问·标本病传论》)

【注释】

[1]病有标本,刺有逆从:病之标本是相对而言,先病、病机、体内等因素为本,后病、症状、体外等因素为标。针对病邪而采用泻法的手法称之为逆,顺从经气而采用补法的手法称之为从。

[2]阴阳:指气血、表里、寒热、虚实、四季等。

[3]易而勿及:指讲起来容易,运用起来难。

[4]先病而后逆:指先病而后气血逆乱。一般先病为本,后病为标。逆,指气血逆乱。

[5]中满:指腹中胀满不通。

[6]人有客气,有固气:指人有外来之客气,即邪气,也有内在之固气,即正气。

[7]病发而有余,本而标之,先治其本,后治其标:指疾病发作后而邪气有余,就用先祛邪以治其本,后治其标。此以先病为本,后现邪气有余为标。

[8]病发而不足,标而本之,先治其标,后治其本:指疾病发作后而表现正气不足的,就先顾护正气以治其标,后治其本。此以先病为本,后现正气不足为标。

[9]间甚:指疾病的轻和重,缓解期和发作期。

[10]并行:指标本同治。

[11]独行:指单独治其标或治其本。

【导读】

此段标本逆从之辨,是治疗疾病的重要法则。归纳起来有以下几点:一、先病者为本,后病者为标;二、小大不利者治其标(二便),小大利者治其本,中满者治其标(中满);三、病发而有邪气有余者,先治其本(先病)。病发而正气不足者,先治其标(补正气);四、谨察间甚,间者并行,甚者独行。这些治疗疾病的法则,是我们在治疗疾病的过程中需要时时刻刻遵守的。故言"知标本者,万举万当,不知标本,是谓妄行"。

二、邪气盛则实精气夺则虚

【原文】

黄帝问曰:何谓虚实? 岐伯对曰:邪气盛则实,精气夺则虚。

帝曰:虚实何如? 岐伯曰:气虚者,肺虚也。气逆者,足寒也。非其时则生,当其时则死[1]。余藏皆如此。

帝曰:何谓重实? 岐伯曰:所谓重实者,言大热病,气热脉满,是谓重实。

帝曰:经络俱实何如? 何以治人? 岐伯曰:经络皆实,是寸脉急而尺缓也,皆当治之,故曰滑则从,涩则逆[2]也。夫虚实者,皆从其物类始,故五藏骨肉滑利,可以长久也。

帝曰:经气不足,经气有余何如? 岐伯曰:络气不足,经气有余者,脉口热而尺寒也,秋冬为逆,春夏为从,治主病者。帝曰:经虚络满何如? 岐伯曰:经虚络满者,尺热满,脉口寒涩也,此春夏死,秋冬生也。帝曰:治此者奈何? 岐伯曰:络满经虚,灸阴刺阳,经满络虚,刺阴灸阳[3]。

帝曰:何谓重虚? 岐伯曰:脉虚气虚尺虚,是谓重虚。帝曰:何以治之? 岐伯曰:所谓气虚者,言无常也。尺虚者,行步恇然[4]。脉虚者,不象阴[5]也。如此者,滑则生,涩则死也。

帝曰:寒气暴上,脉满而实何如? 岐伯曰:实而滑则生,实而逆则死。

帝曰:脉实满,手足寒,头热,何如? 岐伯曰:春秋则生,冬夏则死。脉浮而涩,涩而身有热者死。

帝曰:其形尽满何如? 岐伯曰:其形尽满者,脉急大坚,尺涩而不应也。如是者,故从则生,逆则死。

帝曰:何谓从则生,逆则死? 岐伯曰:所谓从者,手足温也。所谓逆者,手足寒也。(《素问·通评虚实论》)

【注释】

[1]非其时则生,当其时则死:马莳:"非相克之时则生,如春秋冬是也;如遇相克之时则死,如夏时之火是也。"此以肺脏为例也。

[2]滑则从,涩则逆:指脉象滑利的,就有生机而为顺;脉象涩滞的,就缺少生

机而为逆。

［3］络满经虚，灸阴刺阳，经满络虚，刺阴灸阳：张志聪言："络为阳，经为阴。刺者泻其盛满之气，灸者启其陷下之阳。盖不足者病，而太过者亦为病也。"

［4］行步恇然：指下肢运动无力怯弱。

［5］脉虚者，不象阴：指亡血之脉虚，浮大中空，不像沉细欲绝之阴脉。

【导读】

本段首先提出邪气盛则实、精气夺则虚，然后分别论述重实、重虚、经络俱实、经虚络实、经实络虚等，也为这些病证的治疗提供了指导原则。

三、逆从标本不得亡神失国

【原文】

帝曰：愿闻要道。岐伯曰：治之要极，无失色脉，用之不惑，治之大则。逆从到行，标本不得，亡神失国。去故就新，乃得真人[1]。

【注释】

［1］去故就新，乃得真人：指抛弃掉坏的习惯，养成新的好的研究色脉的习惯，慢慢地由贤到圣再到至人真人。

【导读】

本段指出色脉是认识病情逆从的关键、是标本相得的基础，所以要无失色脉。倘若不能正确认识色脉，则不能理解病情的顺逆，治起来便会南辕北辙，也就不能取效，会加速病情恶化，以致死亡。

四、病为本工为标其当相得

【原文】

帝曰：夫病之始生也，极微极精[1]，必先入结于皮肤。今良工皆称曰病成，名曰逆[2]，则针石不能治，良药不能及也。今良工皆得其法，守其数，亲戚兄弟远近音声日闻于耳，五色日见于目，而病不愈者，亦何暇不早乎？岐伯曰：病为本，工为标，标本不得，邪气不服，此之谓也。（《素问·汤液醪醴论》）

【注释】

［1］极微极精：指疾病发生时往往非常微小、精细，难以察觉。

［2］名曰逆：指疾病预后不良。

【导读】

本段讲了良医得其法、守其数而病不愈的原因。病人为本，医生为标，即使是良医,如果二者不能很好地配合,病邪就不能被制服。故言"病为本,工为标""标本相得,邪气乃服"。

五、标本俱病为喘呼为水肿

【原文】

故水病下为胕肿大腹,上为喘呼、不得卧者,标本俱病[1],故肺为喘呼,肾为水肿,肺为逆不得卧,分为相输[2]。俱受者,水气之所留也。(《素问·水热穴论》)

【注释】

[1] 标本俱病:此指肺肾都发生了病变。标,指肺,本,指肾。

[2] 分为相输:此指肺病与肾病的表现各不相同,但两者之间相互输应、相互影响。

【导读】

肾主水而为水之下源,肺通调水道而为水之上源。水气稽留肺肾,二者受病。肾为本,肺为标,肾病为水肿腹大,肺病为咳逆喘呼不得卧。二者表现不同,但却相互影响。

六、有余不足虚实之形生道

【原文】

黄帝问曰:余闻《刺法》言,有余写之,不足补之,何谓有余,何谓不足?岐伯对曰:有余有五,不足亦有五,帝欲何问?帝曰:愿尽闻之。岐伯曰:神有余有不足;气有余有不足;血有余有不足;形有余有不足;志有余有不足。凡此十者,其气不等也。

帝曰:人有精气、津液、四肢、九窍、五藏十六部,三百六十五节,乃生百病,百病之生,皆有虚实。今夫子乃言有余五,不足亦有五,何以生之乎?岐伯曰:皆生于五藏也。夫心藏神,肺藏气,肝藏血,脾藏肉,肾藏志,而此成形。志意通,内连骨髓[1]而成身形五藏。五藏之道,皆出于经隧,以行血气。血气不和,百病乃变化而生,是故守经隧焉。

帝曰:神有余不足何如?岐伯曰:神有余则笑不休,神不足则悲。血气未并,五藏安定,邪客于形,洒淅起于毫毛,未入于经络也。故命曰神之微。帝曰:补写奈何?岐伯曰:神有余则写其小络之脉出血,勿之深斥[2],无中其大经,神气乃平。神不足者,视其虚络,按而致之,刺而利之,无出其血,无泄其气,以通其经,神气乃平。帝曰:刺微奈何? 岐伯曰:按摩勿释,着针勿斥,移气于不足,神气乃得复。

帝曰:善。气有余不足奈何? 岐伯曰:气有余则喘咳上气,不足则息利少气。血气未并,五藏安定,皮肤微病,命曰白气微泄。帝曰:补写奈何? 岐伯曰:气有余则泻其经隧,无伤其经,无出其血,无泄其气。不足则补其经隧,无出其气。帝曰:刺微奈何? 岐伯曰:按摩勿释,出针视之曰,我将深之,适人必革[3],精气自伏,邪气散乱,无所休息,气泄腠理,真气乃相得。

帝曰:善。血有余不足奈何? 岐伯曰:血有余则怒,不足则恐,血气未并,五藏安定,孙络外[4]溢,则经有留血。帝曰:补写奈何? 岐伯曰:血有余则泻其盛经,出其血;不足则视其虚经,内针其脉中,久留而视,脉大[5],疾出其针,无令血泄。帝曰:刺留血奈何? 岐伯曰:视其血络,刺出其血,无令恶血得入于经,以成其疾。

帝曰:善。形有余不足奈何? 岐伯曰:形有余则腹胀,泾溲不利。不足则四肢不用,血气未并,五藏安定。肌肉蠕动,命曰微风。帝曰:补写奈何? 岐伯曰:形有余则写其阳经,不足则补其阳络。帝曰:刺微奈何? 岐伯曰:取分肉间,无中其经,无伤其络,卫气得复,邪气乃索。

帝曰:善。志有余不足奈何? 岐伯曰:志有余则腹胀飧泄,不足则厥。血气未并,五藏安定,骨节有动。帝曰:补写奈何? 岐伯曰:志有余则写然筋[6]血者,不足则补其复溜。帝曰:刺未并奈何? 岐伯曰:即取之,无中其经,邪所乃能立虚[7]。

帝曰:善。余已闻虚实之形,不知其何以生? 岐伯曰:气血以并,阴阳相倾,气乱于卫,血逆于经,血气离居,一实一虚[8]。血并于阴,气并于阳,故为惊狂。血并于阳,气并于阴,乃为炅中[9]。血并于上,气并于下,心烦惋[10]善怒。血并于下,气并于上,乱而喜忘。

帝曰:血并于阴,气并于阳,如是血气离居,何者为实? 何者为虚? 岐伯曰:血气者喜温而恶寒,寒则泣[11]不能流,温则消而去之,是故气之所并为血虚,血之所并为气虚。

帝曰:人之所有者,血与气耳。今夫子乃言血并为虚,气并为虚,是无实乎? 岐伯曰:有者为实,无者为虚;故气并则无血,血并则无气。今血与气相失,故为虚焉。络之与孙脉,俱输于经,血与气并,则为实焉。血之与气并走于上,则为大厥,厥则暴死,气复反则生,不反则死。

帝曰:实者何道从来? 虚者何道从去? 虚实之要,愿闻其故。岐伯曰:夫阴

与阳[12]，皆有俞会[13]。阳注于阴，阴满之外，阴阳匀平，以充其形，九候若一，命曰平人。(《素问·调经论》)

【注释】

[1] 志意通，内连骨髓：此指肾气和脾气相交通，外在形体与内在骨髓相联系。因脾藏意，肾藏志也。

[2] 深斥：此指开拓、深入、扩大针刺范围。

[3] 适人必革：此指针刺至人时改变了提前告诉患者要深刺的计划。

[4] 外：原作"水"，据《针灸甲乙经》卷六，《黄帝内经太素》卷二十四改。

[5] 脉大：此指针刺之针感强烈。

[6] 然筋：指然谷下之筋。

[7] 邪所乃能立虚：指邪气之处会很快表虚，即邪气很快祛除之意。

[8] 血气离居，一实一虚：指血与气发生偏聚，不相随行，有血处无气，有气处无血，故言一实一虚。

[9] 炅中：指热中病。

[10] 悗：与"惋"古义近，读"wǎn"，作"闷"解。

[11] 泣：指凝涩之意。

[12] 阴与阳：此指内在的脏腑与外在的经络。

[13] 皆有俞会：指腧穴都相互流注交会。

【导读】

本节论述了血、神、形、气、志的有余不足，并阐述了虚实之何以生、何道从、何道去。肝藏血、心藏神、脾藏肉(形)、肺藏气、肾藏志，其有余不足，生于五脏，五脏血气不和，百病乃生。气血以并，阴阳相倾，气乱于卫，血逆于经，血气离居，是虚实所生之因。脏腑经络、阴阳流注交会之异，是产生虚实的根本原因。合而言之，五脏之虚实是气血离居、经脉逆乱所致。为避免虚实之象，当外避风雨寒湿、内节阴阳喜怒等。

七、九针以解虚实之道之要

【原文】

黄帝问曰：愿闻《九针》之解，虚实之道。岐伯对曰：刺虚则实之者，针下热也，气实乃热也。满而泄之者，针下寒也，气虚乃寒也。菀陈[1]则除之者，出恶血也。邪胜则虚之者，出针勿按。徐而疾则实者，徐出针而疾按之；疾而徐则虚者，疾出针而徐按之。言实与虚者，寒温气多少也。若无若有者，疾不可知也[2]。察后与先者,知病先后也。为虚与实者,工勿失其法。若得若失者,离其法也。虚实之要,九针最妙者,为其各有所宜也。补写之时者,与气开阖相合也[3]。九针之名,各不同形者,针穷其所当补写也。

刺实须其虚者,留针阴气隆至,乃去针也;刺虚须其实者,阳气隆至,针下热,乃去针也。经气已至,慎守勿失者,勿变更也。深浅在志[4]者,知病之内外也。远近如一者,深浅其候等也[5]。如临深渊者,不敢堕也。手如握虎者,欲其壮也。神无营[6]于众物者,静志观病人,无左右视也。义无邪下者,欲端以正也[7]。必正其神者,欲瞻病人目,制其神,令气易行也。(《素问·针解》)

【注释】

[1]菀陈:菀,读"yǔn",通蕴,指郁结、积滞。陈,陈旧。二者在此指血液郁结日久。

[2]若无若有者,疾不可知也:指下针后经气到来迅速,寒温感觉之快,不容易辨别。

[3]补写之时者,与气开阖相合也:此指针刺补泻的时间要与经气来过的时间相配合。如马莳所言:"其针入之后,若当其气来谓之开,可以迎而泻之;气过谓之阖,可随而补之,针与气开阖相合也。"

[4]深浅在志:指决定针刺的深浅。

[5]远近如一者,深浅其候等也:远近,指针刺的深浅,如一,指候气之法一样。此指针刺虽有深浅之分,但候气之法都是相同的。

[6]营:指围绕。

[7]义无邪下者,欲端以正也:义,古"仪"字,指举止。此指针刺手法举止端正无邪。

【导读】

本段讲述了九针的虚实补泻之道。其典型代表是刺虚者,针下热,以实之;刺实者,针下寒,以虚之;徐而疾,徐出针而疾按之,以实之;疾而徐,疾出针而徐按之,以虚之。补泻之时,当与气开阖相合,是针刺虚实的要点。无论进针的深浅,针刺后都要留针候气,以待气至。

八、五虚五实以决死生之情

【原文】

黄帝曰:余闻虚实以决死生,愿闻其情?岐伯曰:五实死,五虚死。帝曰:愿闻五实五虚?岐伯曰:脉盛,皮热,腹胀,前后不通,闷瞀[1],此谓五实。脉细,皮寒,气少,泄利前后,饮食不入,此谓五虚。帝曰:其时有生者何也?岐伯曰:浆粥入胃,泄注止,则虚者活;身汗得后利,则实者活。此其候也。(《素问·玉机真藏论》)

【注释】

[1]闷瞀:指昏闷而目不明。

【导读】

本段指出五实、五虚症状和预后,虚者胃气复可活,实者邪气祛可安。其五实者,是脉盛、皮热、腹胀、二便不通、闷瞀,因五脏邪气盛所致。五虚者,是脉细、皮寒、气少、二便泄利,饮食不入,因五脏正气衰少所致。

九、虚实之要针刺补泻之法

【原文】

黄帝问曰:愿闻虚实之要?岐伯对曰:气实形实,气虚形虚,此其常也,反此者病。谷盛气盛,谷虚气虚,此其常也,反此者病。脉实血实,脉虚血虚,此其常也,反此者病。

帝曰:如何而反?岐伯曰:气虚身热,此谓反也。谷入多而气少,此谓反也。谷不入而气多,此谓反也。脉盛血少,此谓反也。脉少血多,此谓反也。气盛身寒,得之伤寒,气虚身热,得之伤暑。谷入多而气少者,得之有所脱血[1],湿居下也[2]。谷入少而气多者,邪在胃及与肺也。脉小血多者,饮中热也[3];脉大血少者,脉有风气,水浆不入,此之谓也。夫实者,气入也;虚者,气出也。气实者,热也;气虚者,寒也。入实者,左手开针空也;入虚者,左手闭针空也。(《素问·刺志论》)

【注释】

[1]脱血:指失血。

[2]湿居下也:此指谷入多而血少,本该转化为血的谷,却转化为湿,湿性下趋,留于下也。

[3]饮中热也:此指饮酒中热之病。

【导读】

人体之形、气、谷、脉、血当相应相得,若出现反差,则为病也。临证时当全面审察形气血脉之多少,辨别疾病的虚实真假,运用针刺的补泻之法,方可使形气相得、血脉和利。

第七节 寒热逆顺之迹

寒热,指恶寒和发热,泛指热病。逆顺,指顺从和违反规律的现象。寒热、逆顺皆有踪迹,是我们认识疾病、辨别阴阳、确定治法的基础。

一、皮寒热肌寒热及骨寒热

【原文】

皮寒热者,不可附席[1],毛发焦,鼻槁腊[2],不得汗,取三阳之络[3],以补手太阴。肌寒热者,肌痛,毛发焦而唇槁腊。不得汗,取三阳[4]于下,以去其血者,补足太阴,以出其汗。骨寒热者,病无所安,汗注不休。齿未槁,取其少阴于阴股之络[5];齿已槁,死不治。(《灵枢·寒热病》)

【注释】

[1]附席:指卧着床褥之意。

[2]槁腊:指干枯之意。腊,读"xī",指干肉,作干解。

[3]三阳之络:指足太阳膀胱经之络穴飞扬穴。

[4]三阳:指三阳之络,飞扬穴。

[5]少阴于阴股之络:指足少阴经的络穴大钟。

【导读】

此举皮寒热、肌寒热、骨寒热以示热病由表及里的传变过程。病在皮者,治取手太阴肺经、足太阳膀胱之络;病在肌者,取足太阳膀胱之络,补足太阴脾经;病在骨者,取足少阴肾之络。可见在外感热病的衍变过程中,涉及肺、膀胱、脾、肾等脏腑及其经络,在治疗之时,要根据症状表现的不同,而选取不同治疗部位。

二、热厥寒厥虚实来去之刺

【原文】

热厥取足太阴、少阳,皆留之;寒厥取足阳明、少阴于足,皆留之。舌纵涎下,烦悗,取足少阴。振寒洒洒,鼓颔[1],不得汗出,腹胀烦悗,取手太阴。刺虚者,刺其去也;刺实者,刺其来也。(《灵枢·寒热病》)

【注释】

[1]鼓颔:指两颔鼓动震颤。

【导读】

热厥、寒厥之述，见如《素问·厥论》："阳气衰于下，则为寒厥；阴气衰于下，则为热厥。"热厥者，阴气虚也，可取足阳明、足少阳的腧穴，并留针；寒厥者，阳气虚也，可取足阳明、足少阴的腧穴，并留针。舌纵缓不收、口涎自下、心中烦闷的，可取足少阴经的腧穴。另外，刺虚证，用补法，当顺着脉气去的方向行针；刺实证，用泻法，当逆着脉气的方向行针。

三、热病诸候邪入五脏之索

【原文】

热病三日，而气口静、人迎躁者，取之诸阳，五十九刺[1]，以泻其热而出其汗，实其阴[2]以补其不足者。身热甚，阴阳皆静者，勿刺也[3]；其可刺者，急取之，不汗出则泄[4]。所谓勿刺者，有死征也。热病七日八日，脉口动，喘而短者，急刺之，汗且自出，浅刺手大指间[5]。热病七日八日，脉微小，病者溲血，口中干，一日半而死；脉代者，一日死[6]。热病已得汗出，而脉尚躁，喘且复热，勿刺肤，喘甚者死。热病七日八日，脉不躁，躁不散数，后三日中有汗；三日不汗，四日死[7]。未曾汗者，勿腠刺之。

热病先肤痛，窒鼻，充面，取之皮，以第一针[8]，五十九，苛轸鼻[9]，索皮于肺，不得索之火，火者，心也。

热病先身涩，倚[10]而热，烦悗，干唇口嗌，取之皮，以第一针，五十九；肤胀口干，寒汗出，索脉于心，不得索之水，水者，肾也。

热病嗌干多饮，善惊，卧不能起，取之肤肉，以第六针[11]，五十九，目眦青，索肉于脾，不得索之木，木者，肝也。

热病面青，脑痛，手足躁，取之筋间，以第四针[12]，于四逆[13]；筋躄目浸[14]，索筋于肝，不得索之金，金者，肺也。

热病数惊，瘛瘲而狂，取之脉，以第四针，急泻有余者，癫疾毛发去，索血于心，不得索之水，水者，肾也。

热病身重骨痛，耳聋而好瞑，取之骨，以第四针，五十九，刺骨；病不食，啮齿耳青，索骨于肾，不得索之土，土者，脾也。

热病不知所痛，耳聋，不能自收，口干，阳热甚，阴颇有寒[15]者，热在髓，死不可治。

热病头痛，颞颥目瘛脉痛[16]，善衄，厥热病也，取之以第三针[17]，视有余不足，寒热痔[18]。

热病,体重,肠中热,取之以第四针,于其俞,及下诸趾间,索气于胃胳[19],得气也。

热病,挟脐急痛,胸胁满,取之涌泉与阴陵泉,取以第四针,针嗌里[20]。

热病,而汗且出,及脉顺可汗者,取之鱼际、太渊、大都、太白。泻之则热去,补之则汗出,汗出大甚,取内踝上横脉[21]以止之。

热病已得汗而脉尚躁盛,此阴脉之极也[22],死;其得汗而脉静者,生。

热病者,脉尚盛躁而不得汗者,此阳脉之极[23]也,死;脉盛躁得汗静者,生。
(《灵枢·热病》)

【注释】

[1] 五十九刺:指治疗热病的五十九个腧穴。

[2] 实其阴:指补三阴经。

[3] 身热甚,阴阳皆静者,勿刺也:指身热甚而人迎、寸口的脉象都沉静,不可刺也。这是脉证不符的坏证。

[4] 不汗出则泄:指虽不得汗,邪热也可以从此处外泄。

[5] 手大指间:指少商穴。

[6] 脉微小,病者溲血,口中干,一日半而死;脉代者,一日死:此指热病气阴衰少、心气将竭之征。脉微小是正气已衰,溲血、口干是阴分已伤之征。

[7] 三日不汗,四日死:指热病三日未出汗,是因为阴液已竭,四日就会死亡。

[8] 第一针:指镵针。根据九针排序的次序,第一针是镵针。下文第六针、第四针等取义均同。

[9] 苛轸鼻:指鼻部生小疹。苛,细小;轸,通"疹"。

[10] 身涩,倚:涩,作"不爽"解。倚,作"无力"解。《针灸甲乙经》倚作"烦"。

[11] 第六针:指员利针。

[12] 第四针:指锋针。

[13] 四逆:指四肢末端。张志聪言:"肝主筋。诸筋皆起于四肢之指井,并经而循于形身,故手足为之躁扰,当取之筋间,以第四针刺手足之四逆。"

[14] 筋躄目浸:指足不能行、泪出不收。因肝主筋,筋躄则足不能行,肝开窍于目,目浸为眼泪汪汪、浸淫不收的意思。

[15] 阴颇有寒:指阴分稍微有寒在。此阴分相对阳分之热而言。"阳热甚,阴颇有寒",此阴阳当指部位相对而言。

[16] 颞颥目瘛脉痛:指颞颥部引及目之脉络抽掣疼痛。

[17] 第三针:指鍉针。

[18] 寒热痔：此句与上下文不连贯，恐为衍文。

[19] 胃胳：指胃经络穴丰隆穴。

[20] 嗌里：指廉泉穴。

[21] 内踝上横脉：指三阴交穴。

[22] 阴脉之极也：指阴脉衰极的征象。

[23] 阳脉之极：指阳气欲绝的死征。

【导读】

本段首先讲述了根据人迎寸口脉大小的不同而辨治热病，再述热入五脏的证候和针刺之法，最后再论热病的特色证候和危重表现。此段经文是古人论治热病的经法大纲，辨治细微、析理精深，对于当今临床依然有着深刻的指导意义。尤其是热入五脏之索，是古人从五脏论治热病的经典范例。

四、热病不可刺及五十九刺

【原文】

热病不可刺者有九：一曰汗不出，大颧发赤，哕者死；二曰泄而腹满甚者死；三曰目不明，热不已者死；四曰老人婴儿热而腹满者死；五曰汗不出，呕下血者死；六曰舌本烂，热不已者死；七曰咳而衄，汗不出，出不至足者死；八曰髓热者死[1]；九曰热而痉者死，腰折，瘛疭，齿噤龂也。凡此九者，不可刺也。

所谓五十九刺者，两手外内侧各三，凡十二痏；五指间各一，凡八痏；足亦如是。头入发一寸旁三分各三，凡六痏；更入发三寸边五，凡十痏；耳前后口下者各一，项中一，凡六痏；巅上一，囟会一，发际一，廉泉一，风池二，天柱二。（《灵枢·热病》）

【注释】

[1] 髓热者死：指热深入骨髓的，是死证。

【导读】

本节讨论了热病禁刺的九种情况及治疗热病的五十九个穴位。这九种不可刺的热病，都是热邪过盛、真阴耗竭的死证。其治疗热病的五十九穴，是指两手外侧的少泽、关冲、商阳，内侧的少商、中冲、少冲，共十二穴；手五指间后溪、中渚、三间、少府，左右共八穴；足五指间的束骨、临泣、陷谷、太白，左右共八穴；头部的五处、承光、通天、临泣、目窗、正营、承灵、脑空，共十六穴；耳前的听会二穴；耳后的完骨二穴；口下的承浆一穴；项后的哑门一穴；百会、囟会、神庭、风府、廉泉各一穴，共五穴；风池、天柱各二穴，共四穴；合计五十九穴。

五、小骨弱肉者善病寒热也

【原文】

黄帝曰：人之善病寒热者，何以候之？少俞答曰：小骨弱肉者，善病寒热。黄帝曰：何以候骨之小大，肉之坚脆，色之不一也？少俞答曰：颧骨者，骨之本也。颧大则骨大，颧小则骨小。皮肤薄而其肉无䐃，其臂懦懦然[1]，其地色殆然，不与其天同色，污然独异[2]，此其候也。然后臂薄者，其髓不满，故善病寒热也。（《灵枢·五变》）

【注释】

[1] 懦懦然：指软弱无力的样子。

[2] 地色殆然，不与其天同色，污然独异：指地阁（下巴）的气色晦暗，与天庭（额头）的气色不一致，像蒙有一层污垢一样与众不同。

【导读】

本节讨论了寒热病的易发人群。小骨弱肉者，脾肾不足也，形气不充也，皮薄肌软也，所以人身之内外上下之气血皆不足也。故小骨弱肉者，不仅易患外感热病，还易发内伤热病。

六、胃肠有寒有热调于三里

【原文】

岐伯曰：夫中热消瘅则便[1]寒，寒中之属则便热。胃中热则消谷，令人悬心善饥，脐以上皮热；肠中热则出黄如糜，脐以下皮寒。胃中寒则腹胀，肠中寒则肠鸣飧泄。胃中寒肠中热则胀而且泄；胃中热肠中寒则疾饥[2]，小腹痛胀。（《灵枢·师传》）

【注释】

[1] 便：相宜也。此指肠胃有热则饮食喜欢寒凉。

[2] 疾饥：指容易饥饿。

【导读】

本节讨论了胃肠寒热病变的6种类型。① 胃中热，症见消谷善饥、悬心不宁、胃脘部皮肤发热；② 肠中热，症见泄泻黄糜秽浊、腹部皮肤发冷；③ 胃中寒，症见腹胀；④ 肠中寒，症见肠鸣泄泻、完谷不化；⑤ 胃中寒肠中热，症见腹胀、泄泻黄糜秽浊；⑥ 胃中热肠中寒，症见消谷善饥、小腹胀痛、肠鸣泄泻、完谷不化。针对单纯的胃寒、肠寒、胃热、肠热，可选用的方药相对简便，如胃寒者，宜理中汤;肠寒者,宜吴茱萸汤;胃热者,宜白虎汤;肠热者,宜白头翁汤。对于寒热错杂的胃肠病,则需要分清部位而清温并用,酌情选用连理汤、半夏泻心汤、乌梅丸等。

【原文】

邪在脾胃,则病肌肉痛。阳气有余,阴气不足,则热中善饥;阳气不足,阴气有余,则寒中肠鸣腹痛;阴阳俱有余,若俱不足,则有寒有热,皆调于三里[1]。

【注释】

[1] 三里:指足阳明胃经的足三里穴和手阳明大肠经的手三里穴。手三里在前臂背面桡侧,当阳溪与曲池连线上,肘横纹下 2 寸;足三里在小腿外侧,犊鼻下 3 寸,距胫骨前缘一横指处。

【导读】

本节指出了胃肠有寒有热之时,皆可调于足三里穴和手三里穴,或以温法治寒,或以清法治热,或清温并用以除寒热。这种治疗胃肠寒热证的调治原则,对后世辨治胃肠寒热错杂证有着重要的影响。

七、逆顺五体及形气之顺逆

【原文】

黄帝曰:《逆顺五体》者,言人骨节之大小,肉之坚脆,皮之厚薄,血之清浊,气之滑涩,脉之长短,血之多少,经络之数,余已知之矣,此皆布衣匹夫之士也。夫王公大人,血食之君,身体柔脆,肌肉软弱,血气慓悍滑利[1],其刺之徐疾浅深多少,可得同之乎?岐伯答曰:膏粱菽藿之味,何可同也?气滑即出疾,其气涩则出迟,气悍则针小而入浅,气涩则针大而入深,深则欲留,浅则欲疾。以此观之,刺布衣者,深以留之,刺大人者,微以徐之,此皆因气慓悍滑利也。

黄帝曰:形气之逆顺奈何?岐伯曰:形气不足,病气有余[2],是邪胜也,急泻之;形气有余,病气不足[3],急补之;形气不足,病气不足[4],此阴阳气俱不足也,不可刺之,刺之则重不足。重不足则阴阳俱竭,血气皆尽,五脏空虚,筋骨髓枯,老者绝灭,壮者不复矣。形气有余,病气有余,此谓阴阳俱有余也。急泻其邪,调其虚实。故曰有余者泻之,不足者补之,此之谓也。故曰:刺不知逆顺,真邪相搏。满而补之,则阴阳四溢,肠胃充郭,肝肺内䐜,阴阳相错。虚而泻之,则经脉空虚,血气竭枯,肠胃𠐺辟[5],皮肤薄著,毛腠夭膲,予之死期。

故曰用针之要,在于知调阴与阳。调阴与阳,精气乃光[6],合形与气,使神内藏。故曰上工平气,中工乱脉,下工绝气危生。故曰下工不可不慎也,必审五藏

变化之病,五脉之应,经络之实虚,皮之柔粗,而后取之也。(《灵枢·根结》)

【注释】

[1] 血气慓悍滑利:指血气运行疾速滑利。

[2] 形气不足,病气有余:指外在形气不充足,内在脏腑病邪却亢胜。此是外虚内实,当泻之。

[3] 形气有余,病气不足:指外在形体亢胜,内在脏腑正气却不足。此是外实内虚,当补之。

[4] 形气不足,病气不足:指表里内外皆不足,是阴阳气血俱不足也。

[5] 肠胃儑辟:指肠胃正气不足,运化无力也。

[6] 精气乃光:"光"字,《针灸甲乙经》作"充"字,可从。

【导读】

逆顺五体,意指五种血气形质等相关的人体。刺布衣者,深以留之,刺大人者,微以徐之。因二者之皮肤肌肉厚薄等不同也。形气之顺逆,是指人体外在形气与内在脏腑的寒热虚实之状态。形气不足,病气有余,是真实假虚也;形气有余,病气不足,是真虚假实也;形气不足,病气不足,是内外俱虚也;形气有余,病气有余,是内外俱实也。当依据其气之虚实而调之,使其气平,然后可生。

八、定四海之腧调虚实顺逆

【原文】

黄帝曰:远乎哉,夫子之合人天地四海也,愿闻应之奈何?岐伯曰:必先明知阴阳表荣输[1]所在,四海定矣。黄帝曰:定之奈何?岐伯曰:胃者水谷之海,其输上在气街[2],下至三里;冲脉者为十二经之海,其输上在于大杼,下出于巨虚之上下廉;膻中者为气之海,其输上在于柱骨之上下[3],前在于人迎,脑为髓之海,其输上在于其盖[4],下在风府。

黄帝曰:凡此四海者,何利何害?何生何败?岐伯曰:得顺者生,得逆者败;知调者利,不知调者害。

黄帝曰:四海之逆顺奈何?岐伯曰:气海有余者,气满胸中,悗息面赤;气海不足,则气少不足以言。血海有余,则常想其身大,怫然[5]不知其所病;血海不足,亦常想其身小,狭然[6]不知其所病。水谷之海有余,则腹满;水谷之海不足,则饥不受谷食。髓海有余,则轻劲多力,自过其度[7];髓海不足,则脑转耳鸣,胫酸眩冒,目无所见,懈怠安卧。

黄帝曰:余已闻逆顺,调之奈何?岐伯曰:审守其输,而调其虚实,无犯其

害,顺者得复,逆者必败。黄帝曰:善。(《灵枢·海论》)

【注释】

[1] 荥输:指十二经脉的荥穴和输穴,此处专指四海所流注的穴位。

[2] 气街:指气冲穴。在腹股沟稍上方,当脐中下5寸,距前正中线2寸。

[3] 柱骨之上下:指项后的大椎穴和哑门穴。柱骨又称天柱骨,指全部颈椎。哑门在后发际正中直上0.5寸,第一颈椎下;大椎在后正中线上,第七颈椎棘突下凹陷中。

[4] 其盖:此指百会穴。盖指脑盖骨,即颅骨。

[5] 怫然:指怫郁滞闷的样子。

[6] 狭然:指自觉狭小的样子。

[7] 轻劲多力,自过其度:指狂躁妄动,比平常之人动作幅度大,但看起来却轻巧敏捷。

【导读】

本节首先指出四海的功能特点及其上下腧穴的部位,再概括四海有余、不足的典型症状及其调治原则。四海与人体的气血、津液、精神等密切相关,对人体之生理病机及疾病的诊治有重要的意义。本节特别强调先定其位,再辨虚实以治之。即"审守其输,而调其虚实,无犯其害,顺者得复,逆者必败"。此节之逆顺之意是相对虚实的治疗原则而言的。遵循补虚泻实之道者为顺,反此者为逆也。

九、手足三阴三阳行之逆顺

【原文】

黄帝曰:脉行之逆顺[1],奈何?岐伯曰:手之三阴,从脏走手;手之三阳,从手走头;足之三阳,从头走足;足之三阴,从足走腹。(《灵枢·逆顺肥瘦》)

【注释】

[1] 逆顺:此指经脉的循行顺序。

【导读】

本段讲了手三阴经是从胸走手,手三阳是从手走头,足三阳是从头走足,足三阳是从足走腹。

十、气之逆顺以应天地阴阳

【原文】

黄帝问于伯高曰:余闻气有逆顺,脉有盛衰,刺有大约[1],可得闻乎?伯高曰：气之逆顺者，所以应天地阴阳、四时五行也。脉之盛衰者，所以候血气之虚实有余不足。刺之大约者，必明知病之可刺，与其未可刺，与其已不可刺[2]也。

黄帝曰：候之奈何？伯高曰：兵法曰无迎逢逢之气[3]，无击堂堂之阵[4]。刺法曰：无刺熇熇之热[5]，无刺漉漉之汗[6]，无刺浑浑之脉[7]，无刺病与脉相逆者。

黄帝曰：候其可刺奈何？伯高曰：上工，刺其未生者也；其次，刺其未盛者也；其次，刺其已衰者也。下工，刺其方袭者也[8]；与其形之盛者也[9]；与其病之与脉相逆者也。故曰：方其盛也，勿敢毁伤，刺其已衰，事必大昌。故曰：上工治未病，不治已病，此之谓也。（《灵枢·逆顺》）

【注释】

[1] 大约：指主要的法则。

[2] 已不可刺：指已经不能通过针刺来救治。

[3] 逢逢之气：指军队来势急猛、气势甚盛。逢，音 péng。

[4] 堂堂之阵：指军队的阵势盛大整齐。

[5] 熇熇之热：指热势炽盛也。熇，音 hè。

[6] 漉漉之汗：指大汗不止的状态。

[7] 浑浑之脉：指脉象浑浊而无端续。

[8] 方袭者也：指邪气外袭而病势正旺之时。

[9] 形之盛者也：指外形盛而内虚的状态。

【导读】

本文主要论述了人体出现血气逆乱后，针刺应用时的逆与顺。其逆顺原则有三：刺其未生者也，刺其未盛者也，刺其已衰者也。本文处处体现着上工治未病的诊断、治疗思路。

十一、痈疽病证逆顺色形诸候

【原文】

黄帝曰：多害者[1]其不可全乎？岐伯曰：其在逆顺焉。黄帝曰：愿闻逆顺。岐伯曰：以为伤者，其白眼青，黑眼小，是一逆也；内药而呕者，是二逆也；腹痛渴甚，是三逆也；肩项中不便[2]，是四逆也；音嘶色脱[3]，是五逆也。除此五者，为顺矣。（《灵枢·玉版》）

【注释】

[1] 多害者：结合此前多害者是指痈疽病向恶化方面发展的情况。

[2] 肩项中不便：指肩背颈项活动受限。

［3］音嘶色脱：指声音嘶哑面无血色。

【导读】

此段主要论述痈疽病证的五逆的具体表现。

十二、病五逆者不可逆而刺之

【原文】

黄帝曰：诸病皆有逆顺，可得闻乎？岐伯曰：腹胀、身热、脉大，是一逆也；腹鸣而满，四肢清，泄，其脉大，是二逆也；衄而不止，脉大，是三逆也；咳而溲血脱形，其脉小劲，是四逆也；咳，脱形[1]，身热，脉小以疾，是谓五逆也。如是者，不过十五日而死矣。

其腹大胀，四末清，脱形，泄甚，是一逆也；腹胀便血，其脉大，时绝，是二逆也；咳，溲血，形肉脱，脉搏[2]，是三逆也；呕血，胸满引背，脉小而疾，是四逆也；咳呕，腹胀且飧泄，其脉绝，是五逆也。如是者，不及一时而死矣。工不察此者而刺之，是谓逆治。（《灵枢·玉版》）

【注释】

［1］脱形：指肌肉消瘦而脱陷。
［2］脉搏：指脉坚搏指，属于真藏脉之象也。

【导读】

此段经文论述了两种五逆病形，前后之五逆可以互参。前之五逆相对后者而言较轻，但二者都属于病情恶化之象，难治之候。放在今日之临床而言，亦是当谨慎对待，小心救治者，若脏腑气血未竭，或有可生之机。

十三、察形气色脉顺逆而治之

【原文】

黄帝曰：凡治病察其形气色泽，脉之盛衰，病之新故，乃治之，无后其时[1]。形气相得[2]，谓之可治；色泽以浮[3]，谓之易已；脉从四时，谓之可治；脉弱以滑，是有胃气，命曰易治，取之以时。形气相失，谓之难治；色夭不泽，谓之难已；脉实以坚，谓之益甚；脉逆四时，为不可治，必察四难[4]，而明告之。所谓逆四时者，春得肺脉，夏得肾脉，秋得心脉，冬得脾脉；其至皆悬绝沉涩[5]者，命曰逆四时。未有藏形，于春夏而脉沉涩，秋冬而脉浮大，名曰逆四时也。病热脉静；泄而脉大；脱血而脉实；病在中，脉实坚，病在外，脉不实坚者；皆难治。（《素问·玉机真藏论》）

【注释】

［1］无后其时：指不要错过治疗的时机。
［2］形气相得：指病者形盛气亦盛、形虚气亦虚。
［3］色泽以浮：指颜色明润。
［4］四难：指形气相失、色夭不泽、脉实以坚、脉逆四时等。
［5］悬绝沉涩：指脉象断绝无根或沉涩不起。

【导读】

本段全面论述了形气色脉之顺逆。顺者易已，逆者难已。治病必察形气色脉而明告之，逆四时之脉皆悬绝沉涩，或春夏脉沉涩，秋冬脉浮大。脉证相应者为顺，不相应者为逆，难治也。

十四、热病之状及其禁忌预后

【原文】

帝问曰：今夫热病者，皆伤寒之类也，或愈或死，其死皆以六七日之间，其愈皆以十日以上者，何也？不知其解，愿闻其故。岐伯对曰：巨阳[1]者，诸阳之属[2]也，其脉连于风府，故为诸阳主气也。人之伤于寒也，则为病热，热虽甚不死，其两感[3]于寒而病者，必不免于死。

帝曰：愿闻其状。岐伯曰：伤寒一日，巨阳受之，故头项痛，腰脊强。二日阳明受之，阳明主肉，其脉侠鼻络于目，故身热目痛而鼻干，不得卧也。三日少阳受之，少阳主胆[4]，其脉循胁络于耳，故胸胁痛而耳聋。三阳经络，皆受其病，而未入于藏者，故可汗而已。四日太阴受之，太阴脉布胃中，络于嗌，故腹满而嗌干。五日少阴受之，少阴脉贯肾，络于肺，系舌本，故口燥舌干而渴。六日厥阴受之，厥阴脉循阴器而络于肝，故烦满而囊缩。三阴三阳，五藏六府皆受病，荣卫不行，五脏不通，则死矣。

其不两感于寒者，七日巨阳病衰，头痛少愈；八日阳明病衰，身热少愈；九日少阳病衰，耳聋微闻；十日太阴病衰，腹减如故，则思饮食，十一日少阴病衰，渴止不满，舌干已而嚏，十二日厥阴病衰，囊纵，少腹微下，大气[5]皆去，病日已矣。帝曰：治之奈何？岐伯曰：治之各通其藏脉，病日衰已矣。其未满三日者，可汗而已；其满三日者，可泄而已。

帝曰：热病已愈，时有所遗[6]者，何也？岐伯曰：诸遗者，热甚而强食之，故有所遗也。若此者，皆病已衰而热有所藏，因其谷气相薄[7]，两热相合，故有所遗也。帝曰：善。治遗奈何？岐伯曰：视其虚实，调其逆从，可使必已矣。帝曰：

病热当何禁之？岐伯曰：病热少愈，食肉则复，多食则遗，此其禁也。

帝曰：其病两感于寒者，其脉应与其病形何如？岐伯曰：两感于寒者，病一日则巨阳与少阴俱病，则头痛口干而烦满；二日则阳明与太阴俱病，则腹满身热，不欲食，谵言，三日则少阳与厥阴俱病，则耳聋囊缩而厥。水浆不入，不知人，六日死。

帝曰：五脏已伤，六腑不通，荣卫不行，如是之后，三日乃死，何也？岐伯曰：阳明者，十二经脉之长也，其血气盛，故不知人，三日其气乃尽，故死矣。

凡病伤寒而成温者，先夏至日者，为病温，后夏至日者，为病暑。暑当与汗皆出，勿止。（《素问·热论》）

【注释】

[1] 巨阳：指太阳。

[2] 属：指统属。

[3] 两感：指阴阳表里两经同时受病。如太阳与少阴同病。

[4] 少阳主胆：《针灸甲乙经》《太素》"胆"作"骨"，太阳主皮肤，阳明主肌肉，少阳主骨，以说明邪气自表而里逐步深入的过程。

[5] 大气：指邪气。

[6] 遗：指热病后期余热稽留不退。

[7] 薄：同"搏"，相互搏结之意。

【导读】

本篇主要论述了热病的概念、病因、主要症状和变化规律，并给出了治疗原则和预后调护方法。其中尤其值得一提的是，本篇的六经传变法，对《伤寒论》以很大启示。张仲景基本上采取了太阳、阳明、少阳、太阴、少阴、厥阴的热病分类模式。但不同的是，《伤寒论》的三阴病多是虚证和寒证，《素问·热论》之三阴病却是热证和实证。这也正好说明了张仲景之经方是对大品经方的继承和发展，是从临床实践经验而来的。

十五、五脏热病及其衣食居处

【原文】

肝热病者，小便先黄，腹痛多卧，身热。热争则狂言及惊，胁满痛，手足躁，不得安卧。庚辛甚，甲乙大汗，气逆则庚辛死[1]。刺足厥阴、少阳，其逆则头痛员员[2]，脉引冲头也。

心热病者，先不乐，数日乃热，热争则卒心痛，烦闷善呕，头痛面赤，无汗。壬癸甚,丙丁大汗,气逆则壬癸死。刺手少阴、太阳。

脾热病者,先头重、颊痛、烦心、颜青[3]、欲呕、身热。热争则腰痛,不可用俯仰,腹满泄,两颔痛。甲乙甚,戊己大汗,气逆则甲乙死。刺足太阴、阳明。

肺热病者,先淅然厥,起毫毛,恶风寒,舌上黄身热。热争则喘咳,痛走胸膺背,不得大息,头痛不堪,汗出而寒。丙丁甚,庚辛大汗,气逆则丙丁死。刺手太阴、阳明,出血如大豆,立已。

肾热病者,先腰痛胻酸,苦渴数饮身热。热争则项痛而强,胻寒且酸,足下热,不欲言。其逆则项痛,员员淡淡然。戊己甚,壬癸大汗,气逆则戊己死。刺足少阴、太阳。诸汗者,至其所胜日汗出也。

肝热病者,左颊先赤;心热病者,颜先赤;脾热病者,鼻先赤;肺热病者,右颊先赤;肾热病,颐先赤。病虽未发,见赤色者刺之,名曰治未病。热病从部所[4]起者,至期而已;其刺之反者,三周[5]而已;重逆[6]则死。诸当汗者,至其所胜日,汗大出也。

诸治热病,以饮之寒水乃刺之。必寒衣之,居止寒处,身寒而止也。(《素问·刺热》)

【注释】

[1] 庚辛甚,甲乙大汗,气逆则庚辛死:庚辛日属金,甲乙日属木,根据五行生克之理,肝病者,庚辛日时金克木,故肝病为甚,甲乙日时木气旺,故正胜邪,大汗为解。肝气逆乱,逢庚辛之日时,金克木而死也。余脏皆仿此。

[2] 员员:指眩晕的样子。

[3] 颜青:指额部发青。

[4] 部所:指五脏病色在面部所反映的部位。

[5] 三周:指生病之脏的第三个旺盛的日期。

[6] 重逆:指治疗上的一误再误。

【导读】

此段论述了针刺治疗五脏热病的方法以及患者的饮食居处等调护内容。五脏热病的临床表现及针刺之法充分反映了古人治疗外感热病的经验丰富。而且这种外感热病的分类方法具有一定的指导意义,可以让我们见病知源,更加有利于诊治。

十六、阴阳交及风厥劳风肾风

【原文】

黄帝问曰:有病温者,汗出辄复热,而脉躁疾,不为汗衰,狂言不能食,病名为何?岐伯对曰:病名阴阳交,交者死也。帝曰:愿闻其说。岐伯曰:人所以汗出者,皆生于谷,谷生于精。今邪气交争于骨肉而得汗者,是邪却而精胜也。精胜则当能食而不复热。复热者,邪气也。汗者,精气也。今汗出而辄复热者,是邪胜也。不能食者,精无俾[1]也。病而留者,其寿可立而倾也[2]。且夫《热论》曰:汗出而脉尚躁盛者死。今脉不与汗相应,此不胜其病也,其死明矣。狂言者是失志,失志者死,今见三死[3],不见一生,虽愈必死也。

帝曰:有病身热,汗出烦满,烦满不为汗解,此为何病?岐伯曰:汗出而身热者风也,汗出而烦满不解者,厥[4]也,病名曰风厥。帝曰:愿卒闻之。岐伯曰:巨阳主气,故先受邪,少阴与其为表里也,得热则上从之,从之则厥也。帝曰:治之奈何?岐伯曰:表里刺之,饮之服汤。

帝曰:劳风为病何如?岐伯曰:劳风法在肺下。其为病也,使人强上,瞑视,唾出若涕,恶风而振寒,此为劳风之病。帝曰:治之奈何?岐伯曰:以救俯仰。巨阳引精者[5]三日,中年者五日,不精者七日,咳出青黄涕,其状如脓,大如弹丸,从口中若鼻中出,不出则伤肺,伤肺则死也。

帝曰:有病肾风者,面胕痝然壅,害于言,可刺不?岐伯曰:虚不当刺,不当刺而刺,后五日其气必至。帝曰:其至何如?岐伯曰:至必少气时热,时热从胸背上至头,汗出手热、口干苦渴、小便黄、目下肿、腹中鸣、身重难以行,月事不来,烦而不能食,不能正偃,正偃则咳,病名曰风水,论在《刺法》中。

帝曰:愿闻其说。岐伯曰:邪之所凑,其气必虚。阴虚者,阳必凑之,故少气时热而汗出也。小便黄者,少腹中有热也。不能正偃者,胃中不和也。正偃则咳甚,上迫肺也。诸有水气者,微肿先见于目下也。帝曰:何以言?岐伯曰:水者阴也,目下亦阴也,腹者至阴之所居,故水在腹者,必使目下肿也。真气上逆,故口苦舌干,卧不得正偃,正偃则咳出清水也。诸水病者,故不得卧,卧则惊,惊则咳甚也。腹中鸣者,病本于胃也。薄脾则烦,不能食。食不下者,胃脘隔也。身重难以行者,胃脉在足也。月事不来者,胞脉闭也,胞脉者属心而络于胞中。今气上迫肺,心气不得下通,故月事不来也。(《素问·评热论》)

【注释】

[1]精无俾:指精气缺乏补充。

[2]病而留者,其寿可立而倾也:指阴阳交的病态留于体内,病人的寿命便危在旦夕。

[3]三死:指在汗出辄复热时出现的脉燥盛、失志、不能食。

[4]厥:此指气上逆。

[5]巨阳引精者:指少壮之人。巨阳,太阳也,少壮之人水火既济,太阳可引少

阴之精以布施也。

【导读】本节论述了四种热病的表现及机理。其中阴阳交是阳热之邪深入阴分,交结不解的危重病证。风厥、劳风、肾风均有发热的症状,均属热病范畴。在当今复杂的临床实践当中,风厥、劳风、肾风之病或可遇到,然其辨治之时,亦当谨慎求之。

十七、人身寒热非常之状之因

【原文】

黄帝问曰:人身非常温也,非常热也,为之热而烦满者何也?岐伯对曰:阴气少而阳气胜也,故热而烦满也。

帝曰:人身非衣寒[1]也,中非有寒气也,寒从中生者何?岐伯曰:是人多痹气[2]也,阳气少阴气多,故身寒如从水中出。

帝曰:人有四肢热,逢风寒如炙如火者何也?岐伯曰:是人者,阴气虚,阳气盛。四肢者阳也,两阳相得而阴气虚少,少水不能灭盛火,而阳独治。独治者不能生长也,独胜而止耳[3]。逢风而如炙如火者,是人当肉烁也。

帝曰:人有身寒,汤火不能热,厚衣不能温,然不冻栗,是为何病?岐伯曰:是人者,素肾气胜,以水为事,太阳气衰,肾脂枯不长,一水不能胜两火[4]。肾者水也,而生于骨,肾不生,则髓不能满,故寒甚至骨也。所以不能冻栗者,肝一阳也,心二阳也,肾孤藏也,一水不能胜二火,故不能冻栗,病名曰骨痹,是人当挛节也。(《素问·逆调论》)

【注释】

[1]衣寒:指衣裳单薄,感受外寒。

[2]痹气:指气不流畅而痹著也。

[3]独胜而止耳:指阳独胜者,阴消散而止。

[4]一水不能胜两火:衍文,与下文重复。一水指肾水,二火之心火和肝火。

【导读】本节论述寒热、骨痹之寒热之状之因。热而烦满者,阴气少阳气胜也;身寒如从水中出者,多痹气也;四肢热,逢风寒如炙者,阴气虚阳气胜也;骨节挛急身寒而不冻栗者,骨痹也,肾髓不满所致也。

十八、五脏六腑气逆寒热相移

【原文】

黄帝问曰:五藏六府寒热相移者何?岐伯曰:肾移寒于脾,痈肿[1]少气。脾移寒于肝,痈肿筋挛。肝移寒于心,狂隔中。心移寒于肺,肺消。肺消者饮一溲二,死不治。肺移寒于肾,为涌水。涌水者,按腹不坚,水气客于大肠,疾行则鸣濯濯,如囊里浆水之病也。

脾移热于肝,则为惊衄。肝移热于心,则死。心移热于肺,传为鬲消。肺移热于肾,传为柔痓。肾移热于脾,传为虚,肠澼死,不可治。胞移热于膀胱,则癃溺血。膀胱移热于小肠,鬲肠不便,上为口糜。小肠移热于大肠,为虑瘕[2],为沉。大肠移热于胃,善食而瘦,谓之食亦。胃移热于胆,亦曰食亦。胆移热于脑,则辛頞鼻渊。鼻渊者,浊涕不下止也,传为衄衊[3]瞑目。故得之气厥也。

【注释】

[1]痈肿:此指壅肿、浮肿之意。

[2]虑瘕:指沉伏在内的腹部积块。

[3]衄衊:指鼻出血。

【导读】

本篇论述了脏腑之气逆而不顺,因寒热相移,而现多种病证。可见古人十分重视脏腑之间的联系,重视疾病之间的传变规律。

十九、五色俱见者谓之寒热也

【原文】

黄帝问曰:夫络脉之见也,其五色各异,青黄赤白黑不同,其故何也?岐伯对曰:经有常色,而络无常变也。

帝曰:经之常色何如?岐伯曰:心赤、肺白、肝青、脾黄、肾黑,皆亦应其经脉之色也。

帝曰:络之阴阳[1],亦应其经乎?岐伯曰:阴络之色应其经,阳络之色变无常,随四时而行也[2]。寒多则凝泣,凝泣则青黑;热多则淖泽[3],淖泽则黄赤。此皆常色,谓之无病。五色具[4]见者,谓之寒热[5]。帝曰:善。(《素问·经络论》)

【注释】

[1]络之阴阳:络脉之深者是阴络,络脉之浅者是阳络。

[2]阴络之色应其经,阳络之色变无常,随四时而行也:指阴络的颜色与经脉是相对应的,阳络的颜色变化无常,是随着四时的变化而变的。

[3]淖泽:指湿润。

［4］具：通"俱"。

［5］寒热：指寒热错杂之病证。

【导读】

本篇介绍了经络色诊之法,特别指出络脉之色青黑者为寒,色黄赤者为热。此皆常色也。若五色俱见者,寒热夹杂也。

二十、灸寒热之法以年为壮数

【原文】

灸寒热之法,先灸项大椎,以年为壮数；次灸橛骨[1],以年为壮数。视背俞陷者灸之,举臂肩上陷者灸之,两季胁之间灸之,外踝上绝骨之端灸之,足小指次指间灸之,腨下陷脉灸之,外踝后灸之。缺盆骨上切之坚痛如筋者灸之,膺中陷骨间灸之,掌束骨下灸之,脐下关元三寸灸之,毛际动脉灸之,膝下三寸分间灸之,足阳明跗上动脉灸之,巅上一灸之。(《素问·骨空论》)

【注释】

［1］橛骨：指尾骶骨,该处有长强穴。

【导读】

本段介绍了寒热病的灸法的治疗。先灸项后的大椎穴,并根据患者的年龄确定艾灸的壮数。次灸长强穴,再观察背俞有凹陷的地方灸之,肩上凹陷的肩髃穴灸之,季胁间京门穴灸之,外踝上绝骨穴灸之,足小趾次趾的侠溪穴灸之,小腿腓肠肌下面的承山穴灸之,外踝后的昆仑穴灸之。缺盆中有结块按之坚硬疼痛的,可以灸之；胸骨上凹陷的天突穴灸之,掌横骨下的阳池穴灸之,脐下三寸关元穴灸之,脐下毛际动脉搏动之气冲穴灸之,膝下三寸足三里穴灸之,足背动脉搏动处冲阳穴灸之,头顶百会穴灸之。这种艾灸之法治疗寒热病的方法,是古人治疗寒热病的宝贵经验,值得传承应用。

第八节 色脉诊法之要

色脉,指身体的颜色和脉搏,属于中医望诊和脉诊的简称。中医学往往色脉合参,以诊断疾病。《难经·六十一难》言："望而知之者,望见其五色,以知其病。闻而知之者,闻其五音,以别其病。问而知之者,问其所欲五味,以知其病所起所在也。切脉而知之者,诊其寸口,视其虚实,以知其病,病在何脏腑也。"

一、刺有五官五阅以观五气

【原文】

黄帝问于岐伯曰：余闻刺有五官[1]五阅，以观五气。五气者，五藏之使也，五时之副也。愿闻其五使当安出？岐伯曰：五官者，五藏之阅也。黄帝曰：愿闻其所出，令可为常。岐伯曰：脉出于气口，色见于明堂[2]，五色更出，以应五时，各如其常，经气入藏[3]，必当治里。

帝曰：善。五色独决于明堂乎？岐伯曰：五官已辨，阙庭必张，乃立明堂，明堂广大，蕃蔽见外，方壁高基[4]，引垂居外[5]，五色乃治，平博广大，寿中百岁。见此者，刺之必已，如是之人者，血气有余，肌肉坚致，故可苦以针。

黄帝曰：愿闻五官。岐伯曰：鼻者，肺之官也；目者，肝之官也；口唇者，脾之官也；舌者，心之官也；耳者，肾之官也。黄帝曰：以官何候？岐伯曰：以候五藏。故肺病者，喘息鼻张；肝病者，眦青；脾病者，唇黄；心病者，舌卷短，颧赤；肾病者，颧与颜黑。

黄帝曰：五脉安出，五色安见，其常色殆者如何？岐伯曰：五官不辨，阙庭不张，小其明堂，蕃蔽不见，又埤其墙[6]，墙下无基，垂角去外。如是者，虽平常殆，况加疾哉。

黄帝曰：五色之见于明堂，以观五藏之气，左右高下，各有形乎？岐伯曰：藏府之在中也，各以次舍，左右上下，各如其度也。（《灵枢·五阅五使》）

【注释】

[1] 五官：指目、舌、口、鼻、耳。

[2] 明堂：古指讲明政教之所，位于中央，此借喻鼻。

[3] 经气入藏：此指邪气入脏。

[4] 方壁高基：指耳周围方正，耳下地基高厚。

[5] 引垂居外：指耳垂圆露于外。

[6] 埤其墙：指耳周肌肉不厚不高。埤，通"卑"，低下之意。

【导读】

本篇论述了五脏与五官的关系，也属于藏象学说的一部分，但是更加强调望诊之色。凡五官端正而丰满的人，气血有余，肌肉坚固致密，少病而能尽其天年。明堂广大、方避高基、引垂居外、五色乃治者，寿中百岁。

二、明五色之部分万举万当

【原文】

雷公问于黄帝曰：五色独决于明堂乎？小子[1]未知其所谓也。黄帝曰：明堂者，鼻也；阙者，眉间也；庭者，颜也；蕃者，颊侧也；蔽者，耳门也。其间欲方大，去之十步，皆见于外，如是者寿，必中百岁。

雷公曰：五官之辨，奈何？黄帝曰：明堂骨高以起，平以直，五藏次于中央[2]，六府挟其两侧[3]，首面上于阙庭[4]，王宫在于下极[5]。五藏安于胸中，真色以致，病色不见，明堂润泽以清，五官恶得无辨乎？雷公曰：其不辨者，可得闻乎？黄帝曰：五色之见也，各出其色部。部骨陷者，必不免于病矣。其色部乘袭[6]者，虽病甚，不死矣。雷公曰：官五色奈何？黄帝曰：青黑为痛，黄赤为热，白为寒，是谓五官。（《灵枢·五色》）

【注释】

[1]小子：此是雷公自谦之词。

[2]五藏次于中央：指五脏反应的部位居于面部的中央。次，指居也。

[3]六府挟其两侧：指六腑附在五脏部位的两侧。挟，指附也。

[4]首面上于阙庭：指在上的眉间和额头。

[5]王宫在于下极：指心所属的部位在两目之中。王宫，指心；下极，指两目之中。

[6]乘袭：指乘虚侵袭之意。张志聪言："子盗母气也，如心部见色黄，肝部见色赤，肺部见色黑，肾部见色青。"

【导读】

本段论述了五脏在面部的所属分部。其五色主病，青黑为痛，黄赤为热，白为寒，并非一成不变，而是当结合临床实际情况而定。

【原文】

雷公曰：病之益甚，与其方衰[1]，如何？黄帝曰：外内皆在焉。切其脉口[2]，滑小紧以沉者，病益甚，在中；人迎气大紧以浮者，其病益甚，在外。其脉口浮滑者，病日进；人迎沉而滑者，病日损。其脉口滑以沉者，病日进，在内；其人迎脉滑盛以浮者，其病日进，在外。脉之浮沉及人迎与寸口气小大等者，病难已；病之在藏，沉而大者，易已，小为逆；病在府，浮而大者，其病易已。人迎盛坚者，伤于寒，气口盛坚者，伤于食。（《灵枢·五色》）

【注释】

[1]病之益甚，与其方衰：指疾病的逐渐加重或逐渐减轻。

［2］脉口：指寸口脉，又称气口脉。

【导读】

本段强调色脉合参。脉则重点举例人迎与寸口之脉。人迎主外，寸口主中，人迎属阳，寸口属阴，人迎在上，寸口在下。春夏人迎当微大寸口，秋冬寸口当微大人迎，此四时之顺也。反此者，则病也。人迎与寸口等大者，为逆也，病难易也。

【原文】

雷公曰：以色言病之间甚，奈何？黄帝曰：其色粗以明[1]，沉夭者为甚，其色上行者，病益甚；其色下行，如云彻散者，病方已。五色各有藏部，有外部有内部也。色从外部走内部者，其病从外走内；其色从内走外者，其病从内走外。病生于内者，先治其阴，后治其阳，反者益甚。其病生于阳者，先治其外，后治其内，反者益甚。其脉滑大，以代而长者，病从外来，目有所见，志有所恶，此阳气之并[2]也，可变而已。

雷公曰：小子闻风者，百病之始也；厥逆者，寒湿之起也，别之奈何？黄帝曰：常候阙中，薄泽为风，冲浊为痹，在地[3]为厥。此其常也；各以其色言其病。

雷公曰：人不病卒死，何以知之？黄帝曰：大气[4]入于藏府者，不病而卒死矣。雷公曰：病小愈而卒死者，何以知之？黄帝曰：赤色出两颧，大如母指者，病虽小愈，必卒死。黑色出于庭，大如母指，必不病而卒死。

雷公再拜曰：善哉！其死有期乎？黄帝曰：察色以言其时。雷公曰：善乎！愿卒闻之。黄帝曰：庭者，首面也；阙上者，咽喉也；阙中者，肺也；下极者，心也；直下者，肝也；肝左者，胆也；下者[5]，脾也；方上[6]者，胃也；中央[7]者，大肠也；挟大肠者，肾也；当肾者，脐也；面王[8]以上者，小肠也，面王以下者，膀胱子处也；颧者，肩也；颧后者，臂也；臂下者，手也；目内眦上者，膺乳也；挟绳[9]而上者，背也；循牙车以下者，股也；中央者，膝也；膝以下者，胫也；当胫以下者，足也；巨分[10]者，股里也；巨屈[11]者，膝膑也。此五藏六府肢节之部也，各有部分。有部分，用阴和阳，用阳和阴，当明部分，万举万当。能别左右，是谓大道；男女异位，故曰阴阳。审察泽夭，谓之良工。（《灵枢·五色》）

【注释】

［1］色粗以明：指面色含蓄明润。

［2］阳气之并：指阳邪和阳气相合。

［3］地：指面的下颌部，又称地阁。

［4］大气：指厉害的邪气。

［5］下者：指肝之下者。

［6］方上：指鼻准头的两旁。

［7］中央：指面部的中央，两颧骨之下。

［8］面王：指鼻尖部。

［9］挟绳：指靠近耳边的部位。

［10］巨分：指上下牙床大分之处。

［11］巨屈：指颊下的曲骨部。

【导读】

本段先讲五色部位的转移来判断病邪的性质和传变，再根据面部的分部来确定病变脏腑的部位。这一理论是"面针"的理论依据，对临床有一定的价值，可进一步深入研究。

【原文】

沉浊为内，浮泽为外。黄赤为风，青黑为痛，白为寒，黄而膏润为脓，赤甚者为血痛，甚为挛，寒甚为皮不仁。五色各见其部，察其浮沉，以知浅深；察其泽夭，以观成败；察其散抟，以知远近[1]；视色上下，以知病处；积神于心，以知往今。故相气不微，不知是非，属意勿去，乃知新故。色明不粗，沉夭为甚，不明不泽，其病不甚。其色散，驹驹然[2]，未有聚；其病散而气痛，聚未成也。

肾乘心，心先病，肾为应，色皆如是。男子色在于面王，为小腹痛；下为卵痛；其圜直[3]为茎痛，高为本，下为首[4]，狐疝阴癀之属也。女子在于面王，为膀胱子处之病，散为痛，抟为聚，方员左右，各如其色形。其随而下至胝[5]为淫，有润如膏状，为暴食不洁。

左为左，右为右。其色有邪，聚散而不端，面色所指者也。色者，青黑赤白黄，皆端满有别乡。别乡赤者，其色赤，大如榆荚，在面王为不日。其色上锐，首空上向，下锐下向，在左右如法。以五色命藏，青为肝，赤为心，白为肺，黄为脾，黑为肾。肝合筋，心合脉，肺合皮，脾合肉，肾合骨也。（《灵枢·五色》）

【注释】

［1］察其散抟，以知远近：指观察五色的散漫和聚集，可以了解病程的长短。

［2］驹驹然：指散聚不定的样子。

［3］圜直：指人中沟。

［4］高为本，下为首：在人中的上半部分为高，为阴茎根痛，在人中的下半部分为下，为阴茎头痛。

［5］胝：指口唇部。

【导读】

本段论述了依据面部色泽来判断疾病的深浅、长短,也指出了五色与五脏的相应关系。

三、无视色持脉而独调其尺

【原文】

黄帝问岐伯曰:余欲无视色持脉,独调其尺[1],以言其病,从外知内,为之奈何?岐伯曰:审其尺之缓急小大滑涩,肉之坚脆,而病形定矣。

视人之目窠上微痈[2],如新卧起状,其颈脉动,时咳,按其手足上,窅而不起者,风水肤胀也。尺肤滑,其淖泽者,风也。尺肉弱,解㑊[3],安卧脱肉者,寒热,不治。尺肤滑而泽脂者,风也。尺肤涩者,风痹也。尺肤粗如枯鱼之鳞者,水泆饮[4]也。尺肤热甚,脉盛躁者,病温也,其脉盛而滑者,病且出[5]也。尺肤寒,其脉小者,泄、少气。尺肤炬然,先热后寒者,寒热也;尺肤先寒,久大之而热者,亦寒热也。

肘所独热者,腰以上热;手所独热者,腰以下热。肘前独热者,膺前热;肘后独热者,肩背热。臂中独热者,腰腹热;肘后粗以下三四寸热者,肠中有虫。掌中热者,腹中热;掌中寒者,腹中寒。鱼上白肉有青血脉者,胃中有寒。尺炬然热,人迎大者,当夺血;尺坚大,脉小甚,少气,悗有加[6],立死。(《灵枢·论疾诊尺》)

【注释】

[1]独调其尺:指单独审察尺肤。尺肤指腕部至肘部的皮肤。

[2]痈:通"壅",指肿也。

[3]解㑊:指身体困倦、肌肉无力、四肢消食的病证。

[4]泆饮:溢饮也。

[5]病且出:指病邪将被祛除。

[6]悗有加:指再加上烦闷之感。

【导读】

本段论述了诊尺肤的方法,并结合诊色持脉之法以断寒热虚实之病。

【原文】

尺内两傍[1],则季胁也,尺外以候肾,尺里以候腹。中附上[2]左外以候肝,内以候膈,右外以候胃,内以候脾。上附上右外以候肺,内以候胸中,左外以候心,内以候膻中。前以候前,后以候后。上竟[3]上者,胸喉中事也。下竟下者,少腹

腰股膝胫足中事也。(《素问·脉要精微论》)

【注释】

[1]尺内两傍：指前臂内侧自腕横纹至肘横纹之间尺侧的皮肤。尺内，即尺肤之内。两傍，指两臂尺肤部位的尺侧部分。

[2]中附上：将尺肤分为三段，近腕部三分之一为上段，近肘部三分之一为下段，中间三分之一为中段。中附上，指尺肤部的中段。

[3]竟：指尽也。

【导读】

本段论述尺肤诊法的具体部位对应的脏腑身形。将尺肤划分为三个部分，而定脏腑之寒热虚实。

【原文】

臂多青脉曰脱血。尺缓脉涩，谓之解㑊[1]；安卧脉盛，谓之脱血；尺涩脉滑，谓之多汗；尺寒脉细，谓之后泄[2]；脉尺粗常热[3]者，谓之热中。

【注释】

[1]解㑊：指懈怠倦惰。

[2]后泄：指大便泄泻。

[3]脉尺粗常热：指脉象粗大而尺肤常热。

【导读】

此段举例尺肤诊法和色脉相参的具体应用。

四、诊目齿络脉黄疸妇婴等

【原文】

目赤色者，病在心。白在肺，青在肝，黄在脾，黑在肾。黄色不可名者，病在胸中。

诊目痛，赤脉从上下者，太阳病；从下上者，阳明病；从外走内者，少阳病。

诊寒热，赤脉上下至瞳子，见一脉一岁死；见一脉半，一岁半死；见二脉，二岁死；见二脉半，二岁半死；见三脉，三岁死。

诊龋齿痛，按其阳之来[1]，有过者独热，在左左热，在右右热，在上上热，在下下热。

诊血脉[2]者，多赤多热，多青多痛，多黑为久痹，多赤、多黑、多青皆见者，寒热。

身痛而色微黄，齿垢黄，爪甲上黄，黄疸也。安卧小便黄赤，脉小而涩者不嗜食。

人病，其寸口之脉，与人迎之脉小大等，及其浮沉等者，病难已也。

女子手少阴脉[3]动甚者妊子。婴儿病，其头毛皆逆上者必死。耳间青脉起者掣痛。大便赤瓣[4]飧泄，脉小者，手足寒，难已；飧泄，脉小，手足温，泄易也。（《灵枢·论疾诊尺》）

【注释】

［1］按其阳之来：按其手足阳明经的来路。

［2］血脉：指络脉。

［3］手少阴脉：指神门穴附近的动脉搏动处。

［4］赤瓣：《脉经》《针灸甲乙经》作"青瓣"，是指排便物如瓣状，是消化不良的结果。

【导读】

本段介绍诊察目病、龋齿、络脉、黄疸、妇人妊娠、婴儿病的方法。其中诊络脉之法在当今临床上仍比较常用，可依此来判断疾病的寒热之征。

五、五阴气俱绝则目运志死

【原文】

手太阴气绝，则皮毛焦，太阴者，行气温于皮毛者也。故气不荣，则皮毛焦，皮毛焦则津液去皮节[1]，津液去皮节者，则爪枯毛折；毛折者，则毛先死。丙笃丁死，火胜金也。

手少阴气绝，则脉不通；脉不通，则血不流；血不流，则髦[2]色不泽，故其面黑如漆柴者，血先死。壬笃癸死，水胜火也。

足太阴气绝者，则脉不荣肌肉。唇舌者，肌肉之本也。脉不荣则肌肉软，肌肉软则舌萎人中满；人中满则唇反；唇反者，肉先死。甲笃乙死，木胜土也。

足少阴气绝，则骨枯。少阴者冬脉也，伏行而濡骨髓者也，故骨不濡则肉不能著也，骨肉不相亲则肉软却[3]，肉软却故齿长而垢发无泽，发无泽者，骨先死。戊笃己死，土胜水也。

足厥阴气绝，则筋绝。厥阴者肝脉也，肝者筋之合也，筋者聚于阴气[4]，而脉络于舌本也。故脉弗荣则筋急，筋急则引舌与卵，故唇青舌卷卵缩，则筋先死。庚笃辛死，金胜木也。

五阴气俱绝，则目系转，转则目运[5]，目运者为志先死；志先死，则远一日半死矣。六阳气绝，则阴与阳相离，离则腠理发泄，绝汗乃出，故旦占夕死，夕占旦

死。(《灵枢·经脉》)

【注释】

［1］津液去皮节：指皮肤中缺乏津液。

［2］毛：指头发。

［3］软却：指痿软缩短之意。

［4］聚于阴气：指聚于阴器的经筋。

［5］目运：指目睛上翻。

【导读】

本段主要论述五脏阴精之气竭绝时的症状表现。

六、身形肢节者脏腑之盖也

【原文】

黄帝曰：《本藏》以身形支节䐃肉[1]，候五藏六府之大小焉。今夫王公大人，临朝即位之君，而问焉，谁可扪循之，而后答乎？岐伯曰：身形支节者，藏府之盖也，非面部之阅也。

黄帝曰：五藏之气，阅于面者，余已知之矣。以肢节知而阅之，奈何？岐伯曰：五藏六府者，肺为之盖，巨肩陷咽[2]，候见其外。黄帝曰：善。

岐伯曰：五藏六府，心为之主，缺盆为之道，骺骨[3]有余，以候䯏骬[4]。黄帝曰：善。

岐伯曰：肝者，主为将，使之候外，欲知坚固，视目小大。黄帝曰：善。

岐伯曰：脾者，主为卫，使之迎粮，视唇舌好恶，以知吉凶。黄帝曰：善。

岐伯曰：肾者，主为外，使之远听，视耳好恶，以知其性。黄帝曰：善。

愿闻六府之候。岐伯曰：六府者，胃为之海，广骸、大颈、张胸，五谷乃容。鼻隧以长，以候大肠。唇厚、人中长，以候小肠。目下果[5]大，其胆乃横。鼻孔在外，膀胱漏泄。鼻柱中央起，三焦乃约，此所以候六府者也。上下三等，藏安且良矣。(《灵枢·师传》)

【注释】

［1］䐃肉：指肌肉隆起的部分。

［2］巨肩陷咽：指肩部和咽喉的升陷运动。

［3］骺骨：指肩端骨。

［4］䯏骬：指胸部剑突。

［5］目下果：指下眼胞。果，通"裹"。

【导读】

本段主要论述人躯体及面部的特征来判断五脏六腑的功能状态。

七、审察三部九候以平为期

【原文】

帝曰：愿闻天地之至数，合于人形血气，通决死生，为之奈何？岐伯曰：天地之至数始于一，终于九焉。一者天，二者地，三者人，因而三之，三三者九，以应九野。故人有三部，部有三候，以决死生，以处百病，以调虚实，而除邪疾。

帝曰：何谓三部？岐伯曰：有下部、有中部、有上部，部各有三候。三候者，有天、有地、有人也。必指而导之，乃以为真。

上部天，两额之动脉；上部地，两颊之动脉；上部人，耳前之动脉。中部天，手太阴也；中部地，手阳明也；中部人，手少阴也。下部天，足厥阴也；下部地，足少阴也；下部人，足太阴也。故下部之天以候肝，地以候肾，人以候脾胃之气。

帝曰：中部之候奈何？岐伯曰：亦有天，亦有地，亦有人，天以候肺，地以候胸中之气，人以候心。

帝曰：上部以何候之？岐伯曰：亦有天，亦有地，亦有人。天以候头角之气，地以候口齿之气，人以候耳目之气。

三部者，各有天，各有地，各有人。三而成天，三而成地，三而成人。三而三之，合则为九，九分为九野，九野为九藏。故神藏五，形藏四，合为九藏。五藏已败，其色必夭，夭必死矣。

帝曰：以候奈何？岐伯曰：必先度其形之肥瘦，以调其气之虚实，实则泻之，虚则补之。必先去其血脉而后调之，无问其病，以平为期。

帝曰：决死生奈何？岐伯曰：形盛脉细，少气不足以息者危。形瘦脉大，胸中多气者死。形气相得者生。参伍不调者病。三部九候皆相失者死。上下左右之脉相应如参舂[1]者病甚，上下左右相失不可数者死。中部之候虽独调，与众藏相失者死。中部之候相减者死，目内陷者死。

帝曰：何以知病之所在？岐伯曰：察九候独小者病，独大者病，独疾者病，独迟者病，独热者病，独寒者病，独陷下者病。

以左手足上，上去踝五寸按之，庶右手足当踝而弹之，其应过五寸以上蠕蠕然者不病，其应疾中手浑浑然者病，中手徐徐然者病。其应上不能至五寸，弹之不应者死。

是以脱肉身不去[2]者死。中部乍疏乍数者死。其脉代而钩者，病在络脉。

九候之相应也，上下若一，不得相失。一候后则病，二候后则病甚，三候后则病危。所谓后者,应不俱[3]也。察其藏府,以知死生之期,必先知经脉,然后知病脉。真藏脉见者胜死。足太阳气绝者,其足不可屈伸,死必戴眼。

帝曰:冬阴夏阳奈何? 岐伯曰:九候之脉皆沉细悬绝者为阴,主冬,故以夜半死。盛躁喘数者为阳,主夏,故以日中死。是故寒热病者以平旦死,热中及热病者以日中死,病风者以日夕死,病水者以夜半死,其脉乍疏乍数,乍迟乍疾者,日乘四季[4]死。

形肉已脱,九候虽调犹死。七诊[5]虽见,九候皆从者不死。所言不死者,风气之病及经月之病,似七诊之病而非也,故言不死。若有七诊之病,其脉候亦败者死矣,必发哕噫。

必审问其所始病,与今之所方病,而后各切循其脉,视其经络浮沉,以上下逆从循之,其脉疾者不病,其脉迟者病;脉不往来者死,皮肤著[6]者死。(《素问·三部九候论》)

【注释】

[1] 参舂:用石臼捣谷物。指脉象参差不齐。

[2] 身不去:指身体不能动却。

[3] 不俱:指不一致。

[4] 日乘四季:指一日之四季,土旺之时,辰、戌、丑、未之时。

[5] 七诊:指独小、独大、独疾、独迟、独寒、独热、独陷下。

[6] 皮肤著:指久病肉脱,皮肤干枯着骨。

【导读】

本段主要论述三部九候的具体部位和内容以及审察三部九候的方法,并要做到与其他诊法合参,如文中所提到的弹诊法。三部九候的具体部位是:上部天,两额之动脉也,颔厌穴处;上部地,两颊之动脉也,大迎穴处;上部人,两耳前之动脉也,耳门穴处;中部天,两手桡动脉处,经渠穴处;中部地,两手阳明经脉合谷穴动脉搏动处;中部人,两手少阴经神门穴动脉搏动处;下部天,足厥阴经足五里穴动脉搏动处;下部地,足少阴经太溪穴处;下部人,足太阴经动脉,箕门穴处。审察三部九候者,察九候之独者也;察九候与四时之顺逆也。

八、十二经之所败具体病状

【原文】

帝曰:愿闻十二经脉之终奈何? 岐伯曰:太阳之脉,其终也,戴眼,反折,瘛疭,其色白,绝汗乃出,出则死矣。少阳终者,耳聋、百节皆纵,目睘绝系[1],绝系一日半死,其死也色先青,白乃死矣。阳明终者,口目动作[2],善惊、妄言、色黄,其上下经盛[3],不仁则终矣。少阴终者,面黑齿长而垢,腹胀闭,上下不通[4]而终矣。太阴终者,腹胀闭,不得息,善噫善呕,呕则逆,逆则面赤,不逆[5]则上下不通,不通则面黑,皮毛焦而终矣。厥阴终者,中热溢干,善溺心烦,甚则舌卷,卵上缩而终矣。此十二经之所败也。(《素问·诊要经终论》)

【注释】

[1] 目𥆧绝系:指两眼直视惊恐的样子。𥆧,音 qióng,指惊恐直视。绝系,指精气衰竭。

[2] 口目动作:指口眼麻木睏动。属气血不濡润之象。

[3] 上下经盛:指上部之人迎脉与下部之寸口脉燥盛。

[4] 上下不通:指上下之气不相通。

[5] 不逆:此指太阴之逆气未能上逆之咽喉,而痞塞不通于中也。

【导读】

此段描述十二经脉之气败绝的临床表现。其中三阴之终者,在临床中尤为常见。如少阴终者,面黑齿长腹胀二便不通在临床中尤为常见。

九、诊法常以平旦而决死生

【原文】

黄帝问曰:诊法何如?岐伯对曰:诊法常以平旦,阴气未动,阳气未散[1],饮食未进,经脉未盛,络脉调匀,气血未乱,故乃可诊有过之脉。切脉动静而视精明,察五色,观五藏有余不足,六府强弱,形之盛衰,以此参伍,决死生之分。(《素问·脉要精微论》)

【注释】

[1] 阴气未动,阳气未散:指阴气未被扰动,阳气未耗散。

【导读】

本段论述诊法常以平旦(清晨)的原因和四诊合参以决虚实强弱。

十、脉之长短数大盛代细涩

【原文】

夫脉者,血之府也。长则气治,短则气病,数则烦心,大则病进,上盛则气急、下盛则气胀[1],代则气衰,细则气少,涩则心痛。浑浑革至如涌泉[2],病进而色弊;绵绵其去如弦绝者[3],死。(《素问·脉要精微论》)

【注释】

［1］上盛则气急、下盛则气胀：此当指寸脉盛者，胸闷气急，尺脉盛者，腹胀腰胀。若"上""下"作人迎、寸口而言，恐不妥。

［2］浑浑革至如涌泉：指脉弦大无根之象。

［3］绵绵其去如弦绝者：指脉象微弱而不应手，又突然搏指。是阴阳离决之征。

【导读】

本段重点讨论脉象。其中上盛、下盛当指寸口之寸尺二部。在临床当中常见到下盛之脉，即尺部浮大亢盛之脉也，多见腰胀痛、腹胀满、小便不利等象。

十一、精明五色之象气之华也

【原文】

夫精明五色者，气之华也。赤欲如白裹朱[1]，不欲如赭；白欲如鹅羽，不欲如盐；青欲如苍璧之泽[2]，不欲如蓝；黄欲如罗裹雄黄，不欲如黄土；黑欲如重漆色，不欲如地苍。五色精微象[3]见矣，其寿不久也。夫精明者，所以视万物，别白黑。审短长，以长为短，以白为黑，如是则精衰矣。（《素问·脉要精微论》）

【注释】

［1］白裹朱：指白帛裹着朱砂，隐然红润而不露。

［2］苍璧之泽：指色泽青而明润。璧，即玉。

［3］精微象：指五脏精气衰微之象。

【导读】

本段论述望色、察目的原理及要点。色诊以润泽光亮含蓄为善色，疾病预后良好，以晦暗枯槁外露为恶色，疾病预后不良。五脏六腑之精气皆上注于目，若两目无神、黑白不辨，则脏腑精气衰竭也。

十二、五脏得守者生失守者死

【原文】

五藏者，中之守[1]也。中盛藏满[2]，气盛伤恐者[3]，声如从室中言，是中气之湿[4]也。言而微，终日乃复言者，此夺气也。衣被不敛，言语善恶不避亲疏者，此神明之乱也。仓廪不藏[5]者，是门户不要[6]也，水泉不止[7]者，是膀胱不藏也。得守者生，失守者死。（《素问·脉要精微论》）

【注释】

［1］中之守：指精神藏舍之处，各司职守。

[2]中盛藏满：指五脏之邪气壅盛，胀满不畅者。

[3]气盛伤恐者：指壅盛之湿气伤肾而恐者。

[4]中气之湿：指体内之水湿也。

[5]仓廪不藏：指泄泻、大便失禁、恶心反酸、呕吐等。仓廪，指肠胃。

[6]门户不要：指门户不约束。"要"，通"约"。门户，指贲门、幽门、魄门等。

[7]水泉不止：指遗尿、尿频、小便失禁等。

【导读】

本段论述五脏的职守。五脏藏精舍神，体内各有职守。若脾脏失守，则水湿不运，则声音重浊；肺脏失守，则短气息微；心神失守，则妄言妄行；门户不固，仓廪失守，则泄利不止、呕吐反酸；膀胱失约，肾脏失守，则小便不固。故言得守则生，得五脏之职守之气也。

十三、五脏得强者生失强则死

【原文】

夫五藏者，身之强[1]也。头者，精明[2]之府，头倾视深，精神将夺矣。背者，胸中之府，背曲肩随，府将坏矣。腰者，肾之府，转摇不能，肾将惫矣。膝者，筋之府，屈伸不能，行则偻附[3]，筋将惫矣。骨者，髓之府，不能久立，行则振掉[4]，骨将惫矣。得强则生，失强则死。（《素问·脉要精微论》）

【注释】

[1]身之强：指身体强健之本。

[2]精明：指精气神明。

[3]偻附：指身体弯曲不能直立，需依附于他物而行。

[4]振掉：指震颤摇摆。

【导读】

头、背、腰、膝、骨是人体躯体的重要标志。观察此主府，可以了解五脏的功能状态。若五脏精气旺盛，则身体强健，故言得强者生，反之则头低目陷、背曲肩垂、腰痛难转、屈伸不利、不能久立，谓之失强，失强者死矣。

十四、脉应四时阴阳五行天地

【原文】

帝曰：脉其四时动奈何？知病之所在奈何？知病之所变奈何？知病乍在内奈何？知病乍在外奈何？请问此五者，可得闻乎？岐伯曰：请言其与天运转大[1]也。万物之外,六合之内,天地之变,阴阳之应,彼春之暖,为夏之暑,彼秋之忿[2],为冬之怒[3],四变之动脉与之上下,以春应中规,夏应中矩,秋应中衡,冬应中权[4]。

是故冬至四十五日阳气微上,阴气微下;夏至四十五日阴气微上,阳气微下。阴阳有时,与脉为期[5]。期而相失,知脉所分,分之有期,故知死时。微妙在脉,不可不察,察之有纪,从阴阳始,始之有经,从五行生,生之有度,四时为宜。补写勿失,与天地如一,得一之情[6],以知死生。是故声合五音,色合五行,脉合阴阳。(《素问·脉要精微论》)

【注释】

[1] 天运转大:指脉象的运动变化与天体运转的规律相应,也博大精深。

[2] 忿:指秋气肃杀之势。

[3] 怒:指凌寒怒盛之势。

[4] 春应中规,夏应中矩,秋应中衡,冬应中权:指春季脉象圆滑,夏季脉象方盛,秋季脉象不上不下,平衡于中,冬季脉象沉伏。规,是做圆之器;矩,是做方之器;衡,是秤杆;权,是秤砣。

[5] 阴阳有时,与脉为期:指阴阳之气的升降变化有一定的规律,与人体的脉象变化相应。

[6] 得一之情:指掌握人与天地如一的道理。

【导读】

本段论述脉象与四时相应的机理及意义。冬至和夏至是阴阳二气的转折点。冬至四十五日为立春,此时阳气渐长,阴气渐消。夏至四十五日为立秋,此时阴气渐长,阳气渐消。察脉之时,当依据四时天地阴阳之气的变化而辨证对待。

十五、持脉有道当以虚静为保

【原文】

是故持脉有道,虚静为保[1]。春日浮,如鱼之游在波;夏日在肤,泛泛乎万物有余;秋日下肤,蛰虫将去[2];冬日在骨,蛰虫周密,君子居室。故曰:知内者按而纪之[3],知外者终而始之[4],此六者持脉之大法。(《素问·脉要精微论》)

【注释】

[1] 虚静为保:指诊脉时以清虚宁静至为重要。"保",通"宝"。

［2］蛰虫将去：指脉象由浮趋沉。去，藏也。

［3］知内者按而纪之：指要了解内脏的变化情况，可通过切脉进行诊察。内，指内脏；纪，丝缕的头绪。

［4］知外者终而始之：指要了解经脉的变化情况，可根据经脉的循行部位进行诊察。外，指经脉。

【导读】

此段具体讲诊脉时四时的脉象特点，与前文脉应四时阴阳天地相呼应。特别提出诊脉时以清虚宁静为宝，这和诊法常以平旦相应。

十六、知常达变以不病调病人

【原文】

黄帝问曰：平人何如？岐伯对曰：人一呼脉再动，一吸脉亦再动，呼吸定息，脉五动，闰以太息[1]，命曰平人。平人者不病也。常以不病调病人，医不病，故为病人平息以调之为法。人一呼脉一动，一吸脉一动，曰少气。人一呼脉三动，一吸脉三动而躁，尺热曰病温[2]，尺不热脉滑曰病风，脉涩曰痹。人一呼脉四动以上曰死，脉绝不至曰死，乍疏乍数曰死。（《素问·平人气象论》）

【注释】

［1］闰以太息：指一息之间出现脉超过四次或五次的情况。这是因为一息与一息之间会因为呼吸的深浅不同而出现的差异。

［2］病温：指温病。

【导读】

本段论述"以不病调病人"的方法，指出平人之脉一息四至或五至，可根据脉之迟数来辨别平脉、病脉、死脉等。其中有脉诊结合尺肤诊法以断温病、风病的方法，尤其值得注意。脉一息六至而躁，尺肤热者，为病温。尺不热而脉滑者，为病风。

十七、四时五脏平脉病脉死脉

【原文】

平人之常气禀于胃，胃者，平人之常气[1]也，人无胃气曰逆，逆者死。

春胃微弦曰平[2]，弦多胃少曰肝病，但弦无胃曰死。胃而有毛曰秋病，毛甚曰今病。藏真散于肝，肝藏筋膜之气也。

夏胃微钩[3]曰平，钩多胃少曰心病，但钩无胃曰死，胃而有石曰冬病，石甚曰今病。藏真通于心,心藏血脉之气也。

长夏胃微耎弱[4]曰平,弱多胃少曰脾病,但代[5]无胃曰死,软弱有石曰冬病,弱甚曰今病。藏真濡于脾,脾藏肌肉之气也。

秋胃微毛曰平,毛多胃少曰肺病,但毛无胃曰死,毛而有弦曰春病,弦甚曰今病。藏真高于肺,以行营卫阴阳也。

冬胃微石曰平,石多胃少曰肾病,但石无胃曰死,石而有钩曰夏病,钩甚曰今病。藏真下于肾,肾藏骨髓之气也。(《素问·平人气象论》)

【注释】

[1]胃者,平人之常气:指胃气是健康人的正常脉气。即《素问·玉机真藏论》所言:"脉弱以滑是有胃气。"

[2]春胃微弦曰平:指春季有胃气得正常脉象时微微似弦。胃,指有胃气。

[3]钩:指洪大脉。

[4]耎弱:指柔和而不劲急之脉。

[5]代:指弱极之脉。

【导读】

本段论述四时五脏的平脉、病脉、死脉。其要点在于胃气的盛衰有无。有胃气之脉当时和缓有力、不疾不徐、不大不小、不浮不沉之脉。四时五脏之平脉是春肝微弦,夏心微钩,长夏脾微软弱,秋肺微毛,冬肾微石。"微"字之意,即欲表述四时五脏诸脉具有柔和之象。

【原文】

夫平心脉来,累累如连珠,如循琅玕[1],曰心平。夏以胃气为本。病心脉来,喘喘连属,其中微曲[2],曰心病。死心脉来,前曲后居[3],如操带钩曰心死。

平肺脉来,厌厌聂聂,如落榆荚,曰肺平。秋以胃气为本。病肺脉来,不上不下,如循鸡羽[4],曰肺病。死肺脉来,如物之浮,如风吹毛,曰肺死。

平肝脉来,软弱招招,如揭长竿末梢,曰肝平。春以胃气为本。病肝脉来,盈实而滑,如循长竿,曰肝病。死肝脉来,急益劲,如新张弓弦,曰肝死。

平脾脉来,和柔相离,如鸡践地,曰脾平。长夏以胃气为本。病脾病来,实而盈数,如鸡举足,曰脾病。死脾脉来,锐坚如鸟之喙,如鸟之距,如屋之漏,如水之流,曰脾死。

平肾脉来,喘喘累累如钩,按之而坚,曰肾平。冬以胃气为本。病肾脉来,如引葛[5],按之益坚,曰肾病。死肾脉来,发如夺索,辟辟如弹石,曰肾死。(《素问·平人气象论》)

【注释】

[1] 如循琅玕：指脉来如触摸玉珠，柔滑而粒粒分明。

[2] 喘喘连属，其中微曲：指脉象急促，其中有微曲不滑利之象。

[3] 前曲后居：指心脉失去冲和之象，但钩无胃也。

[4] 如循鸡羽：指肺脉涩而难也。

[5] 如引葛：指脉象坚搏牵连如葛藤。

【导读】

本段再次论述四时五脏的平脉病脉死脉，并以生动的比喻来说明脉象特征。其机理在于胃气的盛衰有无，强调了以胃气为本的重要意义。

十八、胃之大络以候宗气盛衰

【原文】

胃之大络，名曰虚里[1]，贯鬲络肺，出于左乳下，其动应衣，脉宗气也[2]。盛喘数绝者，则在病中；结而横，有积矣[3]；绝不至，曰死；乳之下其动应衣，宗气泄也。（《素问·平人气象论》）

【注释】

[1] 虚里：位于左乳下，心尖搏动处，为足阳明胃经又一络脉，其脉从胃贯穿膈膜联络于肺。

[2] 其动应衣，脉宗气也：衣，《针灸甲乙经》作"手"，可从。脉，诊察之意。此句是指虚里动而应手，以候宗气之盛衰。

[3] 结而横，有积矣：言虚里之脉结实而硬且搏指，是有积聚病之征。结而横，是指虚里搏动坚硬不柔和。

【导读】

本节叙述了虚里部位的切诊价值。

十九、四时阴阳脉证逆从之理

【原文】

脉从阴阳[1]，病易已；脉逆阴阳[2]，病难已；脉得四时之顺，曰病无他[3]；脉反四时及不间藏[4]，曰难已。（《素问·平人气象论》）

【注释】

[1] 脉从阴阳：阴病得阴脉，阳病得阳脉为之从。

[2] 脉逆阴阳：脉与病相反者为逆。

[3]病无他:指虽有病而无其他危险。

[4]不间藏:即传其所克之脏。

【导读】

本段论述脉证、脉时的阴阳逆从及其病证预后。阴病得阴脉为从,然《伤寒论》中亦有阴病见阳脉者生。故当从疾病的传变衍化中,从四时阴阳的转变中体会阴阳逆从。不间脏,是疾病传变的一种方式。间脏者,传其间隔之所生之脏也,不间脏者,传其所胜之脏也。

【原文】

脉有逆从四时,未有藏形[1]。春夏而脉瘦[2],秋冬而脉浮大,命曰逆四时也。风热而脉静,泄而脱血脉实,病在中脉虚,病在外脉坚涩者,皆难治,命曰反四时也。(《素问·平人气象论》)

【注释】

[1]藏形:五脏应四时的正常脉象。

[2]脉瘦:脉象沉细。

【导读】

本段论脉时、脉证阴阳相反的具体情况及其临床意义。

二十、无胃气则死但得真脏脉

【原文】

人以水谷为本,故人绝水谷则死,脉无胃气亦死。所谓无胃气者,但得真藏脉[1],不得胃气也。所谓脉不得胃气者,肝不弦,肾不石[2]也。(《素问·平人气象论》)

【注释】

[1]真藏脉:是脉无胃气而真藏之气独见的脉象。

[2]肝不弦,肾不石:不得胃气者,肝弦、肾石也,真脏脉显也。此肝不弦者,是肝不微弦也;肾不石者,是肾不微石也。是真脏之气不能至于寸口所致也。

【导读】

脉以胃气为本,脉无胃气则死。脉无胃气又称真脏脉。

二十一、诊察五藏五色生死之气

【原文】

五藏之气,故色见青如草兹[1]者死,黄如枳实者死,黑如炲[2]者死,赤如衃血者死,白如枯骨者死,此五色之见死也。青如翠羽者生,赤如鸡冠者生,黄如蟹腹者生,白如豕膏者生,黑如乌羽者生,此五色之见生也。生于心,如以缟裹朱。生于肺,如以缟裹红。生于肝,如以缟裹绀[3]。生于脾,如以缟裹栝楼实。生于肾,如以缟裹紫。此五脏所生之外荣也。(《素问·五藏生成》)

【注释】

[1]草兹:以草所做的蓐席,其色青白干枯。

[2]炲:烟气凝成的黑灰。

[3]绀:青而带红色。

【导读】

此论五脏生死之面部气色,以及诊察五脏之色的要点。

二十二、气口何以独为五藏之主

【原文】

帝曰:气口[1]何以独为五藏之主?岐伯曰:胃者水谷之海,六府之大源也。五味入口,藏于胃,以养藏气,气口亦太阴也,是以五藏六府之气味,皆出于胃,变见于气口。(《素问·五藏别论》)

【注释】

[1]气口:指腕部桡动脉搏动处,切脉的部位,又称脉口、寸口。

【导读】

气口属于手太阴肺经,肺朝百脉,故气口可以诊察全书经脉及其所属脏腑的精气盛衰。运行经过气口的气血,化生于水谷精微,源于脾胃,故言气口亦太阴也,此太阴乃足太阴脾也。故言气口独为五脏之主也。

二十三、诊病有四德治病求其理

【原文】

故曰:圣人之治病也,必知天地阴阳,四时经纪;五藏六府,雌雄表里;刺灸砭石,毒药所主;从容人事[1],以明经道,贵贱贫富,各异品理,问年少长,勇惧之理;审于分部[2],知病本始,八正九候,诊必副[3]矣。治病之道,气内为宝,循求其理,求之不得,过在表里。守数据治,无失俞理[4],能行此术,终身不殆。不知俞理,五藏菀熟,痈发六府。诊病不审,是谓失常,谨守此治,与经相明。《上经》《下经》,揆度阴阳,奇恒五中,决以明堂,审于终始,可以横行。(《素问·疏五过论》)

【注释】

[1]从容人事:从容不迫、耐心细致地了解患者的人情事理。

［2］分部：五脏在面部的色诊分部。

［3］副：相称，相符合。

［4］俞理：治经络腧穴所主治之道理。

【导读】

本段提出诊病四德和治病原则。四德者，一为必知天地阴阳，四时经纪，二为必知五脏六腑，雌雄表里，刺灸砭石，毒药所主，三为要从容人事，以明经道，四为做到审于分部，知病本始，八正九候。治病之道，气纳为宝，守数据治，无失俞理。

二十四、六脉交属相并缪通五脏

【原文】

帝曰：三阳为经，二阳为维，一阳为游部，此知五藏终始。三阴为表，二阴为里，一阴至绝，作朔晦[1]，却具合以正其理。雷公曰：受业未能明？帝曰：所谓三阳者，太阳为经。三阳脉至手太阴，弦浮而不沉，决以度，察以心，合之阴阳之论。所谓二阳者，阳明也，至手太阴，弦而沉急不鼓，炅至以病皆死。一阳者，少阳也，至手太阴，上连人迎，弦急悬不绝，此少阳之病也，专阴[2]则死。三阴者，六经之所主也，交于太阴、伏鼓不浮，上空志心。二阴至肺，其气归膀胱，外连脾胃。一阴独至，经绝，气浮，不鼓，钩而滑。此六脉者，乍阴乍阳，交属相并，缪通五脏，合于阴阳。先至为主，后至为客。（《素问·阴阳类论》）

【注释】

［1］一阴至绝，作朔晦：厥阴为阴之尽，故称"至绝"，阴尽则阳生，阳生朔，阴尽是晦。故言"作朔晦"。

［2］专阴：指脉无胃气，也就是真脏脉。

【导读】

本段论述了六种阴阳交错的脉象，需结合五脏六腑各四时阴阳之脉加以分析。如三阴者，肺朝百脉而脾主散精，故为六经之所主，三阴之脉当轻浮而和缓，若出现了沉伏、应指有力但不轻浮，这是肺脾病变影响到心而使心气空虚所致。

第九节　异法方宜之用

"异法方宜"是指不同的治病方法因人、因时、因地、因病而宜。故医生要懂

"得病之情,知治之大体"的道理,学"圣人杂合以治",使病证和治疗"各得所宜",而标本相得。

一、五方之域治各不同之理

【原文】

黄帝问曰:医之治病也,一病而治各不同,皆愈何也?岐伯对曰:地势使然也。故东方之域,天地之所始生也。鱼盐之地,海滨傍水,其民食鱼而嗜咸,皆安其处,美其食。鱼者使人热中,盐者胜血[1],故其民皆黑色疏理。其病皆为痈疡,其治宜砭石。故砭石者,亦从东方来。

西方者,金玉之域,沙石之处,天地之所收引也。其民陵居而多风,水土刚强,其民不衣而褐荐[2],其民华食[3]而脂肥,故邪不能伤其形体,其病生于内,其治宜毒药。故毒药者亦从西方来。

北方者,天地所闭藏之域也。其地高陵居,风寒冰冽,其民乐野处而乳食,藏寒生满病,其治宜灸焫。故灸焫者,亦从北方来。

南方者,天地所长养,阳之所盛处也。其地下,水土弱,雾露之所聚也。其民嗜酸而食胕[4],故其民皆致理而赤色,其病挛痹,其治宜微针[5]。故九针者,亦从南方来。

中央者,其地平以湿,天地所以生万物也众。其民食杂而不劳,故其病多痿厥寒热。其治宜导引按跷,故导引按跷者,亦从中央出也。

故圣人杂合以治,各得其所宜,故治所以异而病皆愈者,得病之情,知治之大体也。(《素问·异法方宜论》)

【注释】

[1]盐者胜血:食咸多令人渴,故言盐胜血。

[2]褐荐:指穿粗布、铺草席。

[3]华食:指鲜美酥酪骨肉之类的食品。

[4]食胕:指食用经过发酵制成的食品。胕,同"腐"。

[5]微针:指毫针。

【导读】

本段讲述了五方之域的地理、气候、物产不同,人们之形体气质不同,所患病证不同,治疗方法亦不同也。

二、因势利导确立治则治法

【原文】

故曰:病之始起也,可刺而已;其盛,可待衰而已[1]。故因其轻而扬之,因其重而减之[2],因其衰而彰之。形不足者,温之以气;精不足者,补之以味。其高者,因而越之[3];其下者,引而竭之;中满者,写之于内;其有邪者,渍形以为汗;其在皮者,汗而发之;其慓悍者,按而收之[4];其实者,散而写之。(《素问·阴阳应象大论》)

【注释】

[1]其盛,可待衰而已:指邪气方盛之时,不可迎其势而刺,等待病势稍衰时再行针刺。

[2]因其重而减之:指病邪较重的应该逐步攻减邪气。

[3]其高者,因而越之:指病位病势高的,应因势利导而采用发越、升散、涌吐的方法。

[4]其慓悍者,按而收之:指病势急猛者,医生应当迅速采取措施制伏病邪。

【导读】

本段是讲因势利导以疗诸病。病在皮者,汗而发之;病在里而实者,散其邪而泻之;病在高者,因而越之;病在下者,引而竭之;病衰者,因而彰之;形不足者,温之以气;精不足者,补之以味。这些都是根据疾病阴阳虚实不同而采取的合宜的治法。

三、汤液醪醴因世不同而用

【原文】

帝曰:上古圣人作汤液醪醴,为而不用何也?岐伯曰:自古圣人之作汤液醪醴者,以为备耳。夫上古作汤液,故为而弗服也。中古之世,道德稍衰,邪气时至,服之万全。

帝曰:今之世不必已,何也。岐伯曰:当今之世,必齐毒药[1]攻其中,镵石针艾治其外也。

帝曰:形弊血尽而功不立者何?岐伯曰:神不使也。

帝曰:何谓神不使?岐伯曰:针石道也。精神不进,志意不治,故病不可愈。今精坏神去,营卫不可复收。何者?嗜欲无穷,而忧患不止,精气弛坏,营泣卫除[2],故神去之而病不愈也。(《素问·汤液醪醴论》)

【注释】

［1］必齐毒药：孙诒让《札迻》卷十一言对"镵石针艾"为文，"必"字当为"火"字。"火齐"为火齐汤，即煮药调和之汤。"齐"通"剂"，配伍、调剂之意。

［2］精气弛坏，营泣卫除：精气毁坏，营气运行凝涩，卫气丧失了正常功能。

【导读】

本段论述汤液醪醴的使用及"神机"对治疗效果的影响。上古作汤液醪醴，为而不用；中古之世，汤液醪醴服之万全；当今之世，服汤液醪醴不必已。汤药能否取效的关键在于患者机体神的状态。形弊血尽神不使，嗜欲无穷患不止！神机者，正气也，神机使则病可治，神机不使则病不可治。有许多复杂性疑难性病证的患者，神不使时多是阴阳离决之前兆也。

四、四时五脏病随五味所宜

【原文】

毒药攻邪，五谷[1]为养，五果[2]为助，五畜[3]为益，五菜[4]为充。气味合而服之，以补精益气。此五者，有辛酸甘苦咸，各有所利，或散或收，或缓或急，或坚或软。四时五藏，病随五味所宜也。（《素问·藏气法时论》）

【注释】

［1］五谷：王冰言"谓粳米、小豆、麦、大豆、黄黍也"。

［2］五果：王冰言"谓桃、李、杏、栗、枣也"。

［3］五畜：王冰言"谓牛、羊、豕、犬、鸡也"。

［4］五菜：王冰言"谓葵、藿、薤、葱、韭也"。

【导读】

五谷、五果、五畜、五菜等药食有五味分属于五脏。五谷为养，五果为助。此五果并非泛指当今水果，而是指五脏对应之果。五畜为益，五菜为充。此五畜、五菜是对五谷的有益补充。

五、谨守治病用药食养法度

【原文】

故曰：补上下者[1]从之，治上下者逆之，以所在寒热盛衰而调之。故曰：上取下取，内取外取，以求其过；能[2]毒者以厚药，不胜毒者以薄药，此之谓也。气反者，病在上，取之下；病在下，取之上；病在中，傍取之。治热以寒，温而行之；治寒以热，凉而行之；治温以清，冷而行之；治清以温，热而行之。故消之削之，吐之下之,补之泻之,久新同法。

帝曰:病在中而不实不坚,且聚且散,奈何?岐伯曰:悉乎哉问也!无积者求其藏,虚则补之,药以祛之,食以随之,行水渍之,和其中外,可使毕已。

帝曰:有毒无毒,服有约[3]乎?岐伯曰:病有久新,方有大小,有毒无毒,固宜常制矣。大毒治病,十去其六,常毒治病,十去其七,小毒治病,十去其八,无毒治病,十去其九。谷肉果菜,食养尽之,无使过之,伤其正也。不尽,行复如法,必先岁气,无伐天和,无盛盛,无虚虚,而遗人夭殃,无致[4]邪,无失正,绝人长命。

帝曰:其久病者,有气从不康,病去而瘠,奈何?岐伯曰:昭乎哉!圣人之问也!化不可代,时不可违[5]。夫经络以通,血气以从,复其不足,与众齐同,养之和之,静以待时,谨守其气,无使倾移,其形乃彰,生气以长,命曰圣王。故《大要》曰:无代化,无违时,必养必和,待其来复,此之谓也。帝曰:善。(《素问·五常政大论》)

【注释】

[1]上下者:结合前文所言,此上下者当治司天、在泉之气所造成的病证。

[2]能:音意同"耐"。

[3]约:规则。

[4]致:招引、导致。

[5]化不可代,时不可违:指天地运气的变化是不可以代替的,四时阴阳的变迁也是不可以违背的。

【导读】

本节论述治病用药的法度及食养的原则。其中圣人调养之法对当今临床特别有启示意义。其言"养之和之,静以待时,谨守其气,无使倾移,其形乃彰,生气以长"是指静养精神、调和五脏、等待天时、保护正气,则形体渐充、生气渐长。

六、妇人重身有故无殒之理

【原文】

黄帝问曰:妇人重身[1],毒之何如?岐伯曰:有故[2]无殒,亦无殒[3]也。帝曰:愿闻其故何谓也?岐伯曰:大积大聚,其可犯也,衰其大半而止,过者死。(《素问·六元正纪大论》)

【注释】

[1]重身:指妇人怀孕,以其身重有身,故言"重身"。

[2]故:本义为原因、根本。此引申为"病"。

［3］殒：死亡、坠落。此指损伤。

【导读】

本段讲孕妇患病的用药法则。有故无殒，亦无殒，是言孕妇有病用药时则病当之，不伤胎儿、不伤母体。如《备急千金要方》之半夏茯苓汤为治疗古今妊娠恶阻呕吐病之效方，方中用半夏并无动胎之故，乃有故无殒也。

七、必伏其所主而先其所因

【原文】

寒者热之，热者寒之，微者逆之[1]，甚者从之[2]，坚者削之，客者除之，劳者温之，结者散之，留者攻之，燥者濡之，急者缓之，散者收之，损者温之，逸者行之[3]，惊者平之，上之下之，摩之浴之，薄之劫之[4]，开之发之，适事为故。

帝曰：何谓逆从？岐伯曰：逆者正治，从者反治，从少从多，观其事也。

帝曰：反治何谓？岐伯曰：热因寒用，寒因热用，塞因塞用，通因通用，必伏其所主，而先其所因[5]。其始则同，其终则异[6]。可使破积，可使溃坚，可使气和，可使必已。

帝曰：善。气调而得者何如？岐伯曰：逆之从之，逆而从之，从而逆之，疏气令调，则其道也。

帝曰：善。病之中外[7]何如？岐伯曰：从内之外者，调其内，从外之内者，治其外；从内之外而盛于外者，先调其内而后治其外，从外之内而盛于内者，先治其外而后调其内；中外不相及，则治主病。

帝曰：《论》言治寒以热，治热以寒，而方士不能废绳墨而更其道也。有病热者寒之而热，有病寒者热之而寒，二者皆在，新病复起，奈何治？岐伯曰：诸寒之而热者取之阴[8]；热之而寒者取之阳[9]；所谓求其属也。（《素问·至真要大论》）

【注释】

［1］微者逆之：病势轻浅的，表现与病机一致的，逆其病象而治。

［2］甚者从之：病势复杂的，病象与病机不一致的，顺从表象而治。

［3］逸者行之：气血壅滞不行的，使用行气活血之法治之。

［4］薄之劫之：使用具有侵蚀作用的方药治病谓之"薄之"；以作用峻猛的方药劫夺邪气的治病方法谓之"劫之"。

［5］必伏其所主，而先其所因：治病必须治疗疾病的本质，因而要先探究疾病的原因。伏，制伏；主，指疾病的本质；因，病因。

[6]其始则同,其终则异:以热药治假热,寒药治假寒,开始用药与疾病假象似乎相同;待假象消失,真象显现,药性与病象相反。

[7]中外:指外感病和内伤病。

[8]诸寒之而热者取之阴:指用寒药治疗热证,热势不减者,为阴虚发热,当用补阴法来治疗。

[9]热之而寒者取之阳:指用热药治疗寒证,寒象不减者,为阳虚生寒,当用补阳法来治疗。

【导读】

无论是正治还是反治,都要探究疾病的原因,治疗疾病的本质。即"必伏其所主,而先其所因"。对于外感病和内伤病也要以先病为本,后病为标,抓住主要矛盾以调之。

八、徵四失之论循治数之道

【原文】

诊不知阴阳逆从之理,此治之一失矣。受师不卒[1],妄作杂术,谬言为道,更名自功,妄用砭石,后遗身咎[2],此治之二失也。不适贫富贵贱之居,坐之薄厚[3],形之寒温,不适饮食之宜,不别人之勇怯,不知比类,足以自乱,不足以自明,此治之三失也。诊病不问其始,忧患饮食之失节,起居之过度,或伤于毒,不先言此,卒持寸口,何病能中,妄言作名,为粗所穷,此治之四失也。

是以世人之语者,驰千里之外,不明尺寸之论,诊无人事。治数之道,从容之葆,坐持寸口,诊不中五脉,百病所起,始以自怨,遗师其咎。是故治不能循理,弃术于市,妄治时愈,愚心自得。呜呼!窈窈冥冥[4],孰知其道!道之大者,拟于天地,配于四海,汝不知道之谕,受以明为晦。(《素问·徵四失论》)

【注释】

[1]受师不卒:跟随老师学习未达到结业水平而半途而废。

[2]后遗身咎:结果给自己造成了错误和过失。

[3]坐之薄厚:指居住环境的好坏。坐,指居住。

[4]窈窈冥冥:指医学理论深奥微妙。窈窈,深远;冥冥,幽深。

【导读】

本段分析了临证治疗中的四种过失,指出学医需要老师的指导和自己的努力,更需要遵循治疗之道,还需要不断经过临床实践的检验。

九、语之以其善导之其所便

【原文】

人之情,莫不恶死而喜生,告之以其败,语之以其善,导之以其所便[1],开之以其所苦,虽有无道之人[2],恶有不听者乎?(《灵枢·师传》)

【注释】

[1] 导之以其所便:诱导患者创造适合自己、方便疾病痊愈的条件。

[2] 无道之人:不明事理、不通人情的人。

【导读】

本节经文指出劝说开导,指出疾病的危害,引起患者的重视,告诉患者如何调治,解除患者苦闷的心理状态,从而改善躯体和精神的状况。这种动之以情、晓之以理、喻之以例、明之以法的方法,是每一个中医临床工作者都应当具备的基本素质,也是大医"治神"的基本要求。

第三章
经方病证辨治举隅

前文中,我们谈到构建出纪律井然的病脉证治、理法方药体系是我们学习经方理法的目的,故特举九种相关联的病证进行辨治,以示其具体应用。

第一节　《内经》奔豚病脉证治探析

奔豚病名首见于《灵枢·邪气藏府病形》:"肾脉急甚为骨癫疾;微急为沉厥奔豚,足不收,不得前后。"马莳《黄帝内经注证发微》言:"急为肝脉,肾得急脉而甚,则肾主骨,风邪入骨,当为骨癫疾。若得急脉而微,则为沉厥,盖风邪入肾则为厥,肾气不足则当沉滞而无知也;及为奔豚,以肾邪渐积而成也,为足不收,以肾脉行于足也;为不得前后,以肾通窍于二便也。""骨癫疾者",《灵枢·癫狂》言:"颠齿诸腧、分肉,皆满而骨居,汗出烦悗,呕多沃沫,气下泄,不治。"由此可见肾脉急甚者,可现牙关紧闭、肌肉胀满、骨骼拘挛、汗出烦满、呕吐涎沫、二便失禁的死证;肾脉微急者,可现手足逆冷、脚弱沉滞、二便不通的奔豚病。至于奔豚病的其他表现,尚未言明。在《难经·五十六难》中言:"肾之积名曰奔豚,发于少腹,上至心下,若豚状,或上或下无时。久不已,令人喘逆,骨痿少气。"表明奔豚乃五脏之积中的肾积,且在《难经·五十五难》中又明言:"气之所积名曰积,气之所聚名曰聚。积者,五脏所生,聚者,六腑所成也。积者,阴气也,其始发有常处,其痛不离其部,上下有所始终,左右有所穷处;聚者,阳气也,其始发无根本,上下无所留止,其痛无常处,谓之聚。"进一步说明奔豚乃肾脏所生之阴气也,其上气发作时有固定的部位,有固定上下行走的道路。这一点可以在张仲景的《金匮要略方论》中得到证实。《金匮要略·奔豚气病证治》中言:"奔豚病,从少腹起,上冲咽喉,发作欲死,复还止,皆从惊恐得之。"而且陶弘景亦将"奔豚上气"[1]20列为"大病之主"[1]20之一。由此观之,特殊的上气之候是奔豚病的显著特点。

一、病名、病机考证

关于奔豚的病名、病机,杨上善《黄帝内经太素》注言:"诊得石脉急甚脉者,是为寒气乘肾,阳气走骨而上,上实下虚,故为骨癫也。""微急者,肾冷发沉厥之病,足脚沉重,逆冷不收,膀胱大肠壅闭,大小便亦不通。"但《黄帝内经太素》中"沉厥"之后却无"奔豚"二字,《针灸甲乙经》中"奔豚"二字却在"沉厥"之后。《针灸甲乙经》是皇甫谧根据《素问》《针经》和《明堂孔穴针灸治要》三书,"使事类相从,删其浮词,除其重复,论其精要"[2]4,合撰而成。因此"奔豚"在"沉厥"之后,证据确凿,且二者密切相关。

"沉"者,《说文》作"陵上滴水也","滴"者,《说文》作"久雨也"。可见"沉"有水湿久留之意。"厥"者,《灵枢·卫气》云"下虚则厥",《灵枢·本神》云"肾气虚则厥"。《素问·厥论》云:"阳气衰于下,则为寒厥,阴气衰于下,则为热厥。"可见在"下"的气不足,即肾气的不足是导致"厥"的根本原因。当"厥"伴随着二便不通或泻利不禁时,应该从"下"求之,如《素问·至真要大论》曰:"诸厥固泄,皆属于下。"

由此可知在奔豚发作之时,除上气的特殊表现以外,亦含"沉厥"之水饮留积、下虚、肾气虚等深层病机,故《灵枢·邪气藏府病形》云"沉厥奔豚"。

另外,《难经·五十六难》曰:"脾病传肾,肾当传心,心以夏适王,王者不受邪,肾复欲还脾,脾不肯受,故留结为积,故知奔豚以夏丙丁日得之。"明确指出奔豚的发生与脾病不能运化水湿之邪,留结而为积有关。可见脾肾的虚弱,痰饮水气的留积,乃奔豚发作的根源也。

二、证治分类

张仲景在《伤寒论》和《金匮要略》中记载了治疗奔豚病的三方:苓桂枣甘汤、桂枝加桂汤、奔豚汤。其用药准确、配伍精当,但随着医学的不断发展,到魏晋南北朝时期,奔豚病的治疗已经有了重要进展。葛洪《肘后备急方·治卒上气咳嗽方第二十三》载:"治卒厥逆上气,又两心胁下痛满,淹淹欲绝方。温汤令灼灼尔,以渍两足及两手,数易之也。此谓奔豚病,从卒惊怖忧追得之,气下纵纵,冲心胸脐间,筑筑发动,有时不治,煞人。诸方用药皆多,又必须煞豚,唯有一汤,但可办耳。甘草二两,人参二两,桂心二两,茱萸一升,生姜一斤,半夏一升。以水一斗,煮取三升,分三服。此药宜预蓄,得病便急合之。"孙思邈《备急千金要方·卷十七·积气第五》中,记载上方名为奔气汤,用:"治大气上奔胸膈中,诸病发时,迫满短气不得卧,剧者便欲死,腹中冷湿气,肠鸣相逐成结气方。"[3]317 至隋唐时期为止,逐渐分化成为惊恐奔豚和忧思奔豚两类。《诸病源候论·卷十三·贲豚气候》曰:"夫贲豚气者,肾之积气。起于惊恐、忧思所生。若惊恐,则伤神,心藏神也。忧思则伤志,肾藏志也。神志伤动,气积于肾,而气下上游走,如豚之奔,故曰贲豚。其气乘心,若心中踊踊如事所惊,如人所恐,五脏不定,食饮辄呕,气满胸中,狂痴不定,妄言妄见,此惊恐贲豚之状。若气满支心,心下闷乱,不欲闻人声,休作有时,乍瘥乍极,吸吸短气,手足厥逆,内烦结痛,温温欲呕,此忧思贲豚之状。"

(一)惊恐奔豚证治

《小品方·卷一·治气逆如奔豚状并诸汤方》:"惊为奔豚,心中踊踊,如车盖惊,人所恐,五脏不定,食饮辄呕,气满胸中,狂痴欲走,闭眼谬言,开眼妄语,或张面目,不相取与,众师不知,呼有所负,奔豚汤主之。"此治惊恐奔豚用奔豚汤也,其所言之奔豚汤当为《小品方·卷一·治气逆如奔豚状并诸汤方》:"奔豚汤,治虚劳五脏气之损,游气归上,上走时若群豚相逐憧憧,时气来便自如坐惊梦,精光竭不泽,阴痿,上引少腹急痛,而乍热赤色,喜怒无常,耳聋,目视无精光方。葛根八两,干者,生李根,切,一升,人参三两,半夏一升,洗,芍药三两,当归二两,桂心五两,生姜二斤,甘草,炙,二两。上九味,切,以水二斗,煮得五升,温服八合,日三,不知稍增至一升,日三。"《小品》奔豚汤由桂枝加桂汤去大枣加人参、当归、半夏、葛根、生李根等组成,方中生李根"止心烦、逆奔气"[4]726,为奔豚上气之主药,人参补五脏、安精神、定魂魄、止惊悸,当归温中止痛补不足,葛根止呕吐、"起阴气……解肌发表出汗,开腠理"[4]259,重用半夏、生姜以温胃降逆、化饮止呕,桂枝加桂汤去大枣以降逆平冲定悸、温心补中益气。全方合用,共奏补虚益气定悸、降逆化饮止呕之功,故可治疗惊恐奔豚也。《备急千金要方·卷十七·积气第五》记载了在奔气汤的基础上创立的奔豚汤:"治气奔急欲绝方。吴茱萸一升,石膏、人参、半夏、芎䓖各三分、桂心、芍药、生姜各四分,生葛根、茯苓各十分,当归四两,李根白皮一斤,上十二味,㕮咀,以水七升,清酒八升,煮取三升,分三服。"《千金》奔豚汤比《小品》奔豚汤少甘草,多茯苓、川芎、石膏、吴茱萸也,其化饮定悸降逆之功、解肌发汗之理更盛也。因茯苓可利水渗湿、健脾宁心,吴茱萸可温中下气止痛,川芎可祛风止痛,石膏可"解肌发汗"[4]115也。再考《小品》奔豚汤主治方论与《千金》奔豚汤主治方论相似,故《小品》奔豚汤和《千金》奔豚汤皆可治主惊恐奔豚也。

(二) 忧思奔豚证治

《外台秘要方·卷十二·杂疗奔豚气及结气方六首》记载了在奔气汤基础上创立的七气汤方:"《深师》疗忧劳寒热愁恐,及饮食隔塞,虚劳内伤,五脏绝伤,奔气不能还下,心中悸动不安。桔梗二两,人参三两一方二两,芍药三两,茱萸七合,黄芩二两一方三两,干地黄三两一方二两,枳实五枚,炙,桂心二两一方三两,干姜三两一方二两,甘草三两一方二两,炙,橘皮三两,半夏三两,洗一方一升。上十二味切,以水一斗,煮取三升,去滓,分三服。"此方论既与忧思奔豚之"气满支心,心下闷乱,不欲闻人声,休作有时,乍瘥乍极,吸吸短气,手足厥逆,内烦结痛,温温欲呕"之证相符,又与惊恐奔豚之"心中踊踊如事所惊,如人所恐,五脏不定,食饮辄呕,气满胸中,狂痴不定,妄言妄见"之证相符也。可见忧思奔豚者,《深师》七气汤主之也,其亦主惊恐奔豚也。七气汤中以《肘后》奔气汤治奔气欲绝,心悸不安,又增入《伤寒论》黄芩汤、《金匮要略》枳实芍药散以除内烦解痛、烦满不安,增桔梗、橘皮以祛痰止呕、宽胸理气,增地黄以"补五脏内伤不足"[4]180 也。故七气汤可补五脏、定惊悸、止厥逆、除结痛而疗忧思奔豚也,亦可补五脏、定惊悸、和胃气、宽胸膈而疗惊恐奔豚也。其较《小品》奔豚汤和《千金》奔豚汤补益之功,理气之力更甚也。

三、病变机联

奔豚作为一种以"气上冲"为主要表现症状的疾病,以脾肾亏虚为本,肾心二脏病变为主,同时伴随着脾胃不和等消化道症状。肾主水而藏志,心主血而藏神,脾胃运化失司,水饮留结,积气上冲,神志失藏,更进一步影响脾胃运化功能,而现虚劳结气病、痞满膈中病、痰饮水气病、脚气冲心病、痿厥冲疝病,而且这些病往往彼此转化且相互夹杂。

(一) 误治导致奔豚

除从惊恐、忧思所得奔豚上气之外,在临床上往往见到误用汗吐下三法所致者。如《伤寒论》第 160 条:"伤寒吐下后发汗,虚烦,脉甚微。八九日,心下痞硬,胁下痛,气上冲咽喉,眩冒。经脉动惕者,久而成痿。"便记载了误治所致的奔豚上气候,并指出久者成痿,这一点也与《难经·五十六难》中所载奔豚"久不已,令人喘逆,骨痿少气"契合。《金匮要略·腹满寒疝宿食病脉证治》:"夫瘦人绕脐痛,必有风冷,谷气不行,而反下之,其气必冲,不冲者,心下则痞也。"也记载了瘦人误用下法治疗绕脐痛而出现心下痞或冲气的现象。《金匮要略·痰饮咳嗽病脉证并治》："青龙汤下已,多唾口燥,寸脉沉,尺脉微,手足厥逆,气从小腹上冲胸咽,手足痹,其面翕热如醉状,因复下流阴股,小便难,时复冒者;与茯苓桂枝五味甘草汤,治其气冲。"记载了误用小青龙汤后导致的气冲候,用苓桂味甘汤治疗。

（二）虚劳结气奔豚

《金匮要略·水气病脉证并治》："寸口沉而紧,沉为水,紧为寒,沉紧相搏,结在关元,始时当微,年盛不觉。阳衰之后,营卫相干,阳损阴盛,结寒微动,肾气上冲,喉咽塞噎,胁下急痛。"记载了年盛之时,寒水结在关元,当时不觉,待到年老阳衰之后,结寒微动,肾气上冲的虚劳上气候。与《针灸甲乙经》中治疗奔豚,针刺取关元[2]216、天枢[2]217等穴契合,且《备急千金要方》中载有艾灸气海、关元的方法来治疗奔豚,如"奔豚,灸气海百壮,穴在脐下一寸半,又灸关元百壮,穴在脐下三寸"。[3]321

《金匮要略·妇人杂病脉证并治》："妇人之病,因虚、积冷、结气,为诸经水断绝。至有历年,血寒积结,胞门寒伤,经络凝坚,在上呕吐涎唾,久成肺痿,形体损分;在中盘结,绕脐寒疝,或两胁疼痛,与藏相连;或结热中,痛在关元,脉数无疮,肌若鱼鳞,时着男子,非止女身;在下未多,经候不匀,冷阴掣痛,少腹恶寒,或引腰脊,下根气街,气冲急痛,膝胫疼烦,奄忽眩冒,状如厥癫,或有忧惨,悲伤多嗔,此皆带下,非有鬼神。久则羸瘦,脉虚多寒。问曰:妇人年五十,所病下血数十日不止,暮即发热,少腹里急,腹满,手掌烦热,唇口干燥,何也?师曰:此病属带下……当以温经汤主之。"记载了妇人因虚积冷结气所致的气冲急痛、奄忽眩冒、少腹恶寒、或引腰脊、下血不止、手掌烦热、唇口干燥的带下病,治之以温经汤。所述的"虚、积冷、结气"的病机,以及"气冲"的症状,符合奔豚特征,可见温经汤可用于治疗奔豚上气候。再细看温经汤的药物组成,其与《深师》七气汤大同小异耳,且温经汤适用的病机之"虚、积冷、结气",与七气汤的适用病机之"虚劳内伤、五脏绝伤"亦相同也。由此言之,温经汤亦可作为虚劳结气奔豚病之主方也。

四、验案举例

（一）虚劳结气奔豚案

周某,女,29岁,2018年6月30日,以心悸数周,伴气上冲逆,恶呕头晕来诊,刻下见足厥胸闷肢麻,身冷汗出,并于劳累后尤为明显,经期或早或愆,诊其脉左寸略沉关尺细滑,右寸细沉关略弦滑,人迎不足于寸口,跌阳胜于太溪。"寸口主中,人迎主外……春夏人迎微大,秋冬寸口微大,如是者,名曰平人。"[5]102

此足部跌阳脉胜于太溪脉,可治也,当此夏至之后小暑之前,颈部人迎脉不足于手之寸口脉,病在三阴也。故以虚劳结气奔豚病治之,处以七气汤加味:吴茱萸18 g,肉桂15 g,赤芍15 g,党参5 g,生晒参5 g,炒甘草10 g,干姜15 g,制半夏15 g,陈皮15 g,桔梗15 g,炒枳壳20 g,生地30 g,黄芩10 g,龙骨(先煎)30 g,煅牡蛎(先煎)30 g。7剂,水煎服,日1剂。7日后复诊,心悸胸闷足厥未作,仍恶逆反酸时作,伴胃中疼痛,晨起轻微腹泻,汗出偏多,脉右寸口转浮起,人迎大于寸口,处以乐令黄芪汤加减:附子(先煎)15 g,制半夏15 g,肉桂15 g,炒白芍15 g,大枣30 g,生姜20 g,炒甘草10 g,党参5 g,生晒参5 g,当归10 g,茯苓10 g,制远志10 g,花椒10 g,龙骨(先煎)30 g,煅牡蛎(先煎)30 g。7剂,水煎服,日1剂。7日后复诊,汗出可,余无不适,人迎微大寸口,舌质淡红苔薄白,脉细滑。续以肾沥、五膈等加减调治月余,诸疾皆瘥。

(二)惊恐奔豚案

朱某,女,30岁,2023年6月3日初诊,自述产后2月,失眠数日,头晕多汗,下肢痿软无力,神志不定,脉细数苔白腻,遂从产后精血亏虚、奇经不足而论治,处以通明丸加味以治之。2023年6月10日复诊,言其有多囊卵巢综合征病史,其四肢无力是因惊恐而导致,四肢无力时多伴有心悸、害怕、恶逆呕吐等症状。此乃痿厥病和奔豚病之合病也,故先后处以通明丸合通气汤、乐令黄芪汤合通气汤、肾沥汤合通气汤调治20余日,然2023年7月1日复诊时,四肢无力虽然已经消除,仍有心悸害怕、夜寐不安等症,加服文拉法辛、劳拉西泮、奥氮平才能平复。故思此乃惊恐奔豚之病也,以温经汤加味治之。吴茱萸18 g,川芎12 g,当归18 g,生白芍12 g,牡丹皮12 g,肉桂12 g,生姜12 g,姜半夏15 g,麦冬36 g,党参9 g,人参9 g,炒甘草12 g,茯苓12 g,附片9 g(先煎),炒白术18 g,黄明胶12 g,6剂,水煎服,日1剂。至2023年9月9日,以温经汤加减7次,共服药64剂。其间或应便秘而加地黄、柏子仁、桔梗,或应心神不安而加龙骨、牡蛎,都以症状不同而合温经汤增损,最终于2023年9月9日,停服所有西药。2023年9月30日复诊时,已经基本痊愈,心悸、害怕基本已无,先后续以内补散合通气汤加减、温经汤加减调补月余以防复发。

五、结语

《内经》奔豚病因脾肾虚弱、痰饮留积而成,其发时以"气上冲"为主要表现,偶有患者感觉咽喉有冷塞之感或灼烧之感,临床常见心悸胸闷、恶逆呕吐、手足厥逆、肢麻头眩等症,病变之中可见心下痞满、饮食不下等痞满膈中病的表现,亦可见脚软胫肿、少腹不仁、心悸气喘等脚气冲心病的表现，更有甚者，可见狂痴不定、妄见妄言、恶闻人声等神志失常、虚劳内伤的表现。在治疗上可分惊恐奔豚、忧思奔豚两类，并根据虚劳结气之不同程度，临床表现之不同症状，而辨证选用《小品》奔豚汤、《千金》奔豚汤、《深师》七气汤、《金匮》温经汤等方。只要病机准确，方说切合，就能取效，"效之信，若风之吹云，明乎若见苍天"。[6]3

第二节 《内经》膈中病脉证并治探析

"膈中"在《内经》凡五见，其中表示病证名者有两处，一为《素问·气厥论》的"肝移寒于心，狂，膈中"，二为《灵枢·邪气藏府病形》的"脾脉急甚为瘛疭；微急为膈中，食饮入而还出，后沃沫"。前者对病证没有展开论述，后者记载了明确的脉证，故本文重点围绕后者加以讨论。另《内经》类似膈中的病证上尚存"上膈"一证，见《灵枢·上膈》，其言："气为上膈者，食饮入而还出"，其主要证候与膈中病相同，因气上而得，后世仲景有相近的"膈上"之论，故亦作为讨论内容之一。

对于《内经》膈中病的脉证，杨上善《太素·五藏脉诊》言："诊得代脉急甚，多寒为病，手足引牵来去，故曰瘛疭也……微急者，微寒也。脾气微寒，即脾胃中冷，故食入还呕出，大便沃冷沫也。膈中当咽，冷不受食也。"可见脾脉急甚者会出现四肢抽搐，微急者会出现食饮入而吐的膈中病。此外《素问·通评虚实论》言："鬲塞闭绝，上下不通，则暴忧之病也。"杨上善《太素·病解》注："鬲塞，鬲中塞也。闭，谓七窍闭也。谓噫与下使之气，即上下也。"可见，膈中病不仅只有脾胃虚寒的病机可以导致，亦可以由于"暴忧"等情志导致的复杂病机所致。

张仲景在《伤寒论》《金匮要略》中并未明确给出治疗膈中病的方药，但其对类似病证的记载却是细致入微的。如《伤寒论·平脉法》言："寸口脉弱而缓，弱者阳气不足，缓者胃气有余，噫而吞酸，食卒不下，气填于膈上也。"就明确记载了"气填于膈上"的噫而吞酸、食卒不下、寸口脉弱而缓的脉证，并指出此因脾胃之阳气不足，痰湿之邪气有余所致。《金匮要略·呕吐哕下利病脉证治》言："病人脉数，数为热，当消谷引食，而反吐者，何也？师曰：以发其汗，令阳微，膈气虚，脉乃数，数为客热，不能消谷，胃中虚冷故也。"此条记载了因误用发汗导致胃中虚冷，膈中阳微气虚而不能消谷而反呕吐的诊治过程。由此可见，随着历史的演变，医疗的发展，古圣先师们对膈中病的认识逐渐丰富，这必然促使一套完整有效治疗方案的形成。

一、病机司属

《灵枢·邪气藏府病形》言:"诸急多寒,缓者多热",今膈中病之脉微急,此寒也,乃"脾胃中冷""胃中虚冷"故也。汉代张仲景《伤寒论·辨少阴病脉证并治》言:"若膈上有寒饮,干呕者,不可吐也,急温之,宜四逆汤。"给出了治疗相类病证的治疗法则和所宜方药。东晋时期,明确治疗膈中病的效验之方,日益增多,且渐有五膈之名。葛洪在《肘后备急方·治胸膈上痰癖诸方》言:"膈中之病,名曰膏肓,汤丸径过,针灸不及,所以作丸含之,令气势得相熏染,有五膈丸方……主短气,心胸满,心下坚,冷气也。此疾有十许方,率皆相类,此丸最胜,用药虽多,不合五膈之名,谓忧膈、气膈、恚膈、寒膈,其病各有诊别,在大方中又有七气方,大约与此大同小别耳。"从此记载的原文中可以得出痰饮冷气痹阻胸膈时可现短气、胸满、心下痞坚的膈中病;且葛洪撰写《肘后备急方》之时,存世的治疗膈中病的方药有十许首,但以五膈丸为最效;另有七气方等以治五膈之气。隋唐时期,已经认识到膈中病和虚劳结气病、痰饮水气病、腹满寒疝病、胸痹心痛病等密切相关且相互兼杂。如《诸病源候论·卷十三·五膈气候》言:"五膈气者,谓忧膈、恚膈、气膈、寒膈、热膈也。忧膈之病,胸中气结,烦闷,津液不通,饮食不下,羸瘦不为气力。恚膈之为病,心下苦实满,噫辄酢心,食不消,心下积结,牢在胃中,大小便不利。气膈之为病,胸胁逆满,咽塞,胸膈不通,噫闻食臭。寒膈之为病,心腹胀满,咳逆,腹上苦冷,雷鸣,绕脐痛,食不消,不能食肥。热膈之为病,藏有热气,五心中热,口中烂,生疮,骨烦,四肢重,唇口干燥,身体头面手足或热,腰背皆疼痛,胸痹引背,食不消,不能多食,羸瘦少气及癖也。此是方家所说五膈形证也。"综上所述,膈中病主要是因脾胃虚寒,运化失司,水谷精微不能被化生为营血,反而变成痹阻胸膈的痰饮水湿之气所致,可见短气、胸闷、心下痞坚、饮食不下、反酸烧心等症状。若迁延日久,累及心肾,神志受损,气血衰微,则百病丛生。

二、方药解说

五膈丸出自《肘后备急方·治胸膈上痰癖诸方》:"膈中之病,名曰膏肓,汤丸径过,针灸不及,所以作丸含之,令气势得相熏染,有五膈丸方。麦门冬十分(去心),甘草十分(炙),椒,远志,附子(炮),干姜,人参,桂,细辛各六分,捣筛,以上好蜜丸如弹丸。以一丸含,稍稍咽其汁,日三丸,服之。"

方中人参"补五藏、安精神、定魂魄、止惊悸……开心益智,疗肠胃中冷,心腹鼓痛,胸胁逆满,霍乱吐逆,调中,止消渴,通血脉,破坚积"[4]173,麦门冬"主心腹结气、伤中伤饱、胃络脉绝、羸瘦短气、身重目黄、心下支满、虚劳客热、口干燥渴、止呕吐……消谷调中，保神，定肺气，安五藏"[4]192，远志"主咳逆伤中，补不足……定心气，止惊悸，益精，去心下膈气，皮肤中热，面目黄"[4]203，三药者共用为君，可补益五藏疗虚羸而定惊悸吐逆之劳气，益气健脾化痰饮而除痞满坚结之膈气。附子辛温大热，"主风寒咳逆邪气，温中……破癥坚积聚血瘕"[2]335，治"寒湿踒躄，拘挛膝痛不能行步"[4]335，干姜辛温大热，"主胸满，咳逆上气，温中，止血……寒冷腹痛，中恶霍乱，胀满，风邪诸毒，皮肤间结气，止唾血"，蜀椒"主邪气咳逆，温中，逐骨节皮肤死肌，寒湿痹痛，下气，除六腑寒冷"[4]501，三者共用为臣，以温中除湿散寒气，破积止痛消结气。桂心"利关节，补中益气"[4]425，细辛主"百节拘挛、风湿痹痛……安五藏、益胆气、通精气"[4]205，二药为佐，以散寒除湿止痛、补中益气安神。甘草"补益五藏，制诸药毒"[4]178，调和以为使。诸药合用，以补虚散寒、化痰除湿治五膈之气，破积止痛、定惊安神疗虚损诸证。

三、名候析疑

(一)"五膈气"之缘由

《诸病源候论·卷十三·五膈气候》："《经》云：阳脉结，谓之膈。言忧恚寒热动气伤神；而气之与神，并为阳也。伤动阳气，致阴阳不和，而腑脏生病，结于胸膈之间，故称为膈气。众方说五膈，互有不同，但伤动之由有五，故云五膈气。"所谓"动气"者，乃脏腑之中的妄动之气，为内脏虚劳损亏到一定程度所出现的现象，如《素问·至真要大论》曰："所谓动气，知其藏也。"且《伤寒论》中有"微则阳气不足，涩则无血"[7]107之际，"动气"在上、在下、在左、在右之时，不可发汗、不可下的谆谆告诫。若"动气"妄行，可现胸胁逆满、咽喉噎塞、胸膈不通、噫闻食臭的"气膈"之病。"忧恚寒热"四气和"动气"，此五气者，伤动阳气，而致阴阳不和，腑脏生病，结于胸膈之间，而现诸多形证，故云五膈气也。

(二)"后沃沫"之部位

"后沃沫"，杨上善《黄帝内经太素》言："大便沃冷沫也。"将"后"解释为后阴，确实是《内经》常用之法，如《素问·玉机真藏论》言："脉盛，皮热，腹胀，前后不通，闷瞀，此谓五实。"但《内经》中"后"亦有作时间状语的情况，如《素问·阴阳应象大论》言："先痛而后肿者，气伤形也，先肿而后痛者，形伤气也。"故也有注家将"食饮入而还出，后沃沫"理解为先食饮入而还出，然后涎沫从口中而出。并且"沃沫"一词，在《内经》中也有表示呕吐的涎沫之义，如《灵枢·癫狂》曰："呕多沃沫,气下泄,不治。"结合临床实际情况来看,脾胃虚寒者确实可见心下痞满、食饮难下、多吐涎沫、反酸烧心等现象同时出现,如张仲景便有用吴茱萸汤治疗脾胃虚寒、浊阴上逆所致的吐涎沫的经典案例,即《金匮要略·呕吐哕下利病脉证治》言:"干呕,吐涎沫,头痛者,茱萸汤主之。"脾有寒,不能运化水谷,而吐出食物和泡沫黏液,初期膈中患者可常大便,如后期则大便很少[8],便会出现《诸病源候论·卷十三·五膈气候》所言"噫辄酢心,食不消,心下积结,牢在胃中,大小便不利"的表现,定然不会大便下冷沫。由此可见"后沃沫"当是食饮入而还出之后,出现的口中多涎沫的现象,患者多伴有烧心反酸的感觉。

四、病变机联

膈中病因忧恚寒热动气伤神,伤动脾胃之阳气,致阴阳不和,而腑脏生病,结于胸膈之间所致。脾胃之阳受损,结于胸膈之间的寒痰冷饮水湿之气弥漫、变动不居。痰饮痹阻于胸阳者,可见喘息咳唾、心胸背痛的胸痹心痛病;饮结寒凝于腹部者,可见腹胀腹痛的腹满寒疝病;留饮积气上冲者,可见气上冲胸、心悸胸闷的奔豚上气病;饮阻胸膈,饮食衰少,气血衰弱,神有所止者,可见肤黄骨烦、唇口干燥、羸瘦少气的虚劳结气病;湿气下流,与风相杂,搏与肾经,水饮凌心者,可见脚软胫肿、少腹不仁、心悸气喘的脚气冲心病。

（一）膈中病与痰饮水气病

《金匮要略·水气病脉证并治》:"气分,心下坚大如盘,边如旋杯,水饮所作,桂枝去芍药加麻辛附子汤主之……心下坚大如盘,边如旋盘,水饮所作,枳术汤主之。"此条所载之心下坚大如盘之水气病,乃阴阳不通、大气不行,水饮所作而成,治不及时治疗,会转变成以心下痞坚、食饮不下、短气胸闷的膈中病,故治之以桂枝去芍药加麻辛附子汤、枳术汤等,以冀"阴阳相得,其气乃得,大气一转,其气乃散"[3]57。《伤寒论·平脉法》曰:"趺阳脉紧而浮,浮为气,紧为寒。浮为腹满,紧为绞痛。浮紧相搏,肠鸣而转,转即气动,膈气乃下。"描述了因脾胃虚寒而出现的痰饮水气病,其气水寒凝结,发为腹胀绞痛的腹满寒疝病;其痰流于肠胃则肠鸣而转,转即气动,膈气乃下。若肠鸣不转而呕,其气不冲,心下痞坚者,则发为痞满膈中病也,正如《金匮要略·腹满寒疝宿食病脉证治》言:"夫瘦人绕脐痛,必有风冷,谷气不行,而反下之,其气必冲,不冲者,心下则痞也。"膈中日久,食饮不下,腹胀短气,呕噫厥逆,面黑毛焦,乃死候也,此即《素问·诊要经终论》之言:"太阴终者,腹胀闭,不得息,善噫善呕,呕则逆,逆则面赤,不逆则上下不通,不通则面黑,皮毛焦而终矣。"

（二）膈中病与奔豚上气病

《金匮要略·腹满寒疝宿食病脉证治》："夫瘦人绕脐痛，必有风冷，谷气不行，而反下之，其气必冲，不冲者，心下则痞也。"记载了误用下法治疗瘦人谷气不行的绕脐痛而出现心下痞或冲气的现象。瘦人绕脐痛，谷气不行者，乃脾胃虚寒之腹满寒疝宿食病也，当以温药补之润之，若误用寒药下之，则伤中便甚，生气渐无，变成坏病。其气不冲者，乃"中焦不归者，不能消谷引食"[7]13也，可现不能消谷引食、嗳气酸心、心下痞硬的膈中病；其气上冲者，乃"中焦不治，胃气上冲，脾气不转，胃中为浊，荣卫不通，血凝不流"[7]7也，可现心悸胸闷、恶逆呕吐、手足厥逆、肢麻头眩的奔豚上气病。奔豚发作之时，气上冲胸，血结心下，可转变为突然昏倒，不省人事的尸厥证，如《伤寒论·平脉法》言："肾气微，少精血，奔气促迫，上入胸膈，宗气反聚，血结心下，阳气退下，热归阴股，与阴相动，令身不仁，此为尸厥。"

（三）膈中病与虚劳结气病

《诸病源候论·卷三·虚劳候》曰："夫虚劳者，五劳、六极、七伤是也。""结气病者，忧思所生也。心有所存，神有所止，气留而不行，故结于内。"[5]7虚劳损伤，血气皆虚，复为寒邪所乘，腑脏之气不宣发于外，停积在里，结于内，易令心腹痞满，而成膈中之病。且因虚、积冷、结气之机，往往同时存在，故虚劳结气病众候纷纭，需多加辨记。《金匮要略·妇人杂病脉证并治》言："妇人之病，因虚、积冷、结气，为诸经水断绝……在上呕吐涎唾，久成肺痿，形体损分；在中盘结，绕脐寒疝，或两胁疼痛，与藏相连；或结热中，痛在关元，脉数无疮，肌若鱼鳞，时着男子，非止女身；在下未多，经候不匀，冷阴掣痛，少腹恶寒，或引腰脊，下根气街，气冲急痛，膝胫疼烦，奄忽眩冒，状如厥癫，或有郁惨，悲伤多嗔，此皆带下，非有鬼神，久则羸瘦，脉虚多寒。"此妇人之病，上、中、下三部皆因虚劳结气而生诸病形候，故在辨治时，我们一定要抓住"脉虚多寒"的病机，同时也要留意虚劳结气病转化为膈中病的可能，虚劳结气病和膈中病在用方上也常相互影响。在魏晋南北朝时期，用于治疗膈中病的七气方也常用于治疗虚劳结气病、奔豚上气病，如《外台秘要方·卷十二·杂疗奔豚气及结气方六首》载七气汤方："《深师》疗忧劳寒热愁思，及饮食隔塞，虚劳内伤，五脏绝伤，奔气不能还下，心中悸动不安。"

五、验案举例

2015年夏，金某，男，74岁，心悸20余年，伴身重乏力四肢无力麻木1周。刻诊时见：胃胀痞满、食饮难下、反酸烧心，头胀胸闷、咳嗽痰稀不畅，大便黏滞，小便频数,口干口苦,身有蚁行感,腰部红疹瘙痒,下睑淡白,下肢按肿,舌质暗红,苔薄略黄腻,脉弦博指而尺甚。观前医多用清热泻火养血安神之剂,如柴胡加龙骨牡蛎汤,加味逍遥散等,然病未得除,遂思此乃膈中病也。故先予《肘后》五膈丸改汤:麦冬30g,生晒参9g,党参9g,炒甘草30g,制附子(先煎)18g,干姜18g,花椒18g,肉桂18g,细辛18g,远志18g,3剂,水煎服,日1剂。3日后,患者复诊,言诸证皆缓,唯痰尚难以吐出,遂改为《千金》旋覆花汤:旋覆花(包煎)12g,细辛12g,前胡12g,茯苓12g,炒甘草12g,生姜48g,肉桂24g,姜半夏30g,制川乌(先煎)18g,4剂,水煎服日一剂。7日后,患者复诊,言其证大减,觉疾已除,要求回乡,故予《小品》通气汤增损以下气补虚,并嘱其勿食生冷,以防复发。

六、结语

《内经》膈中病因"忧恚寒热"四气和"动气"伤神,伤动脾胃之阳气,进而脾胃运化失司,气血化生不足,营卫运行失度,痰饮水湿之气弥漫胸膈所致。临床常见饮食不下、反酸烧心、短气、胸闷、心下痞坚等症,亦兼可见喘息咳唾、心胸背痛之胸痹心痛病;腹胀腹痛之腹满寒疝病;气上冲胸、心悸胸闷之奔豚上气病;肤黄骨烦、唇口干燥、羸瘦少气之虚劳结气病;脚软胫肿、少腹不仁、心悸气喘之脚气冲心病。在治疗上可选用《肘后》五膈丸以补益五藏安劳气,健脾除湿化膈气,温中破积消结气,并根据虚劳结气之不同程度,痰饮水气之弥漫部位,而酌情增损五膈、七气等方。只要病机相宜、方论对证、药性恰合,就能取效,"效之信,若风之吹云,明乎若见苍天"[6]265。

第三节 《内经》寝汗证治探析

寝汗病名首见于《素问·藏气法时论》:"肾病者,腹大胫肿,喘咳身重,寝汗出,憎风;虚则胸中痛,大腹小腹痛,清厥,意不乐。"另《素问·气交变大论》言:"岁水太过,寒气流行,邪害心火。民病身热烦心躁悸,阴厥上下中寒,谵妄心痛……甚则腹大胫肿,喘咳,寝汗出,憎风。"可见寝汗作为肾病的一种症状,多与咳喘、憎风、腹大胫肿、腹痛、清厥等症同时出现,是寒气邪害心火、心液外泄所致。《素问·六元正纪大论》亦言:"太阳所至,为寝汗,痓。"太阳与少阴互为表里,且从本从标,往往标本俱病,可见寝汗、痓病,甚者为喘呼、水肿。如《素问·

水热穴论》言:"水病下为胕肿大腹,上为喘呼不得卧者,标本俱病,故肺为喘呼,肾为水肿,肺为逆不得卧,分为相输俱受者,水气之所留也。"由此观之,寝汗当为寒水之气损伤心肾所致之病,且多伴有咳喘、水肿、腹痛、憎风、清厥等寒水留结、风虚劳损之证。

一、病机司属

《内经》首先提出了寝汗的病证名称,也认识到了其病机在于心肾阳气虚衰、寒气水饮留结。后世将这种睡眠中汗出为特征的汗证称为"盗汗",如《金匮要略·血痹虚劳病脉证并治》言:"男子平人,脉虚弱细微者,善盗汗也。"指出脉虚弱细微的阴阳俱不足之人,善盗汗也;《金匮要略·水气病脉证并治》亦言:"食已汗出,又身常暮盗汗出者,此劳气也。"明确指出此盗汗,属于虚劳病候的范畴。《诸病源候论·虚劳盗汗候》云:"盗汗者,因眠睡而身体流汗也,此由阳虚所致。久不已,令人羸瘠枯瘦,心气不足,亡津液故也。"所以,对于寝汗的治疗,当从心肾阳虚、津液亏耗、虚劳病等方面来综合考虑,如《脉经·卷第六·肾足少阴病证第九》就是从肾阳虚衰、水气留溢等虚实夹杂的病机状态,来归纳寝汗、胫肿痛、胸中痛、喘咳、身重、腹痛、清厥等肾病表现的。在寒水留结、风虚劳气这一基本病机认识的基础上,发展到隋唐时期,治疗寝汗病证的方药日渐丰富,如《外台秘要方》中"疗风虚盗汗,不能食,腹内有痃癖,气满者"[9]304黄芪丸,《外台秘要方》中"主积聚癖气不能食,心肋下满,四肢骨节酸疼,盗汗不绝方"[9]310白术丸,在虚劳病、痰饮病、水气病、积聚病之中皆是用来治疗寝汗之病的。另《外台秘要》所载之乐令黄芪汤,虽然是治疗体常自汗的方剂,但是从病机、症候、兼病等方面综合来看,将其用以治疗寝汗之病,最为恰当,即:"乐令黄芪汤疗虚劳少气,胸心痰冷,时惊惕心中悸动,手足逆冷,体常自汗,补诸不足,五脏六腑虚损,肠鸣风湿,荣卫不调百病,又治风里急方。"[9]442

综上所述,寝汗之病,是因为心肾之阳气被寒痰冷饮之气所伤,阳虚失固,心液外泄,而现夜寐盗汗,多伴有乏力少气、身重腹痛、胫肿胸痛、手足逆冷等寒水留结、风虚劳气之证。

二、证治剖析

据《素问·藏气法时论》言之,寝汗之病,多伴腹大胫肿、喘咳身重、胸痛腹痛、憎风清厥意不乐等肾病之候。腹大胫肿者,水气留结之象也;咳喘身重者,形寒寒饮伤肺耗气所致也;胸痛腹痛者,寒饮之气凝结胸腹而成也;憎风清厥意不乐者,乃肾受水邪,神志失常、形气不足所致也,故现手足逆冷、怕风身凉、闷闷不乐等状也,如《素问·气交变大论》言:"岁土太过,雨湿流行,肾水受邪。民病腹痛,清厥意不乐,体重烦冤、上应镇星。"[5]140 故当以开心益智、强志益肾、补肺益气、温化水饮、解结止痛为基本治法,以消除寒水留结、风虚劳损之态。而乐令黄芪汤所疗之虚劳少气、胸心痰冷、心中惊悸、手足逆冷、体常自汗、肠鸣腹痛等候,亦是因为五脏六腑虚损、痰冷风湿结聚所致,与寝汗治病的寒水留结、风虚劳气的病机完全一致。故从病机、证候和兼病的契合程度来看,乐令黄芪汤可作为寝汗之病的主治方剂。

三、方药解说

乐令黄芪汤出自《外台秘要·虚劳里急方六首》:"疗虚劳少气,胸心痰冷,时惊惕心中悸动,手足逆冷,体常自汗,补诸不足,五脏六腑虚损,肠鸣风湿,荣卫不调百病,又治风里急方。黄芪二两,当归三两,乌头三两(炮,去皮尖,四片,入蜜炙之令黄色),桂心三两,生姜四两,蜀椒二两(汗),人参二两,芍药二两,大枣二十枚(擘),茯苓二两,远志二两(去心),半夏四两(洗),上十二味切,以水一斗五升,煮取四升,分服八合,日三夜再。"

本方由《金匮要略》黄芪桂枝五物、《小品方》解急蜀椒汤、《古今录验》定志小丸三方相合去粳米、甘草、石菖蒲,加当归组成。黄芪桂枝五物汤的组成是黄芪、桂枝、芍药、生姜、大枣,有益气化饮、通阳和痹之功,以治"血痹阴阳俱微,寸口关上微,尺中小紧,外证身体不仁,如风痹状"[3]86。解急蜀椒汤由附子、花椒、半夏、干姜、粳米、甘草组成,有解结逐寒、下气止痛之功,"主寒疝,心痛如刺,绕脐绞痛,腹中尽痛,白汗自出,欲绝"[4]86。定志小丸由人参、石菖蒲、茯苓、远志组成,有补五脏、定心气、强肾志之功,以治"忧愁悲伤不乐,忽忽喜忘,朝瘥暮剧,暮瘥朝发,发则狂眩"[9]372。去甘草者,嫌其甘缓,助湿壅气也。诸药合用,可补五脏六腑之虚损、化表里内外之痰饮、调和营卫济百病、开心强志益智慧。故可于虚劳病、痰饮病、水气病之中治疗体常自汗和夜寐盗汗,并消除这种寒水留结、风虚劳损的状态。

四、病变机联

寒水留结、风虚劳气所致之寝汗,多伴乏力少气、身重腹痛、胫肿胸痛、手足逆冷等征,亦可与耳聋腰痛、失精纳少等症同时出现,如《脉经·卷第六·肾足少阴病证》言:"肾病,其色黑,其气虚弱,吸吸少气,两耳苦聋,腰痛,时时失精,饮食减少,膝以下清,其脉沉滑而迟,此为可治。"《灵枢·口问》言:"邪之所在,皆为不足。""邪在肾,则骨痛、阴痹。阴痹者,按之而不得,腹胀,腰痛,大便难,肩背、颈项强痛,时眩。"[10]98 病变日久,积寒伤及营血,劳气尽现,则乱象丛生。有结寒微动、营血不足、肾气上冲而现面赤目黄、骨节烦痛、少腹结痛、气冲于心者,如《脉经·卷第六·肾足少阴病证》言:"肾病,手足逆冷,面赤目黄,小便不禁,骨节烦疼,少腹结痛,气冲于心,其脉当沉细而滑,今反浮大,其色当黑,而反黄,此是土之克水,为大逆。"此即虚劳上气候,肾积奔豚病也。有冬病骨痹之甚而现"牙齿苦痛、手足痛疼、不能久立、屈伸不利、身痹脑髓疼"[9]416 者,此即骨极之证。故当从寒饮留结和精血虚损两个层次来兼顾论治,同时使用温之以气化痰饮之法和补之以味益精血之法,正所谓"形不足者,温之以气;精不足者,补之以味"[5]13 也,"内补散、建中汤、肾气丸、地黄煎"[10]98 等皆承此法也,丸、散、膏、汤皆可相宜而选也。

五、验案举例

患者某,男,39岁,2019年3月30日,以夜间身汗出数月来诊,刻下乏力身困,偶有腰痛腹痛,饮食二便尚可,舌质淡红苔薄白,脉左细滑,右细滑而尺浮。《金匮要略·脏腑经络先后病脉证》言:"脉浮者在前,其病在表;浮者在后,其病在里,腰痛背强不能行,必短气而极也。"今在后之尺脉浮而腰痛乏力、夜寐汗出也,表明其在里之肾被伤也,故从肾虚之腰痛、虚劳之寝汗而论治,处以乐令黄芪汤加味治之:黄芪20 g,肉桂15 g,炒白芍15 g,炒甘草10 g,干姜15 g,大枣30 g,党参5 g,生晒参5 g,当归10 g,茯苓10 g,制远志10 g,花椒10 g,制附子(先煎)15 g,姜半夏15 g,炒白术15 g,盐杜仲15 g,7剂,水煎服,日1剂。2019年4月17日复诊,寝汗已无,仍略腰痛而右尺脉浮,但夜间多梦,续以肾气丸改汤加味:熟地黄24 g,生地黄24 g,山药24 g,山茱萸24 g,茯苓18 g,泽泻18 g,牡丹皮18 g,肉桂12 g,制附子(先煎)15 g,龙骨(先煎)18 g,杜仲18 g,煅牡蛎(先煎)18 g,桑寄生18 g,续断18 g,陈皮12 g,14剂,水煎服,日1剂。2019年6月1日,三诊,腰痛已无,大便略溏,余无不适,脉细滑而右尺转平,续以肾气丸合理中汤增损调治,善后收工。

六、结语

《内经》寝汗,是因心肾之阳被寒痰冷饮所伤而致,多以寐寝盗汗或伴身常自汗浸体为其特殊表现,常伴有乏力少气、身重腹痛、胫肿胸痛、手足逆冷、耳聋腰痛、失精纳少、骨痛阴痹等寒水留结、风虚劳气之证。病变日久，积寒累及营血，可现面赤目黄、骨节烦痛、少腹结痛、气冲于心的肾积奔豚病，亦可见牙齿苦痛、手足瘠疼、不能久立、屈伸不利、身痹脑髓疼的骨痹、骨极病。在治疗上首选《外台秘要》乐令黄芪汤，以补五脏六腑之虚损、化表里内外之痰饮，并根据精血虚损之不同程度，寒饮留结之不同部位，而辨证选用《外台秘要》黄芪丸、白术丸。只要病机准确，方论切合，丸、散、膏、汤皆可相宜而用，以除寒水留结、风虚劳损之态也。

第四节 《内经》喑痱证治探析

喑痱病名首见于《素问·脉解》："内夺而厥，则为喑痱，此肾虚也，少阴不至者，厥也。"在此句之前，《素问·脉解》已言："所谓入中为喑者，阳盛已衰故为喑也。"《素问·阴阳离合》曰："天覆地载，万物方生。未出地者，命曰阴处，名曰阴中之阴；则出地者，命曰阴中之阳。"张志聪《黄帝内经素问集注》言："阳予之正，阴为之主，是阳气离阴而出于地，盛极于外，当复归而与阴相合。所谓入中为喑者，阳盛已衰，入中之气不足，则阴虚而为喑矣。"可见喑哑是因阳盛已衰而致，但亦阴虚少气也。《灵枢·热病》另言："痱之为病也，身无痛者，四肢不收，智乱不甚，其言微知，可治；甚则不能言，不可治也。"《圣济总录》言："气血虚甚，风邪乘之，内外不得通泄，其病为痱。"合而参之，可见喑痱是因内伤夺精、经气厥逆而成，是肾虚也。因少阴经脉之气不能上至于舌，则不能言而为喑；经气上逆而不至于下，则下虚而为厥；精气耗散，气血虚甚，阴阳俱损，故气血不达而四肢懈弛不收，神志失养而智乱不甚。目前对喑痱之病的认识，无论是从临床表现症状上，还是针刺方药治法上，都存在一定的不足[11,12]，本文将结合临床表现对相关文献进行汇通研究，以冀明确喑痱之病的证治特点。

一、病名析疑

喑痱因内伤耗精、经气厥逆而成，可见喑哑、肢厥、四肢不举、智乱不甚等临床表现。随着医学的发展，风痱之病又逐渐进入人们的视野之中，易与喑痱混淆。故有必要对喑痱、风痱做出辨析，以便临证诊治。巢元方《诸病源候论·卷一·风痱候》言："风痱之状，身体无痛，四肢不收，神智不乱，一臂不随者，风痱也。时能言者可治，不能言者不可治。"可见风痱之病，也有"四肢不收"的临床表现,虽无神志错乱之象,但有"一臂不随"的拘挛不从之状。病势轻,时能言者,可治也;病势重,不能言者,不可治也。细而析之,就肢体运动感觉方面而言,二病皆有"身体无痛,四肢不收"之象,但风痱有"一臂不随"之象,喑痱有肢冷厥逆之征。就神志语言表达方面而言,风痱是神志不乱,时能言者可治,不能言者不可治;喑痱是喑哑不能言,智乱不甚。造成二病之不同临床表现的原因是发病诱因的不同。喑痱因内伤夺精而成,风痱因虚而中风使然。故喑痱之治,多从补肾益精立论;风痱之治,多从排风续命立论,如《金匮要略·中风历节病脉证并治》载:"《古今录验》续命汤:治中风痱,身体不能自收,口不能言,冒昧不知痛处,或拘急,不得转侧。"

二、证治概览

喑痱之治,多从补肾填精、温阳化气、滋阴益气立论,如《圣济总录》言:"论曰《内经》谓内夺而厥,则为喑痱,此肾虚也,喑痱之状,舌喑不能语,足废不为用,盖肾脉侠舌本,肾气内夺,气厥不至舌本,故不能语而为喑;肾脉循阴股循内联踝,入足下,肾气不顺,故足废而为痱。"其列举了治疗喑痱的五方:① 治肾气虚厥,语声不出,足废不用,地黄饮方;② 治肾气内夺,舌喑足废,补肾八味丸方;③ 益肾气,治喑痱,补骨脂丸;④ 治肾气内夺,舌喑足废,菟丝子丸;⑤ 治肾气内夺,厥逆喑痱,补肾石斛丸。除补骨脂丸、菟丝子丸、补肾石斛丸三方治疗喑痱的症状有所偏差以外,另有补肾八味丸和地黄饮子两方尚需深入探讨。

补肾八味丸就是《金匮要略》的肾气丸,其在《金匮要略》中治痰饮、腰痛、消渴、脚气、转胞等,其典型病证有五[13]:① "脚气上冲,少腹不仁";② "虚劳腰痛,少腹里急,小便不利";③ "短气有微饮";④ "男子消渴,小便反多,以饮一斗,小便一斗";⑤ "转胞,不得溺也,以胞系了戾"。虽然喑痱之病是以肾虚舌喑、足废、肢厥为主要临床表现,但是从补肾八味丸的治疗范围来看,喑痱之病或可兼夹着心悸、腰痛、腹痛、短气、小便不利、消渴等痰饮水气弥漫、风虚劳损羸弱之证。

地黄饮子经刘完素《黄帝素问宣明论方》的转载而名扬后世,成为治疗喑痱的专方,它是从《备急千金要方》的内补散化裁而来的。内补散:"治男子五劳六绝。其心伤者,令人善惊,妄怒无常;其脾伤者,令人腹满喜噫,食竟欲卧,面目萎黄;其肺伤者,令人少精,腰背痛,四肢厥逆;其肝伤者,令人少血,面黑;其肾伤者,有积聚,小腹腰背满痹,咳唾,小便难;六绝之为病,皆起于大劳,脉虚,外受风邪,内受寒热,令人手足疼痛,膝以下冷,腹中雷鸣,时时泄痢,或闭或利,面目肿,心下愦愦,不欲语,憎闻人声方。地黄、菟丝子、山萸肉、地麦各五分,远志、巴戟天各半两,麦冬、五味子、甘草、人参、苁蓉、石斛、茯苓、桂心、附子各一两半。上十五味,治下筛,酒服方寸匕,日三,加至三匕。"[3]358 地黄饮子是由内补散减人参、甘草、地麦、菟丝子加石菖蒲而成,有滋肾阴、补肾阳、开窍化痰之功,可治喑痱之舌强不能言、足废不能用、口干不欲饮、足冷面赤、脉沉细弱之证[14],亦可兼消五劳六绝之态也。合而参之,喑痱之病,或可兼夹者心悸、腹胀、面黄、腰痛、手足疼、面肿、心烦等五劳六绝之征也。

除《圣济总录》有代表性的五方外,《增补内经拾遗方论》有引《养生类要》治疗喑痱的接命丹:"口喑足痱,肾气虚也,以人补人,其效无加。人乳二酒盏,香甜白者佳,梨汁一酒盏,倾银镟或铜镟内,重汤顿滚,黄沫起开青路为度,每日空心一服。"[15] 人乳能补五脏,梨可主客热、中风不语,故接命丹能补虚生血,接济性命也。

三、针刺之法

《灵枢·热病》言:"痱之为病也,身无痛者,四肢不收,智乱不甚……病先起于阳,复入于阴者,先取其阳,后取其阴,浮而取之。"历代注家对此针刺之法的理解略有差异。如杨上善《太素》言:"先取其本,后取其标,不可深取也。"[16]335 此将"阴""阳"理解为病发的"标""本";将"浮而取之",理解为浅刺也。马莳《黄帝内经注证发微》言:"病先起于阳经,而后入于阴经者,必先取其阳而后取其阴,当浮其针以取之"[17]966。此将"阴""阳"解释为"阳经"和"阴经";将"浮而取之",解释为浮其针以取之也。但皇甫谧《针灸甲乙经》的"先取其阳,后取其阴"之后,无"浮而取之"四字,却有"必审其气之浮沉而取之"[2]254。此言痱病因阳受病发,复入于阴,故针刺时当先从阳(表)刺之,后入阴(里)刺之,并且要根据病气的浮沉深浅来选取针刺穴位的数量和针刺穴位的深浅。正如《灵枢·卫气失常》所言:"夫病变化,浮沉深浅,不可胜究,各在其处,病间者浅之,甚者深之,间者小之,甚者众之,随变而调气。"

《针灸甲乙经》是晋代皇甫谧依据《素问》《针经》(《灵枢》)及《明堂孔穴针灸治要》三本著作,"使事类相从,删其浮词,除其重复,论其精要"[2]4,合撰而成,更符合痱病的针刺之法。且《灵枢·阴阳清浊》言"刺阴者,深而留之;刺阳者,浅而疾之",故结合喑痱之病的临床表现,除服用汤药外,亦可配合"先取其阳,后取其阴"的针刺之法:选取特定的穴位,先在浅层阳分,疾进疾出;后在深层阴分,深而留之,以针刺得气为度,从而起到疏通经络、调和阴阳的作用。

四、病变机联

喑痱因心肾虚衰、经气厥逆而成,可见喑哑、肢厥、四肢不举、智乱不甚等临床表现。从其主方肾气丸、地黄饮子等的应用机理来看,喑痱之病也属于痰饮水气弥漫、风虚劳损羸弱、五劳六绝七伤的范畴。故其病变之时,或可夹杂着其他病证。若肾气不足,则水饮泛溢肌肤、上冲心胸者,可见脚弱、肢肿、心悸、胸闷的脚气冲心病;若痰饮凝结少腹,气血失养者,可见腹痛腹胀的腹满寒疝病;若寒水留结,营卫运行不畅者,可见乏力少气、身重腹痛、胫肿胸痛、手足逆冷、寐寝盗汗或伴身常自汗浸体的寝汗病。故治疗喑痱时,除考虑其喑哑、肢厥、四肢不举、智乱不甚的基本临床表现以外,还要兼顾其虚劳病、痰饮病和水气病的相关表现,来选择合理的方药加以治疗。努力做到补肾填精、温阳化气、滋阴益气、化痰利水,以消除其风虚劳损羸弱、痰饮水气弥漫之态。

五、验案举例

"金,失血有年,阴气久伤,复遭忧悲恼郁,阳挟内风大冒,血舍自空,气乘于左。口喎肢麻,舌喑无声,足痿不耐行走,明明肝肾虚馁,阴气不主上承。重培其下,冀得风熄。议以河间法。熟地四两,牛膝一两半,萸肉二两,远志一两半(炒黑),杞子二两,菊花二两(炒),五味一两半,川斛二两四钱,茯神二两,淡苁蓉干一两二钱,加蜜丸,服四钱。"[18]1-2

[按语] 金某所现之口喎肢麻、舌喑无声、足痿不耐行走,是喑痱之证也,其因失血伤阴,忧悲恼郁动风而起也,契合《素问·脉解》"内夺而厥,则为喑痱"之言也。口喎肢麻虽看似外风之象,实则肝肾虚馁,津液不足,内风之征也。故予河间地黄饮子之法,以温柔濡润而通补,以冀下元得固而气平风熄。

六、结语

喑痱之病,因内伤耗精、经气厥逆而成,可见喑哑、肢厥、四肢不举、智乱不甚等临床表现,类似于现代医学中运动神经元病的某些表现,病变之中可兼见脚弱、肢肿、心悸、胸闷的脚气冲心病,腹痛腹胀的腹满寒疝病,身重腹痛、胫肿胸痛、手足逆冷、寐寝盗汗或身常自汗浸体的寝汗病。在治疗上可根据风虚劳损羸弱的不同程度、痰饮水气弥漫的不同部位,而选用肾气丸、地黄饮子等方加减变化。或配合"先取其阳,后取其阴"的针刺之法,以奏捷效。

第五节 《内经》冲疝证治探析

冲疝病名首见于《素问·骨空论》:"督脉者……此生病,从少腹上冲心而痛,不得前后,为冲疝。"杨上善言:"从少腹上冲心痛,前后之脉为病,不得前后便,冲疝病也。"[19]262 此言冲疝是前后经脉为病,以二便不通,从少腹上冲心而痛为发病特征;吴崑言:"此督脉并冲脉为病。"[20]255 马莳言:"所以为之冲脉者,以其气上冲也,故其自生病,上冲心而痛也。"[21]372《诸病源候论》言:"诸疝者,阴气积于内,复为寒气所加,使营卫不调,血气虚弱,故风冷入其腹内而成疝也。"[22]393-394 巢氏指出血气虚弱,阴气内积,寒气外加,风冷入腹内而成诸疝。故知冲疝当是由正虚邪侵,风寒入腹,阴气内积上冲而成。然冲疝与冲脉、任脉是如何关联的,巢氏并未阐述。在妇人经带胎产诸疾当中,时常见到腹痛兼气上冲者[23]453,或可借鉴《黄帝内经》冲疝之经旨,进行辨治,另当代学者对冲疝的研究相对较少[24],故笔者试从相关文献出发,并结合典型医案,对冲疝进行探析,以冀阐明相关问题,辅助临床治疗。

一、病机司属

"冲"字,《说文解字》曰:"涌摇也,从水中"[25]229,《说文解字》亦指出,"涌"者,"滕也,从水"[25]220,"滕"者,"水超涌也,从水"[25]229,"摇"者,"动也"[25]254。故"冲"字,当有水气上冲动摇之意。

"疝"字,《说文解字》曰:"腹痛也。"[25]151《释名》曰:"心痛曰疝,疝,诜也,气诜诜然上而痛也……阴肿曰隤,气下隤也。又曰疝亦言诜也,诜诜引小腹急痛也。"[26]116-117 可见"疝"字,古今意义不同。今义,指某一脏器通过周围组织较薄弱的地方而隆起。古义中,疝,一指腹痛为主,二指与今义相似的有肿块突出的腹痛。《灵枢·寿夭刚柔》言:"无形而痛者,阴之类也。"巢氏言疝病是阴气内结,风冷入腹而成,属于阴之类也,当属无形之腹痛也。《素问·长刺节论》言:"病在少腹,腹痛不得大小便,病名曰疝,得之寒……刺而多之,尽炅病已。"此言疝病的病因为寒,病位在少腹,以腹痛、不得大小便为主要表现,可以使用刺灸来治疗,待其少腹全都温热之后,疝病就痊愈了。《素问·五藏生成》言:"青脉之至也……名曰肝痹,得之寒湿,与疝同法,腰痛足清头痛。"此又指出疝病和肝痹一样,都是因寒湿所得,且或伴随着腰痛、足冷、头痛等状。另《素问·大奇论》言:

"三阴急为疝。"马莳言:"三阴者,足太阴脾经也,其脉亦急,正以脾经受寒,聚而为疝。"[21]309

《素问·大奇论》亦言:"肾脉大急沉,肝脉大急沉,皆为疝。"此又指出肝肾二部之脉大急沉者,皆为疝也。沉者,主水也;急者,《灵枢·邪气藏府病形》言"诸急者多寒",寒性收引所致也,即今之紧、弦脉也,如张仲景所言"沉为水,紧为寒也"[27]50;大者,言肝肾之正气虚弱,寒痰冷水之邪气壅盛也,正如黄元御所言"肾主蛰藏,肝主疏泄,寒水旺则结为疝瘕"[28]112。

综上所述,冲疝之病是因正气虚弱,气血不足,寒痰冷饮留积,复加风冷入侵、奇经脉气不利而成,以气从少腹冲心而痛、不得大小便、脉大沉紧为其典型表现,或伴有腰痛、足冷、头痛等寒湿凝积、风冷痹结之征。

二、病证释疑

(一)冲任督三脉异名同体,冲疝为三脉所生病

冲疝发作时,水气涌动攻冲,督脉受累。一般认为督脉行于身后,任脉行于身前,此冲疝从少腹这一部位冲心而痛,为何经文将其归为督脉之所生,而不归于任脉或冲脉。王冰《重广补注黄帝内经素问》言:"督脉,亦奇经也。然任脉、冲脉、督脉者,一源而三歧也。故《经》或谓冲脉为督脉也。何以明之?今《甲乙经》及古经脉流注图经,以任脉循背者,谓之督脉,自少腹直上者,谓之任脉,亦谓之督脉。是则以背腹阴阳别为名目尔。以任脉自胞上过带脉贯脐而上,故男子为病,内结七疝,女子为病,则带下瘕聚也。以冲脉侠脐而上,并少阴之经,上至胸中,故冲脉为病则逆气里急也。以督脉上循脊里,故督脉为病则脊强反折也。"[29]可见,王冰认为冲、任、督三脉,名虽异而体则一也,冲疝为三脉所生病也。正如王肯堂在《证治准绳》中所言:"谓冲疝者,以冲、任、督生病,上冲心痛,不得前后。"[30]

(二)冲疝为七疝之一,与厥疝奔豚相关

《素问·骨空论》"任脉为病,男子内结七疝",李中梓言:"所谓冲疝、狐疝、癫疝、厥疝、瘕疝、㿉疝、癀癃疝,分言七疝之状也。"[31]291 程钟龄亦言:"七疝者,一曰冲疝,气上冲心,二便不通也。二曰狐疝……四曰厥疝,肝气上逆也。五曰瘕疝……六曰㿉疝,内裹脓血。七曰癀癃疝,内裹脓血,小便不通也。愚按厥疝即冲疝,癀癃疝即㿉疝,其名有七,其实五者而已。"[32]183 故知冲疝为七疝之一也。

《素问·五藏生成》："黄脉之至也，大而虚。有积气在腹中，有厥气，名曰厥疝……得之疾使四支，汗出当风。"此言厥疝，是因剧烈劳动，汗出当风而成，以"厥逆心痛、足寒清、饮食吐不止"[22]396，脉搏大而虚为主要表现。《医宗金鉴》言："冲疝厥疝痛上攻，脐悸奔豚气上行，吴茱一味为君主，肉桂、泽泻、白茯苓。"[33]912 此言冲疝、厥疝、奔豚三病都有寒痰冷饮凝滞、水气向上攻冲之势，皆可使用吴茱萸、肉桂、泽泻、茯苓组成的夺命汤来治疗。《金匮玉函要略辑义》亦言："后世有奔豚疝气之称。"[34] 故知冲疝与厥疝、奔豚相关，三者皆有寒痰凝滞、积气上冲之势。冲疝以冲心而痛、不得二便为主；厥疝以足寒心痛、饮食不下为主；奔豚以气上冲胸、胸闷惊悸恶逆[35]为主。

三、证治分类

汉晋隋唐时期，虽有冲疝病，然未见其明确治疗之方。《金匮要略》奠定了治疗疝病的基础方药并创立了治疗寒疝的四方：治寒疝寒气厥逆的赤丸；治寒疝绕脐痛，发则白汗出，手足厥冷，其脉沉弦者的大乌头煎；治寒疝腹中痛，及胁痛里急者的当归生姜羊肉汤；治寒疝腹中痛，逆冷，手足不仁，身体疼痛，灸刺诸药不能治的抵当乌头桂枝汤。但这些方剂偏重散寒止痛、温阳除湿、养血和营，下气逐水通便之力不足，治疗冲疝尚显偏弱。《小品方》解急蜀椒汤有解结逐寒下气止痛[36]86之功，《古今录验》七疝丸"疗疝诸寒，脐傍痛，上叉胸中满，少气"[9]205，或可用于冲疝的治疗。宋元明清时期，疝病的治疗更加具体化。《太平惠民和剂局方》葫芦巴丸治"奔豚气、疝气，偏坠阴肿，小腹有形如卵，痛不可忍"[37]209。《医宗必读》以木香散[31]292 治冲疝。《医学心悟》以橘核丸加减通治七疝[32]183。《张氏医通》以天台乌药散等加味治冲疝，并指出冲疝久岁不除，渐成冲心疝，与冲心脚气无殊也[38]342。《医宗金鉴》载夺命汤治冲疝、厥疝、奔豚三病[33]912。《临证指南医案》言："有瘕疝之形，身体伛偻，乃奇脉纲维不用，充形通络可效"[5]453，而创通补奇经之法，为冲疝的治疗提供了新的思路。可见在宋元明清时期，逐渐出现了冲疝的具体治法并发现了其兼夹传变现象。由上可知，天台乌药散、橘核丸等加减变化，皆可治疗冲疝，然笔者根据相关古籍中的病因病机、方论药说，并结合古代名医的治疗经验，提出葫芦巴丸和木香散作为治疗冲疝的首选方剂，以供参考。

（一）葫芦巴丸

葫芦巴丸出自《太平惠民和剂局方·卷八·治杂病》："治大人、小儿小肠气、蟠肠气、奔豚气、疝气，偏坠阴肿，小腹有形如卵，痛不可忍，或绞结绕脐攻刺，呕恶闷乱,并皆治之。葫芦巴一斤(炒),茴香十二两(淘净,炒),吴茱萸十两(汤洗十次,炒),大巴戟(去心,炒)、川乌各六两(炮,去皮、脐),川楝子一斤二两(炒),上为细末,酒煮面糊为丸,如梧桐子大。每服十五丸,空心,温酒吞下,小儿五丸,茴香汤下五丸。"[38]209 方中葫芦巴味苦温,善"治元脏虚冷气"[4]406,用以为君,以治肾虚冷膀胱气也。膀胱气者,疝气之别名也。茴香味辛平,"亦主膀胱、肾间冷气,以及盲肠气,调中止痛"[4]308;川乌辛温大热"除寒湿痹……破积聚寒热,消胸上痰冷,食不下,心腹冷疾,脐间痛"[4]336。二者用以为臣,以散寒除湿化痰冷,调中止痛破结聚,葫芦巴得川乌可治"肾虚冷,腹胁胀满,面色青黑"[4]406;得茴香治"膀胱气甚效"[4]406。川楝子味苦寒,为治疝要药,尤适于寒郁化热者,"盖肝肾内寓真阳,阴锢之而阳不得达,则寒亦酿热"[39]199。用以为佐,与葫芦巴、茴香、川乌相伍,以"利小便水道"[4]507 而化饮,导气散结而畅阳气。吴茱萸"温中下气,止痛……除湿血痹,逐风邪,开腠理,去痰冷"[4]467,巴戟天疗"小腹及阴中相引痛,下气,补五劳,益精"[4]207,二者俱为佐使,以温中补虚散风冷,下气止痛化痰湿。诸药合用,则在内之寒痰阴积得解、外来之风冷邪气得散、元气充足奇经得利、中气温煦胃气得和,故诸疝、奔豚、吐逆诸候尽消矣。

(二)木香散

《医宗必读》载疗冲疝之木香散:"治肝邪上厥,痛闷欲绝。木香、陈皮、良姜、诃子、干姜、枳实各一钱半,草豆蔻、黑牵牛、川芎各一钱,水二钟,煎一钟,空心服。"[31]295 方中木香味辛温,"治九种心痛,积年冷气,痃癖癥块胀痛,逐诸壅气上冲,烦闷"[4]198,用以为君,以逐积年冷气消痃癖癥块而疗气上冲心之烦闷心痛。枳实"除胸胁痰癖,逐停水,破结实,消胀满,心下急痞痛逆气"[4]476,川芎疗"诸寒冷气,心腹坚痛"[4]222,干姜温中下气,三药共用为臣,以下气除满消胀、温中化痰止痛。牵牛子味苦寒,"能治痃癖气块,利大小便,除水气虚肿"[4]377,与木香、干姜、川芎等大量辛温药相配,可祛其寒性而存其下气利水通便之功,用以为佐也。高良姜大温,"疗下气冷逆冲心"[4]198,诃子"主冷气,心腹胀满,下食"[4]504,草豆蔻"主温中,心腹痛,呕吐"[4]697,陈皮理气化痰,四药共为佐使。纵观全方,温中下气消积止痛而疗心腹疼痛,逐水化痰、破结除满而通大小二便,对治冲疝之病,恰如其分也。

四、针灸疗法

《素问·骨空论》曰:"冲疝……督脉生病治督脉,治在骨上,甚者在脐下营。""骨上"者,《奇经八脉考》言"曲骨穴也"[40]89,在前正中线上,耻骨联合上缘的中点处;"脐下营"者,《奇经八脉考》言"脐下一寸,阴交穴也"[40]89。另《针灸资生经》言"中管主冲疝冒死不知人"[41]121,《备急千金要方》亦载"中脘,主冲疝冒死不知人"[3]566。可知针灸曲骨穴、中脘(管)穴、阴交穴,亦可治冲疝也。

五、病变机联

冲疝因正气虚弱,寒饮留结,气血不足,奇经不利,复加风冷之气入侵而作,可见气从少腹冲心而痛、不得大小便等。痰饮留积,寒气凝滞于内,可现手足厥寒、腹胀腹痛、脉沉而紧的腹满寒疝病;痰饮攻冲心胸,痹阻胸阳,亦可现喘息、短气、咳嗽、胸背痛的胸痹心痛病;水饮泛溢,上冲心胸,可现心悸短气、少腹不仁、脚软胫肿的脚气冲心病;留饮积聚,水气上冲咽喉,可现咽喉噎塞、心悸胸闷、恶逆呕吐的奔豚上气病。以上这些病证,往往彼此转化或相互兼夹。

六、验案举例

"吴六十,味酸,食不化,涌吐,述少腹厥气上冲。下有宿疝,以肝浊攻胃。经云:食出完谷,是无阳也。肝疝犯胃。生炮黑附子,生淡干姜,猪胆汁,吴萸,川楝子。"[23]371

[按语] 吴某下有宿疝,气从少腹上冲而痛之时,伴肢厥、反酸、呕吐、完谷不化等状,属冲疝也。此皆阳气不足,痰浊阴气内积,攻冲胸腹而成也。治当用胡芦巴丸之法而温散寒积、降逆止痛。叶氏仿此法,以生附子回阳救逆,吴茱萸化痰散寒、降逆止痛,干姜温中止呕,川楝子理气止痛,猪胆汁益阴和阳,以冀阳气得复,浊阴得除,气滞得通,疝厥吐逆尽消矣。

七、结语

冲疝之病是因正气虚弱,寒饮留结,气血不足,奇经不利,复加风冷之气入侵而成以气从少腹冲心而痛、不得大小便、脉大沉紧为主要表现,其易与胸痹心痛病、奔豚上气病、脚气冲心病等相互兼夹及传变。在治疗上,可根据虚实程度的不同,而首选胡芦巴丸、木香散等,以补益脏腑通利奇经,温化痰饮下气止痛。或配合针灸曲骨、中脘、阴交等穴,以奏捷效。

第六节 《内经》骨痹病脉证治探析

骨痹病名首先见于《灵枢·官针》:"短刺者,刺骨痹,稍摇而深之,致针骨所,以上下摩骨也……输刺者,直入直出,深内之至骨,以取骨痹,此肾之应也。"可见,骨痹在当时是一种常见病,已经采用短刺、输刺等专门的针刺之法来治疗,并指出骨痹与肾相应也。《灵枢·寒热病》曰:"骨痹,举节不用而痛,汗注烦心,取三阴之经补之。"此指出骨痹有"周身关节活动不能自如而疼痛、汗出如注、心中烦躁"[42]的症状,可取三阴之经以补之。另《素问·四时刺逆从论》言:"太阳有余,病骨痹、身重",此指出太阳之邪气有余,可以发生骨痹、身重的表现,治当祛除太阳的邪气。一般认为骨痹属于五体痹之一,以邪气实为主,故当治有余邪气,当发太阳之表以除之;但是补三阴经的治法来看,其正气虚的程度亦不浅,故当补不足的正气,补三阴之经以救之。现代一般认为骨痹是年老精衰、气血失调、骨质失养所致的骨关节退变的病证,相当于现代医学的骨关节炎[43]。但从临床的实际情况来看,不能简单地将骨痹视为骨关节炎,应当从中医的基本理论、基本观点出发,来探究并完善骨痹的病脉证治体系,以冀对临床诊疗有所裨益。

一、病证概括

从《灵枢·官针》《灵枢·寒热病》《素问·四时刺逆从论》等骨痹的相关经文来看,骨痹与肾相应,有关节不能自如活动而疼痛、汗多、心烦的表现。《内经》中还有许多经文对骨痹的病因病机病证进行了一定的补充。如《素问·逆调论》言:"帝曰:人有身寒,汤火不能热,厚衣不能温,然不冻栗,是为何病?岐伯曰:是人者,素肾气胜,以水为事,太阳气衰,肾脂枯木不长,一水不能胜两火,肾者水也,而生于骨,肾不生则髓不能满,故寒甚至骨也。所以不能冻栗者,肝一阳也,心二阳也,肾孤脏也,一水不能胜二火,故不能冻栗,病名曰骨痹,是人当挛节也。"此指出骨痹因是肾气素盛,以水为事,而致太阳气衰,肾脂不长、肾髓不满而成,又补充了骨痹之病有身寒至骨不冻栗、骨节拘挛的表现。《素问·长刺节论》曰:"病在骨,骨重不可举,骨髓酸痛,寒气至,名曰骨痹。"此又补充了骨痹之病有骨重不可举、骨髓酸痛的表现。《素问·痹论》言:"黄帝问曰:痹之安生?岐伯对曰:风、寒、湿三气杂至,合而为痹也。其风气胜者为行痹,寒气胜者为痛痹,湿气胜者为着痹也。帝曰:其有五者何也?岐伯曰:以冬遇此者为骨痹……骨痹不已,复感于邪,内舍于肾……所谓痹者,各以其时重感于风寒湿之气也。"此不仅指出骨痹以冬遇风、寒、湿之气而成,又指出骨痹不已,复感于邪,内舍与肾的发展趋势。《素问·气穴论》曰:"积寒留舍,荣卫不居,卷肉缩筋,肋肘不得伸。内为骨痹,外为不仁,命曰不足,大寒留于溪谷也。"此指出骨痹是因正气不足、大寒留与溪谷,营卫不能正常运行而成,除筋脉肌肉卷缩、肋肘不能伸展等内在的表现以外,还伴随着外在的肌肤麻木不仁的感觉。

由此可见,骨痹之病因脾肾虚弱、气血不足,冬遇风寒湿三气,营卫运行不畅而成,可见肌肉卷缩、筋骨拘挛、骨髓酸痛、汗多心烦、身寒不栗、麻木不仁等临床表现。风、寒、湿三气入侵溪谷,营卫运行受阻,是其发病之因;脾肾虚弱、正气不足、脂枯髓减是其发病之本。故在治疗上,当泻其有余之邪气,补其不足之正气。

二、治法方药

从《内经》中骨痹的表现可以得出,脾肾虚弱、气血不足、脂枯髓减是骨痹的发病之本,风、寒、湿三气入侵、营卫运行不利是发病之因,故治当祛风散寒除湿、健脾补肾益精、补气养血和营。随着历史的发展,医学的进步,骨痹之病的治法方药也在不断丰富。

(一)汉晋隋唐时期的独活寄生汤、肾沥汤

《金匮要略·痉湿暍病脉证治》创立了风湿相搏、骨节痛烦的桂枝附子汤、白术附子汤、甘草附子汤等三方,为祛风散寒除湿之法奠定了基础,但是补益的力度不够,并不适用骨痹之病的治疗。《肘后备急方·卷四·治卒患腰胁痛诸方第三十二》曰:"治肾气虚衰,腰脊疼痛,或当风卧湿,为冷所中,不速治,流入腿膝,为偏枯冷痹,缓弱,宜速治之方。独活四分,附子一枚大者(炮)、杜仲、茯苓、桂心各八分,牛膝、秦艽、防风、芎䓖、芍药六分,细辛五分,干地黄十分,切,水九升,煮取三升,空腹分三服,如行八九里进一服。"[44]163《备急千金要方》在此方的基础方,减附子加桑寄生、当归、人参、甘草,而成独活寄生汤:"夫腰背痛者,皆由肾气虚弱、卧冷湿地当风得之,不时速治,喜流入脚膝,为偏枯冷痹缓弱疼重、或腰痛挛脚重痹,宜急服此方。独活三两,寄生(《古今录验》用续断)、杜仲、牛膝、细辛、秦艽、茯苓、桂心、防风、川芎、干地黄、人参、甘草、当归、芍药各二两,上十五味,㕮咀,以水一斗,煮取三升,分三服,温身勿冷。风虚下利者,除干地黄……诸处风湿亦用此法,新产竟便患腹痛不得转动,及腰脚挛痛不得屈伸,痹弱者,宜服此汤除风消血。"[3]175 独活寄生汤有散寒除湿止痛、补气养血和营、健脾补肾益精之功,可疗脾肾虚弱、当风受湿之冷痹缓弱疼重、腰脚挛急重痹之病,亦可疗肌肉卷缩、筋骨拘挛、骨髓酸痛、汗多心烦、身寒不栗、麻木不仁之骨痹之病。另《外台秘要方》载:"《删繁》骨极虚寒主肾病,则面肿垢黑,腰脊痛不能久立,屈伸不利,梦寐惊悸,上气,少腹里急,痛引腰,腰脊四肢常苦寒冷,大小便或白,肾沥汤方。羊肾一具(猪肾亦得),芍药、麦门冬(去心)、干地黄、当归各三两,干姜四两,五味子二合,人参、茯苓、甘草(炙)、芎䓖、远志各二两(去心),黄芩一两,桂心六两,大枣二十枚(擘),上十五味,切,以水一斗五升,煮肾取一斗,除肾纳药,煮取四升,去滓,分为四服,昼三夜一。若遗小便,加桑螵蛸二十枚(炙)。"[9]417 此《删繁》肾沥汤由桂枝汤、生脉饮、四物汤加黄芩、茯苓、远志、羊肾而成,有祛风散寒、下气止痛、补肾健脾、益气养血、和营益精之功,其中桂心重用,以增强祛风散寒之功,煮肾取水后,再纳药煎煮,以增强补肾益精之功。此方可疗骨极虚寒之面肿垢黑、腰脊疼痛、屈伸不利、四肢寒冷、腹痛里急、惊悸上气之肾病。从相关方论的记载和组成药物的功效主治来看,《删繁》肾沥汤可用于治疗肌肉卷缩、筋骨拘挛、骨髓酸痛、汗多心烦、身寒不栗、麻木不仁之骨痹之病。

(二)宋元明清时期的加减小续命汤、肉苁蓉丸等

《圣济总录》根据骨痹之病的主证和兼证的不同,而创立了治骨痹的六方[45]326-327:① 补骨髓,治寒湿,肉苁蓉丸方;② 治肾虚骨痹,肌体羸瘦,腰脚酸痛,饮食无味,小便滑数,石斛丸方;③ 肾虚骨痹,面色萎黑,足冷耳鸣,四肢羸瘦,脚膝缓弱,小便滑数,补肾熟干地黄丸方;④ 治肾脏中风寒湿成骨痹,腰脊疼痛,不得俯仰,两脚冷,缓弱不遂,头昏耳聋,语音混浊,四肢沉重,附子独活汤方;⑤ 治肾脏气虚,骨痹缓弱,腰脊酸痛,脐腹虚冷,颜色不泽,志意昏聩,鹿茸天麻丸方;⑥ 治肾脏久虚,骨疼腰痛足冷,少食无力,肾沥汤方。这些方药都有补肾益精、健脾除湿、祛寒止痛、益气养血之功,其中附子独活汤、肾沥汤分别沿袭并发展了《备急千金要方》独活寄生汤、《删繁》肾沥汤治疗骨痹的思想,另外四方则是将骨痹之病放入虚劳病、痰饮病的范畴之中,加大了补虚和泻邪的力度。《增补内经拾遗方论》认为骨痹之病是因"髓少筋燥"[46]28而成,故载猪膏酒以疗之。《医宗金鉴》创立了使用加减小续命汤加狗脊来治疗骨痹的方法,即"痹虚加减小续命……骨痹加虎骨或加狗脊"[33]1046。加减小续命汤出自《妇人大全良方》,由麻黄、肉桂、杏仁、甘草、炮附子、人参、黄芩、白芍、川芎、生姜、大枣、防风、防己组成,治"治卒暴中风,不省人事,渐觉半身不遂,口眼歪斜,手足战掉,语言謇涩,肢体麻痹,神情昏乱,头目眩重,痰涎并多,筋脉拘挛,不能屈伸,骨节烦疼,不得转侧"。[47]59 此方治诸风而祛寒湿,通营卫而畅经络,不仅可以治中风以续命,而且可疗骨痹之病。但此方发汗之力较大,若用于汗多心烦的骨痹之病,需减去麻黄。

由此可见,治疗骨痹之病的方药是相当丰富的,但是对于《内经》所载之肌肉卷缩、筋骨拘挛、骨髓酸痛、汗多心烦、身寒不栗、麻木不仁的骨痹之病而言,首选《千金》独活寄生汤、《删繁》肾沥汤,以祛风散寒除湿、健脾补肾益精、补气养血和

营。但亦可根据虚劳病、痰饮病的不同程度和标本缓急,而选用加减小续命汤、肉苁蓉丸、补肾干地黄丸等。

三、针刺之法

在《内经》时期,短刺和输刺之法已用于骨痹之病的治疗,并可取三阴之经以补之。此短刺之法是稍摇动地将针刺入,深达骨部,并进行提插手法。此输刺之法是直入直出,深入之骨,以疗骨痹。另《针灸甲乙经》言:"骨痹烦满,商丘主之。"[2]966《普济方》载:"临泣穴主治……筋挛骨痹。"[48]商丘穴在足内踝前下方凹陷中,当舟骨结节与内踝尖连线的中点处,为脾经之经穴,针刺时有健脾化湿之功。足临泣在足背外侧,第四趾、小趾跖骨夹缝中,是胆经输穴,与带脉交会,针刺时有舒筋止痛之功。故可选取商丘、足临泣以治骨痹烦满筋挛之证。

四、病变机联

骨痹之病因脾肾虚弱,气血不足,脂枯髓减,风、寒、湿三气入侵,营卫运行不利而成。风寒湿之气重者,痰饮壅盛,泛溢肌肤,可现脚软胫肿、少腹不仁、心悸气喘的脚气冲心病;寒饮凝结于内,可见腹胀、腹痛之腹满寒疝病;寒饮伤及心肾之阳,可见身重腹痛、胫肿胸痛、手足逆冷、寐寝盗汗或身常自汗浸体的寝汗病;气血不足,精神衰少者,可见肤黄骨烦、唇口干燥、羸瘦少气之虚劳结气病。这些病证多同时发病,往往相互转化或夹杂。故当从寒饮留结和精血虚损两个层次来兼顾论治,努力做到祛风散寒除湿、健脾补肾益精、补气养血和营。

五、验案举例

(一)膝关节骨痹案

"赵某,女,67岁,2009年3月18日初诊,患者自述2个月前因受凉出现右膝关节疼痛不适,未在意。近半个月疼痛加重,遇寒疼痛加剧,关节僵硬屈伸不利,上下楼、下蹲及长距离行走受影响,拍片示:右膝关节骨质增生。理疗、并服用止痛药物,效果不佳。舌淡苔白,脉弦细。中医诊断属痹证,风寒湿型,方选独活寄生汤加减,独活15 g,桑寄生30 g,秦艽15 g,防风10 g,杜仲15 g,党参15 g,熟地黄10 g,牛膝15 g,茯苓15 g,当归10 g,白芍30 g,川芎15 g,细辛3 g,甘草3 g,制川乌10 g。水煎服,每日1剂,7日后疼痛明显减轻,连服20日,诸症消失,关节活动自如。"[49]

[按语] 此案患者因受凉而现右膝关节疼痛、关节僵硬、屈伸不利、行动不便

之苦，此与《内经》骨痹之肌肉卷缩、筋骨拘挛之状相合也。风寒湿入侵溪谷、营卫运行受阻，故受寒加重也。舌淡苔白，脉弦细者，乃中虚失运、肝肾不足、营血亏虚、痰饮内生所致也。用独活寄生汤加减，如期而效，诸症消失，因其可祛风散寒除湿、补肝益肾养血、止痹痛利关节而标本兼治也。

（二）手关节骨痹案

陈某，男，43岁，2023年5月13日初诊。主诉：双手指间关节疼痛数年，加重1周。刻诊：双手指间关节疼痛发胀，乏力少气，恶心纳差，烧心反酸，腹痛腹胀，手足冰凉，小便尿有余沥，舌淡红苔薄腻，脉沉。既往有慢性非萎缩性胃炎、食管炎、痛风、肠息肉切除史。西医诊断：关节炎；中医诊断：骨痹、腹痛。此乃脾胃虚寒、肾气不足、风湿侵袭表里内外所致也，故从骨痹、腹痛而论治，处以乐令黄芪汤加味治之：黄芪12 g，肉桂18 g，生白芍12 g，生姜24 g，大枣30 g，党参9 g，生晒参9 g，当归18 g，茯苓12 g，制远志12 g，花椒12 g，制附子（先煎）15 g，姜半夏15 g，吴茱萸6 g，肉苁蓉18 g，绵萆薢18 g，生杜仲18 g，菟丝子36 g。7剂，水煎服，日1剂，分早晚温服。二诊（2023年5月20日）：指间关节疼痛仍在，乏力短气减轻，腹痛腹胀改善，恶心反酸未作，小便余沥已除，四肢转温，舌淡红苔薄腻，脉转起。续以乐令黄芪汤加味：黄芪12 g，肉桂18 g，生白芍12 g，生姜24 g，大枣30 g，党参9 g，生晒参9 g，当归18 g，茯苓12 g，制远志12 g，花椒12 g，制附子（先煎）15 g，姜半夏15 g，吴茱萸3 g，炒白术24 g。7剂，水煎服，日1剂，分早晚温服。三诊（2023年5月27日）：指间关节疼痛已无，诸症改善，但脉右细而尺浮，此肾气仍伤也，续以乐令黄芪汤合四物汤增损调治月余，善后收工。

[按语]患者以双手指间关节疼痛数年为主症，此因邪气侵扰人体筋骨关节，闭阻经脉气血所致也，故辨为骨痹病。风、寒、湿三气杂至，合而为痹也。指间关节酸胀，为风寒湿痹阻营卫、留于肌表所致也；恶心纳差、烧心反酸、腹痛腹胀，因脾胃虚寒，痰湿水饮攻冲、气血逆乱所致也；乏力少气、手足冰凉、尿有余沥，因脾肾亏虚、阳气不足、气化不利所致也；脉沉苔腻，为痰饮水气在里之征。合而观之，此即内外合邪、营卫不利、痰饮水气弥漫表里内外所致也，故处以乐令黄芪汤以补五脏六腑之虚损、化表里内外之痰饮，加吴茱萸以降反酸恶逆、加肉苁蓉、菟丝子、生杜仲、绵萆薢以补肾填精、强筋壮骨。二诊时，恶心反酸、尿有余沥已除、四肢转温、脉沉转起、腹胀腹痛减轻、乏力少气改善，可知在里之痰饮已除大半，在外之寒湿仍有稽留，故仍处以乐令黄芪汤，加吴茱萸以增加温中止痛之力，加白术以增健脾除湿之效。三诊时，诸证改善，但肾气仍虚，续以乐令黄芪

汤合四物汤增损善后,以防复发。

六、结语

骨痹之病因脾肾虚弱、气血不足,风、寒、湿三气入侵,营卫运行不利而成,可见肌肉卷缩、筋骨拘挛、骨髓酸痛、汗多心烦、身寒不栗、麻木不仁等临床表现。痰饮水气壅盛,气血衰少渐见者,可伴随出现脚气冲心病、腹满寒疝病、寝汗病、虚劳结气病等。在治疗上,当祛风散寒除湿、健脾补肾益精、补气养血和营,首选《删繁》肾沥汤和《千金》独活寄生汤,亦可根据寒痰留结的不同部位和精血虚损的不同程度,而酌情选用加减小续命汤、肉苁蓉丸、补肾干地黄丸等,以消除寒痰冷饮之态,补益精血虚损之状。或针刺商丘、足临泣,以奏捷效。

第七节 《内经》胫肿证治探析

胫肿病名首见于《灵枢·邪气藏府病形》,其曰:"肺脉……大甚为胫肿;微大为肺痹引胸背,起恶日光。"本篇将胫肿作为一种常见的病证,与肺痹、消瘅、痿厥等并列而言,"脚"者,胫也,"胫"者,从膝下踝上也,故胫肿又称脚肿也,且多与足肿同时发病也,如《灵枢·水胀》言:"水始起也,目窠上微肿,如新卧起之状,其颈脉动,时咳,阴股间寒,足胫肿,腹乃大,其水已成矣。"《灵枢·邪气藏府病形》又言:"大者多气少血。"《素问·病能论》言:"肺气盛则脉大,脉大则不得偃卧。"《素问·逆调论》又言:"夫不得卧,卧则喘者,是水气之客也。夫水者,循津液而流也,肾者水脏主津液,主卧与喘也。"此肺脉大甚者,所多者,为邪气也,为水气也;所少之血,为营血也。如《诸病源候论·水肿从脚起》言:"肾者阴气,主于水而又主腰脚。肾虚则腰脚血气不足,水之流溢,先从虚而入,故腰脚先肿也。"另《素问·藏气法时论》言:"肾病者,腹大胫肿,喘咳身重,寝汗出,憎风;虚则胸中痛,大腹小腹痛,清厥,意不乐。"《素问·气交变大论》言:"岁水太过,寒气流行,邪害心火。民病身热烦心躁悸,阴厥上下中寒,谵妄心痛……甚则腹大胫肿,喘咳,寝汗出,憎风。"此两条,指出了胫肿属于肾病的一种病证,多与咳喘、憎风、寝汗、腹痛、清厥等病证同时出现,是寒气邪害心火所致。从相关经文所涉及的肺、心、肾等脏腑来看,胫肿当为寒水之气壅肺伤肾害心所致之病,且多伴有咳喘、腹痛、寝汗、憎风、清厥等寒水留结、风虚劳损之证。

一、病机司属

《内经》首先提出了胫肿的病名，也认识到了其病机在于心肾阳气虚衰、水气害心壅肺。后世逐渐将胫肿归于为痰饮水气病、脚气病等中。因痰饮水气病所导致的胫肿，在古今的各家著作中涉及较多，尤以张仲景《金匮要略》中的痰饮咳嗽病篇、水气病篇为典型代表。其言"诸有水者，腰以下肿，当利小便；腰以上肿，当发汗乃愈"，所创立的五苓散、防己茯苓汤、蒲灰散、桂枝去芍药加麻辛附子汤等，为痰饮水气病之胫肿提供了丰富的治疗范例，也符合《内经》胫肿寒水之气壅肺伤肾害心的基本病机，也是对《内经》胫肿理论的进一步发展。自张仲景在《金匮要略·中风历节病脉证并治》中提出"崔氏八味丸，治脚气上入，少腹不仁"以后，后世对脚气病的认识逐渐丰富。《诸病源候论·卷四十·脚气肿满候》曰："温湿风毒，从脚而上，故令四肢懈惰，缓弱疼痹，甚则上攻，名脚气。而津液为风湿所折，则津液痞涩，而蓄积成水，内则浸渍脏腑，外则流溢皮肤，故令腠理胀密，水气积不散，故肿也。"《备急千金要方·卷七·论风毒第一》曰："脚气不得一向以肿为候，亦有肿者，有不肿者。其以小腹顽痹不仁者，脚多不肿。小腹顽后不过三五日，即令人呕吐者，名脚气入心，如此者死在旦夕。凡患脚气到心难治，以其肾水克心火故也。"可见因脚气上入其心而现少腹不仁、呕吐者，脚多不肿也；因脚气未上入其心，而内浸脏腑，外溢四肢者，易现脚弱胫肿也，皆因肾水克心、风湿毒气壅溢脏腑皮肤而成。无论是痰饮水气病的胫肿，还是脚气病的胫肿，皆是寒饮水湿之气壅溢脏腑皮肤所致，这与《内经》在胫肿病机的认识上基本一致。

二、证治分类

（一）痰饮水气病之胫肿

自《内经》始提出治疗水肿病"去宛陈莝""开鬼门，洁净府"的原则，发汗、利小便、去瘀生新之法被张仲景深刻地应用到临床实践中去。如五苓散可利小便以疗腰以下水肿；越婢汤可发汗，以治风水恶风，一身悉肿；防己茯苓汤可利小便，以治皮水四肢肿；蒲灰散可化瘀利小便，以治皮水跗肿而厥；桂枝去芍药加麻辛附子汤可温阳发汗，以消周身弥漫之水气。

1. 五苓散证

五苓散出自《伤寒论》第71条："太阳病，发汗后，大汗出，胃中干，烦躁不得眠，欲得饮水者，少少与饮之，令胃气和则愈。若脉浮、小便不利、微热消渴者，五苓散主之。猪苓十八铢（去皮），泽泻一两六铢，白术十八铢，茯苓十八铢，桂枝半两（去皮），上五味，捣为散，以白饮和服方寸匕，日三服，多饮暖水，汗出愈，如法将息。"张仲景在《伤寒论》《金匮要略》中用其治太阳蓄水证、水逆证、霍乱病、消渴病、水气病等。其主证有小便不利，少腹硬满，渴欲饮水，饮不解渴，甚者饮入即吐，苔白滑，或心悸、心下痞满、头晕、下肢水肿，或下利、头痛、发热等。使用五苓散治疗痰饮水气病所导致的胫肿时，除下肢水肿外，时常伴有心悸、心下痞满、头晕、下利、腹满等痰饮留结水气弥漫的兼证。

2. 越婢汤证

越婢汤出自《金匮要略·水气病脉证并治》："风水恶风，一身悉肿，脉浮不渴，续自汗出，无大热，越婢汤主之。麻黄六两，石膏半斤，生姜三两，大枣十五枚，甘草二两。上五味，以水六升，先煮麻黄，去上沫，内诸药，煮取三升，分温三服。恶风者加附子一枚，炮，风水加术四两。"张仲景用其治疗风水病而现一身悉肿而伴有恶风、脉浮、汗出等，以其发汗解表，宣肺利水。

3. 防己茯苓汤证

防己茯苓汤出自《金匮要略·水气病脉证并治》："皮水为病，四肢肿，水气在皮肤中，四肢聂聂动者，防己茯苓汤主之。防己三两，黄芪三两，桂枝三两，茯苓六两，甘草二两，上五味，以水六升，煮取二升，分温三服。"张仲景用其治疗皮水病而现四肢水肿、乏力沉重、四肢肌肉微微跳动、脉沉者，以其益气健脾、温阳利水。

4. 蒲黄散证

蒲灰散在《金匮要略》中用于治疗消渴病和皮水病，其以小便不利、四肢逆冷、脉浮、跗肿为辨证要点。蒲灰当用今之生蒲黄为是，因《医学纲目》云："蒲灰散，蒲灰七分，恐即蒲黄粉，滑石三分，上二味，杵为散，饮服五分方寸匕，日三服。"《备急千金要方》云："小便不利，茎中疼痛，小腹急痛。蒲黄、滑石各等分，上二味，治下筛，酒服方寸匕，日三。"故张仲景用蒲灰散凉血消瘀、通利小便以治皮水跗肿也。

5. 桂枝去芍药加麻辛附子汤证

张仲景在《金匮要略·水气病脉证并治》言："气分，心下坚，大如盘，边如旋杯，水饮所作，桂枝去芍药加麻辛附子汤主之。桂枝三两，生姜三两，甘草二两，大枣十二枚，麻黄二两，细辛二两，附子一枚（炮），上七味，以水七升，煮麻黄，去上沫，内诸药，煮取二升，分温三服，当汗出，如虫行皮中，即愈。"张仲景以桂枝去芍药加麻辛附子汤温阳化气、发汗消饮,以治心下痞坚、手足逆冷、腹满肠鸣、小便不利、四肢水肿、恶寒肢麻、脉沉迟等。

(二)脚气病之胫肿

在肾水克心、风毒壅溢这一基本病机认识的基础上,发展到隋唐时期,治疗脚气病胫肿之证的方药日渐丰富,除张仲景之肾气丸外,《备急千金要方》中"治两脚疼痹肿,或不仁拘急,屈不得行方"[3]152风引汤、《外台秘要方》中"治脚气麻痹不仁,两脚缓弱,脚肿无力,重者少腹气满,胸中痞塞,见食即呕,或两手大拇指不遂,或两脚大拇指不遂,或小便涩,第一疗气满呕逆不下食"[9]467旋覆饮子和《外台秘要方》中疗"脚肿疼闷沉重,有时缓弱,乍冲心腹满闷,小腹下不仁,有时急痛"[9]488之吴茱萸汤,皆是治疗脚气胫肿病证的典型汤方。这些汤方都针对的都是肾水克心、风毒壅溢的基本病机,也与《内经》胫肿之寒水之气壅肺伤肾害心的基本病机一致,可疗脚气病之脚弱呕吐、少腹不仁、腹满胸痞等临床症状。

1. 肾气丸证

肾气丸,除治"脚气上入,少腹不仁"外,还用于治疗[13]:①"虚劳腰痛,少腹里急,小便不利";②"短气有微饮";③"男子消渴,小便反多,以饮一斗,小便一斗";④"转胞,不得溺也,以胞系了戾"。短气有微饮,小便不利者,结合临床的实际情况来看,胫肿易作也。故肾气丸所疗之脚气病,除脚弱呕吐、少腹不仁外,当伴随着胫肿腰痛、小便不利等表现。然从"短气有微饮,当从小便去之,苓桂术甘汤主之,肾气丸亦主之"来看,肾气丸亦可治疗痰饮水气之胫肿,而无脚气上入、少腹不仁的表现。

2. 风引汤证

《备急千金要方·卷七·风毒脚气》载:"风引汤治两脚疼痹肿,或不仁,拘急屈不得行方。麻黄、石膏、独活、茯苓各二两,吴茱萸、附子、秦艽、细辛、桂心、人参、防风、芎䓖、防己、甘草各一两,干姜一两半,白术三两,杏仁六十枚。上十七味,㕮咀,以水一斗六升,煮取三升,分三服,取汗。"[3]152此风引汤由《小品方》之小续命汤[36]60去芍药、黄芩加吴茱萸、独活、秦艽、细辛、茯苓、白术、石膏而成,可发越在肌表之风寒湿毒,可消除在内脏之留结水湿,故可除脚气病之胫肿证,此亦是对《诸病源候论》中用续命汤治疗脉浮大而缓的脚气病的发展,因其胫肿之证比较明显,疼痛拘挛之状比较严重,故作如上加减也。

3. 旋复饮子证

《外台秘要·卷十八·脚气冲心烦闷》载:"治脚气,瘴痹不仁,两脚缓弱,脚肿无力，重者少腹气满，胸中痞塞，见食即呕，或两手大拇指不遂，或两脚大拇指不遂，或小便涩，第一疗气满呕逆不下食，旋复饮子方。旋复花二两，橘皮二两，生姜三两，紫苏茎一握，茯苓三两，香豉一升，绵裹，大枣十枚，擘。上七味，切，以水八升，煮取二升四合，分三服，服别相去十里久，日一剂。凡服五剂，上气即下。小便涩者，加桑白皮四两。"[9]467 此旋复饮子由《备急千金要方》疗脚弱上气之紫苏子汤增损而来，此紫苏子汤即《太平惠民和剂局方》中之苏子降气汤[37]也。旋复饮子下气利水、补虚益气，可疗脚气胫肿之证，其以脚肿无力、腹满胸痞、见食即呕为主要表现。

4. 吴茱萸汤证

《外台秘要·卷十九·许仁则疗脚气方》载："脚肿疼闷沉重，有时缓弱，乍冲心腹满闷，小腹下不仁，有时急痛，宜先后吴茱萸五味汤……吴茱萸汤方。吴茱萸二两，生姜五两，橘皮三两，桂心二两，大槟榔十枚。上药切，以水七升，煮取二升半，去滓，分温三服，服相去如人行七八里久，一服觉诸状可，欲重合，服亦佳。"[9]488 此吴茱萸汤有降气止痛、温中补虚、利水消肿之功，可疗脚气胫肿之证，且伴有脚气冲心腹满、小腹不仁等候。《类编朱氏集验医方》之鸡鸣散[50]便是在此方的基础上，去桂心加入桔梗、木瓜、紫苏茎叶等而成，可疗"人感风湿，流注脚足，痛不可忍，用索悬吊，叫声不绝，筋脉肿大"[50]之证。

三、病变机联

胫肿之病，因心肾阳气虚衰，水气壅肺害心而成，无论是痰饮病之胫肿，还是脚气病胫肿，皆是寒饮水湿之气，壅溢脏腑皮肤所致。其流动不居的痰饮水湿之气，影响营卫之气的输布，可现夜寐盗汗或身常自汗浸体、乏力少气、身重腹痛、手足逆冷的寝汗之病，如《外台秘要·虚劳里急方六首》："疗虚劳少气，胸心痰冷，时惊惕心中悸动，手足逆冷，体常自汗"之乐令黄芪汤，便是痰饮弥漫心胸，营卫输布不利所致，故以其补五脏六腑虚损，调荣卫不调百病，除肠鸣风湿及里急。其寒气凝滞，水饮留结，可现腹胀腹痛之腹满寒疝病；水气留结，痞塞心下，可见饮食不下、反酸烧心、短气、胸闷、心下痞坚的痞满膈中病；水饮上冲攻胸塞咽，可见气上冲胸、心悸胸闷、恶逆呕吐、手足厥逆、肢麻头眩的奔豚上气病；寒气日久，生化乏源，营血亏虚，可见羸瘦少气、口燥舌燥、四肢烦疼、肌肤萎黄之虚劳结气病。这些病证往往彼此转化而且相互夹杂，故需要从寒饮留结和精血虚损两个层次来兼顾论治。或从其标，以消痰饮；或从其本，以补虚损；或标本兼顾，以消寒水留结、风虚劳损之态。

四、验案举例

（一）丁甘仁医案

"谢左,肺为五脏之华盖,肾为元气之根本,肺气不降,肾气不纳,痰饮随气上泛,咳嗽多年,迩来尤甚,气喘难于平卧,面浮肢肿。脉沉细,苔淡白。痰饮盘踞,水湿泛滥。经云：诸气膹郁,皆属于肺,诸湿肿满,皆属于脾。肺脾两虚,喘肿重症。勉拟扶土化痰,降气纳气。炒潞党参三钱,制半夏二钱,五味子三分,炙甘草五分,川桂枝三分,橘红八分,补骨脂一钱五分,炙苏子一钱五分,连皮苓三钱,旋覆花（包）一钱五分,厚杜仲二钱,冬瓜子皮各三钱,鹅管石（煅）四钱,济生肾气丸（包煎）二钱。"[51]

[按语]谢某所患病证为痰饮水气病、虚劳病所致之咳喘、肢肿也。因肺气不降、肾气不纳、脾气不运所致也,故以苏子、旋覆花、半夏、茯苓、厚朴、冬瓜子、冬瓜皮化痰降肺气,以党参、甘草、桂枝、橘红健脾运脾气,以五味子、补骨脂、杜仲、鹅管石、济生肾气丸益肾化气利水以纳气,全方合用,以冀离照当空,浊阴退散,喘肿尽消。

（二）脚气胫肿案

姚某,女,62岁,2023年8月27日初诊,双下肢散发红色皮疹伴脚背水肿及胫10余日,伴皮肤瘙痒,脚背按之凹陷,脉左关弦,右尺浮,舌淡红苔薄腻。此乃脾肾虚寒,寒湿内郁,营卫不利,水气泛溢肌表之脚气病也。先以乐令黄芪汤加泽漆、浮萍治之：黄芪12 g,肉桂18 g,生白芍12 g,生姜24 g,大枣30 g,党参6 g,人参6 g,当归18 g,茯苓12 g,远志12 g,熟附片15 g,花椒12 g,姜半夏15 g,泽漆24 g,浮萍18 g,10剂,水煎,日1剂,早晚分服。2023年9月7日复诊,肿退痒消,尺脉仍浮,处以肾气丸合黄芪散加减：生地黄48 g,山药24 g,山茱萸24 g,茯苓18 g,泽泻18 g,肉桂12 g,熟附子12 g,黄芪12 g,吴茱萸12 g,人参12 g,炒白术12 g,干姜12 g,甘草12 g,当归12 g,川芎12 g,14剂,水煎,日1剂,早晚分服。此方补肾化气、健脾化湿、养血和营,用以善后,以防复发也。

五、结语

《内经》胫肿,是因寒饮水湿之气,壅溢脏腑皮肤所致,后世逐渐分化为痰饮胫肿和脚气胫肿两类。属于痰饮者,可根据水气弥漫之不同部位,正邪虚实之强弱程度,而辨证选用五苓散、越婢汤、防己茯苓汤、蒲灰散、桂枝去芍药加麻辛附子汤、肾气丸等；属于脚气者，亦根据脚弱脚肿之不同兼证，而辨证首选肾气丸、风引汤、旋复饮子、吴茱萸汤等。流动不居的痰饮水湿之气，往往壅滞脏腑经络，或可兼见寝汗之病、腹满寒疝病、痞满膈中病、奔豚上气病、虚劳结气病等。在治疗上，应当从寒饮留结和精血虚损两个层次来标本兼治，酌情选用上方加减，以除寒水留结、风虚劳损之态。

第八节 《内经》消瘅证治探析

消瘅病名首见于《灵枢·邪气藏府病形》，有云："心脉……微小为消瘅……肺脉……微小为消瘅……肝脉……微小为消瘅……脾脉……微小为消瘅……肾脉……微小为消瘅。"此乃岐伯答黄帝所问脉之缓、急、大、小、滑、涩之病形何如之言。在此问答之前，岐伯已总括而言："脉小者，尺之皮肤亦减而少气……"在此问答之后，岐伯亦总概而言："小者，血气皆少……诸小者，阴阳形气俱不足，勿取以针，而调以甘药也。"由此可见消瘅乃五脏气血皆少、形气不足所致，不能以针刺之法治之，当以甘药调之。且《灵枢·五变》言："五脏皆柔弱者，善病消瘅。"《灵枢·本藏》亦言："心脆则善病消瘅热中……肺脆则苦病消瘅易伤……肝脆则善病消瘅易伤……脾脆则善病消瘅易伤……肾脆则善病消瘅易伤。弱小以薄者，心脆……肩背薄者，肺脆……胁骨弱者，肝脆……唇大而不坚者，脾脆……耳薄而不坚者，肾脆……五脏皆脆者，不离于病。"从这两篇经文来看，五脏柔弱及脆者，可见脉细、皮薄、骨弱、肉松、筋软之形，善病消瘅易伤，与其气血皆少、形气不足之体一致。

一、病名机释

有学者认为，消瘅和糖尿病、甲状腺功能亢进等代谢性疾病存在一定的对应关系[52-53]，但就其五脏柔弱及脆的发病机制来看，有必要对消瘅进行系统性梳理，以清源守正，更好地为临床诊疗服务。"消"者，《说文解字》曰："尽也。"[25]234 "瘅"者，《说文解字》曰："劳病也。"[25]152《尔雅》亦言："劳也。"[54] 由此可见，消瘅当是一种以身体消耗为主要状态的劳损性疾病，这与其五脏柔弱易伤、气血皆少的根本内因一致。当然《内经》中的"瘅"字也有表示"发热"的含义，如《素问·疟论》所言之但热不寒的瘅疟，那么消瘅之病是否还有其他更具体详尽的病机和临床表现，值得进一步分析探讨。

(一)五脏柔弱,气血皆少

《灵枢·五变》言:"何以知五脏之柔弱也?少俞答曰:夫柔弱者,必有刚强,刚强多怒,柔者易伤也。黄帝曰:何以候柔弱之与刚强?少俞答曰:此人薄皮肤,而目坚固以深者,长衡直扬,其心刚,刚则多怒,怒则气上逆,胸中蓄积,血气逆留,髋皮充肌,血脉不行,转而为热,热则消肌肤,故为消瘅。此言其人暴刚而肌肉弱者也。"可见消瘅的病因是五脏柔弱、气血皆少,患者表现为性情刚强、烦躁多怒、皮肤消薄、肌肉消瘦、胸闷不舒、眼目活动不灵活而高起、横眉瞪眼、直视露光[53],此是五脏气血衰少,肌肤柔弱,元阴不足,虚阳外发外走之征。且《灵枢·五变》又言:"余闻百疾之始期也,必生于风雨寒暑,循毫毛而入腠理……或为消瘅。"可见除了五脏柔弱,必有刚强的情志因素以外,外邪侵袭也会诱发消瘅,这正是五脏柔弱、气血皆少的内因所造成。

(二)肥甘太过,内热消灼

《灵枢·师传》言:"夫中热消瘅则便寒……胃中热则消谷,令人悬心善饥,脐以上皮热,肠中热,则出黄如糜。"明确指出中焦有热的消瘅患者,饮食喜欢寒凉;又指出胃中有热者,则谷物容易消化,令人胃脘有悬空感而易饥,脐上部的皮肤发热;肠中有热者,则会出现大便色黄如糜粥的表现。《素问·气厥论》又言:"大肠移热于胃,善食而瘦,又谓之食亦。"王冰注:"胃为水谷之海,其气外养肌肉。热消水谷,又铄肌肉,故善食而瘦,又谓食亦者,谓食入移易而过,不生肌肤也。"[55]《素问·通评虚实论》言:"凡治消瘅……肥贵人,则高梁之疾也。"肥贵人者,肥甘厚味者也。《素问·奇病论》言:"肥者令人内热,甘者令人中满。"由此可见喜冷肤热、消谷易饥、便黄如糜、善食而瘦的消瘅患者,是肥甘太过、内热中满、肌肤消灼所致,此正是五脏气血衰少,肥甘太过,内热炽生,消灼津液所致。

二、证治分类

消瘅之脉属于"诸小者",乃阴阳形气俱不足之征,当以甘药调之,勿取以针,故《灵枢·邪气藏府病形》中未载消瘅的针刺治法。但《针灸甲乙经·卷十一·五气溢发消渴黄瘅》言:"消瘅,善喘,气塞喉咽而不能言,手足清,溺黄,大便难,嗌中肿痛,唾血,口中热,唾如胶,太溪主之。"[2]269 此不仅补充了消瘅常见的喘息气短、手足清冷、溺黄便难、咽喉肿痛、唾血口燥、痰黏如胶等临床表现,又将消瘅归入消渴黄瘅等五气溢发之病的范畴,还言明了针刺太溪穴可以治疗消瘅。太溪穴为足少阴肾经的原穴,能清虚热以治咽喉肿痛、唾血口燥、溺黄便难、痰黏如胶,生元气以疗手足清冷、喘息短气脉小等。随着医学的不断发展,到魏晋南北朝时期,消瘅的治疗已经取得了一定的发展,不仅在针刺取穴上有进展,对于"甘药调之"以治五脏气血衰少、形气不足、津液消灼这一基本病机的认识,也有了一定的进步。除了《针灸甲乙经》将消瘅归为"消渴黄瘅"的范围之内,陶弘景亦将消瘅归为"黄瘅消渴"[1]20的一种,列在"大病之主"[1]20的范畴之内。《小品方》将消瘅作为以消渴引饮、小便频数为主证的虚劳病,而载"治肾气不足,消渴引饮,小便过多,腰背疼痛方"[56]69的增损肾沥汤,及"治大虚,内不足,小便数,嘘噏焦燥引水浆,膀胱引急方"[56]69的加减肾沥汤以疗之。自此以后,治疗消瘅的方药便精彩纷呈、百家争鸣,如《备急千金要方》之猪肚丸、铅丹散、茯苓煮散、骨填煎、枸杞汤,《近效方》之麦门冬丸等,丸、散、膏、汤,诸法皆备。其中以《外台秘要方》的肾沥汤、宣补丸最具代表性,它们既能体现消瘅气血衰少、形气不足的本虚之机,又能兼顾肥甘太过、内热消灼的标实之象。

(一)肾沥汤证

《外台秘要方·卷十一·消中消渴肾消方八首》曰:"疗肾气不足,虚损,消渴,小便数,腰痛,宜服肾沥汤方。羊肾一具,去脂膜,切,远志二两,去心,人参二两,泽泻二两,干地黄二两,桂心二两,当归二两,龙骨二两,甘草二两,炙,麦门冬一升,去心,五味子五合,茯苓一两,芎䓖二两,黄芩一两,生姜六两,大枣二十枚。上十六味,切,以水一斗五升,煮羊肾取一斗二升,纳药取三升,分三服。"[9]286 此方由桂枝汤、生脉饮、四物汤去芍药,加黄芩、泽泻、茯苓、远志、龙骨、羊肾等增损而成,味甘温和,药性醇厚,有补肺益肾、健脾养肝、宁心定志、强阴益精、养血止痛、清热生气之功。从病机、证候、方剂功效等方面综合来看,其不仅可治虚损之消渴、小便数、腰痛,又可治五脏柔弱易脆、气血衰少、元阴不足、虚阳外发外走之喘息短气、手足清冷、皮肤消薄、肌肉消瘦、性情刚强、烦躁多怒、胸闷不舒、目高横眉瞪眼等消瘅之证。

(二)宣补丸证

《外台秘要方·卷十一·消中消渴肾消方八首》曰:"疗肾消,渴,小便数,宣补丸方。黄芪三两,栝蒌三两,麦门冬三两(去心),茯神三两,人参三两,甘草三两(炙),黄连三两,知母三两,干地黄六两,石膏六两(研),菟丝三两,肉苁蓉四两。上十二味,末之,以牛胆汁三合,共蜜和丸,梧子大,以茅根汁服三十丸,日渐加,至五十丸。"[9]286 方中石膏、知母、甘草、人参、栝蒌可清消灼之内热,而益气生津止渴;地黄、麦门冬、菟丝子、肉苁蓉、茯神可补五脏之虚损,而益精生津止渴；黄连、牛胆汁之用，恰合"消渴旧来以为难疗，古方有黄连汤牛胆丸为胜"[27]282之旨；黄芪可"补丈夫虚损，五劳羸瘦，止渴，腹痛，泄痢，益气，利阴气"[4]229；白茅根"主劳伤虚羸，补中益气，除瘀血、血闭，寒热，利小便，下五淋，除客热在肠胃，止渴"[4]280。诸药合用，共奏宣泄肠胃之内热、补益五脏之津气之功。从病机、证候、方剂功效等方面综合来看，此方不仅可治消渴、小便数之肾消，又可用于治疗五脏气血衰少，肥甘太过，内热炽生，消灼津液所致之喜冷肤热、消谷易饥、便黄如糜、善食而瘦的消瘅之证。

由此观之，消瘅之病在晋唐之间的自然演化过程之中，不断地向消渴、虚损这两个层面发展，若偏向某一层次，便容易失去另一层次的临床价值，以至于后世不少医家，误将消瘅之病等同于消渴病或消渴的肾消之证。只有认识到气血衰少、形气不足是其本虚之机，肥甘太过、内热消灼是其标实之象，才能挖掘出消瘅之病的现代临床实用价值。

三、病变机联

消瘅之病，因五脏柔弱及脆，气血衰少，形气不足，易现喘息短气、手足清冷、皮肤消薄、肌肉消瘦等象。其中偏元阴不足，虚阳外发外走者，可见性情刚强、烦躁多怒、胸闷不舒、目高横眉瞪眼等证；偏肥甘太过，内热炽生，消灼津液者，可见喜冷肤热、消谷易饥、便黄如糜、善食而瘦等证。消瘅日久，"脉实大，病久可治，脉悬小坚，病久不可治"。

《诸病源候论·卷五·消渴候》言："夫消渴者，渴不止，小便多是也。由少服五石诸丸散，积经年岁，石势结于肾中，使人下焦虚热。及至年衰，血气减少，不复能制于石。石势独盛，则肾为之燥，故引水而不小便也。"[57]其明言消渴是因少时服五石丸散，积势使人下焦虚热，年衰之后，气血减少，津液消灼，肾为之燥而成，其与消瘅之五脏气血衰少、形气不足、津液消灼的基本病机大致相同，这大概就是为什么有些医家误将消渴等同于消瘅的原因，但是二者的临床表现却有明显差别。《古今录验》论消渴有三："一、渴而饮水多，小便数，无脂，似麸片甜者，皆是消渴病也；二、吃食多，不甚渴，小便少，似有油而数者，此是消中病也；三、渴，饮水不能多，但腿肿，脚先瘦小，阴痿弱，数小便者，此是肾消病也。"[9]286可见消渴之病亦有偏尿频多饮而属消渴者，偏肥甘多脂而属消中者，偏腿肿阴痿而属肾消者，虽然其气血衰少、津液消灼、肾为之燥的基本病机并未改变，但是其与消瘅之病喘息短气、皮肤消薄、肌肉消瘦的基本表现还是不同的。即使是偏元阴不足、虚阳外发的消瘅，也具有性情刚强、烦躁多怒、胸闷不舒、目高横眉瞪眼等与消渴不同的表现。偏肥甘太过，内热炽生的消瘅，虽有消谷易饥之象颇似消中，但消中无便黄如糜而消瘅无小便夹油。更有属肾消而阴痿腿肿者，消瘅无此象也。但消瘅病程日久可出现喘息咳唾、心胸背痛之胸痹心痛病，腹胀腹痛之腹满寒疝病，气上冲胸、心悸胸闷之奔豚上气病，肤黄骨烦、唇口干燥、羸瘦少气之虚劳结气病以及脚软胫肿、少腹不仁、心悸气喘之脚气冲心病。

四、验案举例

《史记·扁鹊仓公列传》："齐章武里曹山跗病，臣意诊其脉，曰：'肺消瘅也，加以寒热。'即告其人曰：'死，不治。适其共养，此不当医治。'法曰：'后三日而当狂，妄起行，欲走；后五日死。'即如期死。山跗病得之盛怒而以接内。所以知山跗之病者，臣意切其脉，肺气热也……所以加寒热者，言其人尸夺。尸夺者，形弊；形弊者，不当关灸镵石及饮毒药也。臣意未往诊时，齐太医先诊山跗病，灸其足少阳脉口，而饮之半夏丸，病者即泄注，腹中虚；又灸其少阴脉，是坏肝刚绝深，如是重损病者气，以故加寒热。所以后三日而当狂者，肝一络连属结绝乳下阳明，故络绝，开阳明脉，阳明脉伤，即当狂走。后五日死者，肝与心相去五分，故曰五日尽，尽即死矣。"[58]

［按语］山跗所患肺消瘅之病，是因为大怒后行房事所得也。怒则气逆，伤及肝血，又加以房事，伤及肾精，故病肺消瘅也。当此精血衰少、形气不足之际，勿取以针，不能灸，更不能以泻药下之，当以甘药调之。或当以肾沥汤之类方药以调之，或可有转愈之机。但齐国太医却在他的足少阳脉口施灸，又给他服用半夏丸。在足少阳脉口灸后，津液更伤；服用半夏丸后，他立即泄利如注、腹中便虚，此阳气更虚也。齐国太医却又在他的少阴脉施灸，津液又进一步被耗损，因"火气虽微，内攻有力，焦骨伤筋，血难复也"。此番误治，使得肝血肾精耗尽，元气损伤绝竭，而现尸夺之证。尸夺者，呈寒热之象也，乃形弊血尽、志意不治、精神浮越之征也，故死，不治，所以后三日当狂，后五日死者，以其脉道损伤、经络厥绝故也。

五、结语

消瘅之病因五脏柔弱及脆、气血衰少、形气不足而成，临床可见喘息短气、手足清冷、皮肤消薄、肌肉消瘦等象。病变日久，可现喘息咳唾、心胸背痛之胸痹心痛病，腹胀腹痛之腹满寒疝病，气上冲胸、心悸胸闷之奔豚上气病，肤黄骨烦、唇口干燥、羸瘦少气之虚劳结气病，脚软胫肿、少腹不仁、心悸气喘之脚气冲心病。在治疗上，偏元阴不足，虚阳外发外走，而见性情刚强、烦躁多怒、胸闷不舒、目高横眉瞪眼等证者，可与《外台秘要方》肾沥汤，以补肺益肾、健脾养肝、宁心定志、强阴益精、养血止痛、清热生气；偏肥甘太过，内热炽生，消灼津液，而见喜冷肤热、消谷易饥、便黄如糜、善食而瘦等证者，可与《外台秘要方》宣补丸，以宣泄肠胃之内热、补益五脏之津气。同时根据气血虚损之不同部位，津液消灼之不同程度，辨证选用丸、散、膏、汤，以消气血衰少、津液消灼之态。

第九节 《内经》痿厥证治探析

痿与厥在《内经》中为独立病名，分别有《素问·痿论》和《素问·厥论》专篇讨论，然痿厥连用作为病证名在《内经》中十分常见，说明其属于当时临床常见病证。由于记载散在于《素问》六篇（四气调神、生气通天、阴阳别论、异法方宜、通评虚实、五常政大论）和《灵枢》七篇（本神、邪气脏腑、经脉、本输、阴阳二十五人、杂病、口问）中，故而少见重视。关于痿厥病的基本概念，《灵枢·邪气藏府病形》曰："脾脉……缓甚为痿厥。"杨上善《黄帝内经太素》曰："缓甚者，脾中虚热也。脾中主营四肢，脾气热不营，故曰四肢痿弱，厥，逆冷也。"另《灵枢·邪气藏府病形》言："缓者多热"，可见痿厥之病，可由脾中虚热，不营四肢而成，以四肢痿弱、逆冷为主要表现。《灵枢·经脉》亦言："是主肾所生病者，口热舌干，咽肿，上气，嗌干及痛，烦心，心痛，黄疸，肠澼，脊股内后廉痛，痿厥，嗜卧，足下热而痛。"可见痿厥之病，亦可由肾脏经脉发生病变而成，并伴随着口舌干燥、咽肿咽痛、烦心足热、脊痛嗜卧等肾虚髓减、气耗热淫之征。由此观之，痿厥之病，乃脾肾虚热，气耗髓减，热邪淫泆而成，以四肢痿弱不用、手足逆冷为主要表现，或间见口燥咽痛、烦心足热、脊痛嗜卧等热结气耗之征。有学者认为现代医学之运动神经元病属于中医痿厥病的范畴[59-60]，可以参考本病进行辨治。

一、病机司属

从《灵枢·邪气藏府病形》及《灵枢·经脉》的相关原文来看，痿厥之病，是因脾肾虚热，气耗髓减，热邪淫溢而成。若将《素问》和《灵枢》之中关于痿厥的相关论述，合而参之，不难发现，其致病之因主要有伤于（肾）精者，有气血不足者，有伤(脾)湿者。其伤于(肾)精者,如《灵枢·本神》言:"恐惧而不解则伤精,精伤则骨酸痿厥,精时自下。是故五脏主藏精者也,不可伤,伤则失守而阴虚;阴虚则无气,无气则死矣。"此主要指恐伤肾,恐则气下,肾精受损。又"肾者主水,受五脏六腑之精而藏之",故又言"五脏精伤"。此指出肾精受损而生骨酸、痿厥之病,精伤失守,进而阴虚无气也。另《素问·四气调神大论》言:"冬三月,此谓闭藏……此冬气之应,养藏之道也。逆之则伤肾,春为痿厥,奉生者少。"此亦指出肾伤失藏、奉生者少而生痿厥之病也。其伤于(脾)湿者,如《素问·异法方宜论》言:"中央者,其地平以湿,天地所以生万物也众,其民食杂而不劳,故其病多痿厥寒热,其治宜导引按跷。"此指出民食杂不劳,脾伤于湿而发痿厥寒热病也。另《素问·生气通天论》曰:"秋伤于湿,上逆而咳,发为痿厥。"此指出秋伤于湿,逆肺而咳,肺热叶焦,发为痿厥也。其气血不足者,如《灵枢·口问》言:"下气不足,则乃为痿厥心悗。"及《灵枢·阴阳二十五人》言:"足阳明……血气皆少则无毛,有则稀枯悴,善痿厥足痹。"此两条明确指出气血不足则善病痿厥也。另《素问·通评虚实论》言:"凡治消瘅、仆击、偏枯、痿厥、气满发逆,肥贵人,则高粱之疾也。"肥贵人者,肥甘厚味者也。《素问·奇病论》言:"肥者令人内热,甘者令人中满。"再将痿厥之病与气血皆少、形气不足的消瘅之病合参,可以得出痿厥之病是五脏气血衰少,肥甘太过,内热炽生,津液消烁所致也。

综上所述,痿厥之病因五脏虚热、气耗髓减、血少伤湿而成,以四肢痿弱不用、手足逆冷为主要表现,或间见口燥咽痛、烦心足热、脊痛嗜卧、骨酸寒热、咳嗽足痹等热结气耗、津血衰少之征。

二、证治概览

由上观之,《内经》对痿厥之病的认识已经非常成熟,也散在着针刺、按跷之治法,但并未给出具体的方药。"痿"者,四肢痿弱也,《素问·痿论》言:"治痿者,独取阳明何也……阳明者,五脏六腑之海,主润宗筋,宗筋主束骨而利机关也。冲脉者,经脉之海也,主渗灌溪谷,与阳明合于宗筋,阴阳总宗筋之会,合于气街,而阳明为之长,皆属于带脉,而络于督脉。故阳明虚,则宗筋纵,带脉不引,故足痿不用也。"故治"痿"者,当通补阳明、通补奇经也。"厥"者,《灵枢·卫气》云"下虚则厥",《灵枢·本神》云:"肾气虚则厥。"《素问·厥论》云:"阳气衰于下,则为寒厥,阴气衰于下,则为热厥。"可见"厥"是肾气的不足、下气的不足所致。故治"厥"者,当补肾益气、填精补髓也。就痿厥这一阴阳形气俱不足、脏腑奇经俱虚损的病证而言,绝不仅是痿病和厥病的简单叠加,五脏气血衰少、奇经八脉虚亏、形气不足、津液消灼、虚热淫泆是其基本病机,治当补肾填精、健脾除湿、滋阴和阳、益气养血、通补阳明、通补奇经。随着医学的不断发展,痿厥之病的治疗思路和方药也越来越广阔,如《圣济总录》中已经载有:"治胆气不足,常多恐惧,头眩痿厥,四肢不利,僵仆目黄"[45]537之中正汤;"治胆经虚冷,不能独卧,心下淡淡,如人将捕,头眩痿厥,目黄失精"[45]537之远志汤;"治足少阳经不足,目眩痿厥,口苦太息,呕水多唾"[45]538之沉香汤,《丹溪心法》之治痿名方虎潜丸及治痿厥之重者补肾丸等,皆可用于痿厥之病的治疗。故笔者将古典医籍所载的相关病因病机、方论药说和自身临床实践经验相结合,提出2张可用于治疗痿厥之病的首选方剂作为补充,以供参考。

(一)通明丸证

通明丸出自《备急千金要方·卷十九·补肾第八》:"治五劳七伤六极,强力行事举重,重病后骨髓未满房室,所食不消胃气不平方。麦门冬三斤,地黄、石韦各一斤,紫菀、五味子、苁蓉、甘草、阿胶、杜仲、远志、茯苓、天雄各半斤。上十二味,末之,蜜丸如梧子,食上饮若酒服十丸,日再,加至二十丸。"[3]696方中麦冬"主心腹结气,伤中伤饱,胃络脉绝,羸瘦短气,身重目黄,心下支满,虚劳客热,口干燥渴,止呕吐,愈痿厥,强阴益精,消谷调中,保神,定肺气,安五脏"[4]192;远志"主咳逆伤中,补不足……定心气,止惊悸,益精,去心下膈气,皮肤中热,面目黄"[4]203。二者共用为君以补虚强阴益精填髓而疗虚劳客热之淫泆、健脾益肾定肺保心而起身重支满之痿厥。地黄"主折跌绝筋,伤中,逐血痹,填骨髓,长肌肉"[4]180,石韦"主劳热邪气,五癃闭不通,利小便水道,止烦下气,通膀胱满,补五劳,安五脏,去恶风,益精气"[4]226,紫菀"主咳逆上气,胸中寒热结气,去蛊毒,痿蹶,安五脏"[4]280,阿胶"主心腹内崩,劳极洒洒如疟状,腰腹痛,四肢酸疼……虚劳羸瘦,阴气不足,脚酸不能久立"[4]553,可补冲固带而疗阴气不足。四药共用为臣以补五脏益奇经而疗虚劳羸瘦、除劳热消结气而去烦满痿厥。肉苁蓉"主五劳七伤,补中,除茎中寒热痛,养五脏,强阴,益精气"[4]230,五味子"主益气,咳逆上气,劳伤羸瘦,补不足,强阴,益男子精,养五脏,除热"[4]241,杜仲"主腰脊痛,补中益精气,坚筋骨,强志,除阴下痒湿,小便余沥"[4]445,天雄"除骨节间痛,长阴气,强志"[4]339,茯苓"主胸胁逆气,忧恚、惊邪恐悸,心下结痛,寒热烦满,咳逆,焦舌干,利小便"[4]430,五药共用为佐,以强阴益精、补中除湿而疗虚劳之寒热结痛,甘草"补益五藏,制诸药毒"[4]178,调和以为使。诸药合用,补五脏、益精髓而除虚劳邪热之淫泆,利水道、消结气而疗烦满身重之痿厥,共奏通补阳明胃气、补奇起痿消厥之功,故曰通明也。

（二）鹿茸四斤丸证

鹿茸四斤丸出自《太平惠民和剂局方》："治肝肾虚热淫于内,致筋骨痿弱,不自胜持,起居须人,足不任地,惊恐战掉,饮食无味,不生气力,诸虚不足。肉苁蓉（酒浸）,天麻,鹿茸（燎去毛,酥炙）,菟丝子（酒浸,通软,别研细）,熟地黄,牛膝（酒浸）,杜仲（酒浸）,木瓜干各等分。上为末,蜜丸,如梧桐子大。每服五十丸,温酒、米汤,食前下。"[37]141-142 方中鹿茸"主漏下恶血,寒热惊痫,益气强志,齿不老,疗虚劳,洒洒如疟,羸瘦,四肢酸疼,腰脊痛,小便利,泄精溺血"[4]560,用以为君而"补男子腰肾虚冷,脚膝无力,夜梦鬼交,精溢自出,女人崩中,漏血"[4]560。此补虚劳羸弱而益奇经督脉也。牛膝"主寒湿痿痹,四肢拘挛,膝痛不可屈伸,逐血气,伤热火烂……补中续绝,填骨髓,除脑中痛及腰脊痛",可补益精髓而消虚热之淫泆,菟丝子"续绝伤,补不足,益气力"[4]184,地黄"主折跌绝筋,伤中,逐血痹,填骨髓,长肌肉"[4]180,肉苁蓉、杜仲补益精气除湿强志,五药共用为臣,可补中、续绝伤、填骨髓而消虚热之淫泆,强志、益气力、坚筋骨而除脾肾之湿浊。天麻"主诸风湿痹,四肢拘挛"[4]305,木瓜舒筋活络、和胃化湿,二药同用,共为佐使,以疗筋骨痿弱、惊恐战掉等症。诸药合用,可补中益精气填骨髓而疗绝伤客热之淫泆,补奇强筋骨除湿浊而起虚劳羸弱之痿厥。

三、针刺导引

《灵枢·本输》："痿厥者,张而刺之,可令立快也。"此记载了让患者舒展四肢来进行针刺的方法。《针灸甲乙经》《备急千金要方》《圣济总录》中记载了许多治疗痿厥之病的针刺之法,如《针灸甲乙经》："痿厥,身体不仁,手足偏小,先取京骨,后取中封、绝骨皆泻之。痿厥寒,足腕不收,躄,坐不能起,髀枢脚痛,丘墟主之"[61]1210；"伏兔中寒,疝痛,腹胀满,腹胀痛,痿厥少气,阴市主之"[61]1080；"痿厥,风头重,颛痛,枢股腨外廉骨痛,瘈疭,痹不仁,振寒,时有热,四肢不举,跗阳主之"[61]1202；"痿厥癫疾洞泄,然谷主之"[61]1202。故结合痿厥之病的相关伴随表现,可适当选取京骨、中封、绝骨、丘墟、阴市、跗阳、然谷等穴位,进行针刺治疗。《灵枢·杂病》："痿厥为四末束悗,乃疾解之,日二；不仁者,十日而知,无休,病已止。"此记载了将患者四肢束缚起来,待患者感觉到气闷、就立刻解开的导引疗法。这种导引疗法,每日两次,不知痛痒的,十日就可以恢复感觉,但不可终止治疗,需痊愈为止。《诸病源候论》亦载了痿厥之病的补养宣导之法："两足交坐,两手捉两足解溪,换之,极势,头仰,来去七,去肾气壅塞。"这种补养宣导之法,操作方便、动作协调、有利于宣补脾肾之壅塞。

四、病变机联

痿厥之病因五脏气血衰少、奇经八脉虚亏、形气不足、津液消灼、虚热淫泆而成,以四肢痿弱不用、手足逆冷为主要表现,或间见口燥咽痛、烦心足热、脊痛嗜卧、骨酸寒热、咳嗽足痹、腹胀腹痛、头痛癫疾、骨痛洞泄等热结气耗、津液衰少、寒湿留结之征。《素问·阴阳别论》曰:"三阳为病发寒热,下为痈肿,及为痿厥腨䯒,其传为索泽,其传为癫疝。"此指出三阳经所发寒热之病,循经脉传变,为痈肿、痿厥、腨酸;热甚则精血枯涸,故皮肤润泽之色皆散也;精血枯涸,则濡养温煦不足,故睾垂纵缓,内作癫疝。为防痿厥之病的发生,除了需要养藏守精、健脾化湿、气益和血以外,亦需要防止三阳为病发寒热之传变,因太阳与少阴互为表里也。倘若痿厥已成,亦当不忘通补阳明、通补奇经也,因阳明为五脏六腑之海,冲脉为经脉之海,二者总宗筋之会,皆属于带脉络于督脉也。

五、验案举例

"东阳吴子方,年五十,形肥味厚,且多忧怒,脉常沉涩。自春来得痰气病,医认为虚寒,率与燥热香窜之剂。至四月间,两足弱,气上冲,饮食减,招我治之。予曰:此热郁而脾虚,痿厥之证作矣。形肥而脉沉,未是死证。但药邪太盛,当此火旺,实难求生。且与竹沥下白术膏,尽二斤,气降食进,一月后,大汗而死。书此以为诸贤覆辙戒云。"[62]

〔按语〕患者年五十,气血渐弱也;形肥者,胜气也;味厚者,令人内热中满也;且平素忧愁多怒,故气消血伤也;所现脉自沉涩之象,沉为气之不足,涩为血之衰少之征也。自春而得痰气病,此乃津液消烁而成痰也,当养阴润燥化痰。医者不识此证,误认为虚寒,率与燥热香窜之剂,更耗气伤津也,遂成津液消烁,脾虚热郁之痿厥也。脾中营虚不达四肢,故两足弱也;津液消涸,胃气不和,故食减也;阴不涵阳,阳气失守而气上冲也。当此之时,当顾护津液,通补阳明,和阴守阳,冀有寸功。奈何药邪太过,纵名家高手之术,亦难挽救!吾辈临证之时,当戒之!慎之!

六、结语

痿厥之病是因五脏气血衰少、奇经八脉虚亏、形气不足、津液消灼、虚热淫泆而成,以四肢痿弱不用、手足逆冷为主要表现,或伴有口燥咽痛、烦心足热、脊痛嗜卧、骨酸寒热、咳嗽足痹、腹胀腹痛、头痛癫疾、骨痛洞泄等热结气耗、津液衰少、寒湿留结之征。在治疗上,可首选通明丸、鹿茸四斤丸来补肾填精、健脾除湿、滋阴和阳、通补阳明、通补奇经以消虚劳客热之淫泆,起津液消烁之痿厥。亦可根据气血衰少之不同部位、奇经亏损之不同程度、邪热淫泆之不同特点、寒湿留结之不同形式,而辨证选用中正汤、远志汤、沉香汤、虎潜丸等。只要病机准确,方论切合,丸、汤皆可相宜而用,以除虚劳热结气耗、津血衰少伤湿之态。

第四章

经方理法方论汇粹

经方理法体系包括许多有方、论,鉴于编著者的认识范围和临床应用的局限,不可能对所有的经方进行汇编,遂选取笔者目前接触最久、应用最多、理解较深的方、论,加以解析,希望对读者有所帮助。

第一节　秦　汉　医　方

一、《内经》方

(一) 半夏秫米汤

【原文】今厥气客于五脏六腑,则卫气独卫其外,行于阳不得入于阴,行于阳则阳气盛,阳气盛则阳跷满,不得入于阴,阴虚,故目不瞑。黄帝曰:善。治之奈何?伯高曰:补其不足,泻其有余,调其虚实,以通其道而去其邪;饮以半夏汤一剂,阴阳已通,其卧立至。黄帝曰:善。此所谓决渎壅塞,经络大通,阴阳和得者也。愿闻其方。伯高曰:其汤方:以流水千里以外者八升,扬之万遍,取其清五升煮之,炊以苇薪,火沸,置秫米一升,治半夏五合,徐炊,令竭为一升半,去其滓,饮汁一小杯,日三,稍益,以知为度。故其病新发者,覆杯则卧,汗出则已矣。久者,三饮而已也。(《灵枢·邪客》)

【注释】半夏汤亦称半夏秫米汤,以疗厥气,厥气既消,内外气通,则目合得卧。

【导读】半夏秫米汤和胃降逆,胃气得降,则卫气得入于阴,故目瞑也。半夏秫米汤对后世的影响较大,如千里流水汤就是在此方的基础上发展而来的。一般常用剂量为：姜半夏15g，北秫米30g，水煎服。

（二）酒风散

【原文】帝曰：善，有病身热解堕，汗出如浴，恶风少气，此为何病？岐伯曰：病名曰酒风。帝曰：治之奈何？岐伯曰：以泽泻、术各十分，麋衔五分，合以三指撮，为后饭。（《素问·病能论》）

【注释】酒风，即《素问·风论》所说的漏风病。主要症状是全身发热，倦怠无力，大汗如浴，恶风，少气。

【导读】酒风者，多因患者嗜酒生湿伤脾，湿郁生热所致，湿热伤筋，以致筋脉弛纵，身体懈堕，倦怠无力；湿热郁蒸，则汗出如浴，汗多则卫气虚而恶风。一般常用剂量为：泽泻18g，炒白术18g，鹿衔草9g，水煎服，或作散，每服3～6g。

二、《伤寒论》方

（一）桂枝汤

【原文】第12条：太阳中风，阳浮而阴弱，阳浮者，热自发；阴弱者，汗自出。啬啬恶寒，淅淅恶风，翕翕发热，鼻鸣干呕者，桂枝汤主之。

桂枝三两（去皮），芍药三两，甘草二两（炙），生姜三两（切），大枣十二枚（擘）。

上五味，咬咀三味。以水七升，微火煮取三升，去滓，适寒温，服一升。服已，须臾啜热稀粥一升余，以助药力。温覆令一时许，遍身漐漐，微似有汗者益佳，不可令如水流漓，病必不除。若一服汗出病瘥，停后服，不必尽剂。若不汗，更服依前法。又不汗，后服小促其间，半日许，令三服尽。若病重者，一日一夜服，周时观之。服一剂尽，病证犹在者，更作服。若汗不出，乃服至二三剂。禁生冷、黏滑、肉面、五辛、酒酪、臭恶等物。

第13条：太阳病，头痛、发热、汗出、恶风者，桂枝汤主之。

第15条：太阳病，下之后，其上冲者，可与桂枝汤，方用前法；若不上冲者，不得与之。

第24条：太阳病，初服桂枝汤，反烦不解者，先刺风池、风府，却与桂枝则愈。

第42条：太阳病，外证未解，脉浮弱者，当以汗解，宜桂枝汤。

第44条：太阳病，外证未解，不可下也，下之为逆。欲解外者，宜桂枝汤。

第45条：太阳病，先发汗不解，而复下之，脉浮者不愈，浮为在外，而反下之,故令不愈。今脉浮,故在外,当需解外则愈,宜桂枝汤。

第53条:病常自汗出者,此为荣气和,荣气和者,外不谐,以卫气不共荣气谐和故而。以荣行脉中,卫行脉外,复发其汗,荣卫和则愈,宜桂枝汤。

第54条:病人脏无他病,时发热、自汗出而不愈者,此卫气不和也。先其时发汗而愈,宜桂枝汤。

第57条:伤寒,发汗已解,半日许复烦,脉浮数者,可更发汗,宜桂枝汤。

第91条:伤寒,医下之,续得下利,清谷不止,身疼痛者,急当救里。后身疼痛,清便自调者,急当救表。救里宜四逆汤,救表宜桂枝汤。

第95条:太阳病,发热、汗出者,此为卫强营弱,故使汗出。欲救邪风者,宜桂枝汤。

第276条:太阴病,脉浮者,可汗,宜桂枝汤。

第372条:下利腹胀满,身体疼痛者,先温其里,乃攻其表。温里宜四逆汤;攻表宜桂枝汤。

第387条:吐利止而身痛不休者,当消息和解其外,宜桂枝汤小和之。

【注释】桂枝汤解肌发汗、调和营卫,有解表补虚之功,被后世誉为"群方之冠",后世在此方的基础上化生了很多治虚解表的方剂,如建中肾沥诸汤方。

【导读】张仲景在《伤寒论》中将桂枝汤广泛应用于太阳病、太阴病等中。太阳中风表虚之恶寒、发热、汗出、脉浮缓者,可用之;太阴中风之身体痛、脉浮者,宜用之。结合临床而言,桂枝汤外证得之可解肌和营卫,内证得之可化气调阴阳。张仲景所用桂枝,去皮者,为去粗皮也,当是今之去粗皮之肉桂也。一般常用剂量为:肉桂18 g,生白芍18 g,生姜18 g,大枣24 g,甘草12 g,水煎服。

(二)桂枝加厚朴杏子汤

【原文】第43条:太阳病,下之微喘者,表未解故也,桂枝加厚朴杏子汤主之。

桂枝三两(去皮),甘草二两(炙),生姜三两(切),芍药三两,大枣十二枚(擘),厚朴二两(炙,去皮),杏仁五十枚(去皮尖)。

上七味,以水七升,微火煮取三升,去滓,温服一升,覆取微似汗。

第18条:喘家,作桂枝汤加厚朴杏子,佳。

【注释】此方外可解表散寒,内可温肺化饮。太阳中风之咳喘可用之。体内素有寒饮之喘家亦可用之。

【导读】本方可用于营卫不和、脾肺气虚而见咳嗽、痰多、汗出、恶风者。一般常用剂量为:肉桂18 g,甘草12 g,生姜18 g,生白芍18 g,大枣24 g,厚朴

12 g,杏仁 12 g,水煎服。

(三) 炙甘草汤

【原文】第 177 条:伤寒脉结代,心动悸,炙甘草汤主之。

甘草四两(炙),生姜三两(切),人参二两,生地黄一斤,桂枝三两(去皮),阿胶二两,麦门冬半升(去心),麻仁半升,大枣三十枚(擘)。

上九味,以清酒七升,水八升,先煮八味,取三升,去滓,内胶,烊消尽,温服一升,日三服。

【注释】炙甘草汤,又名复脉汤,有益气滋阴、通阳复脉之功,为阴阳双补之剂。方中所用清酒,可用当今黄酒代替,阿胶当是今之黄明胶,麦冬当去心,否则有增湿之虞。

【导读】张仲景在《伤寒论》和《金匮要略》中将炙甘草汤广泛应用于太阳病、虚劳病等中。太阳伤寒后,心动悸脉结代可用之,虚劳肺痿吐涎沫宜用之,热病愈后血痹亦可用之。一般以心悸、口干、咳嗽、吐涎沫为辨证要点。一般常用剂量为:甘草 12 g,生姜 18 g,人参片 12 g,生地黄 60 g,肉桂 18 g,麦冬 18 g(去心),火麻仁 18 g,大枣 30 g,加黄酒 100 mL,水适量,煎去滓后加入黄明胶粉 6 g 烊化,分温服。

(四) 桂枝加附子汤

【原文】第 20 条:太阳病,发汗,遂漏不止,其人恶风,小便难,四肢微急,难以屈伸者,桂枝加附子汤主之。

桂枝三两(去皮),芍药三两,甘草三两(炙),生姜三两(切),大枣十二枚(擘),附子一枚(炮,去皮,破八片)。

上六味,以水七升,煮取三升,去滓,温服一升。本云桂枝汤,今加附子。将息如前法。

【注释】桂枝加附子汤有调和营卫、温阳止汗之功,可疗阳虚寒湿内生之自汗或盗汗病。

【导读】临证使用本方时,以恶寒多汗、身困乏力、关节疼痛、苔腻、脉沉等为辨治要点。一般常用剂量为:肉桂 18 g,生白芍 18 g,甘草 18 g,生姜 18 g,大枣 24 g,附子(先煎)6~12 g,水煎服。

(五) 麻黄杏仁甘草石膏汤

【原文】第 63 条:发汗后,不可更行桂枝汤。汗出而喘,无大热者,可与麻黄杏仁甘草石膏汤。

麻黄四两(去节),杏仁五十个(去皮尖),甘草二两(炙),石膏半斤(碎,绵裹)。

上四味,以水七升,煮麻黄,减二升,去上沫,内诸药,煮取二升,去滓,温服一升。

第162条:下后,不可更行桂枝汤,若汗出而喘,无大热者,可与麻黄杏仁甘草石膏汤。

【注释】此方发汗解表、清肺平喘,可治疗太阳与阳明合病,发热时可用,不发热时不可盲目使用。用之亦当中病即止,不可久服。麻黄在使用时需先煎去上沫,以防出现心悸、失眠等副作用。

【导读】麻杏石甘汤针对肺热壅盛之发热、咳喘颇有疗效,然亦有正气不足者,误用本方后多见耳鸣、心悸、遗尿等症状,临证时当以发热、咳喘、无汗、口渴、脉滑数等为辨证要点。一般常用剂量为:麻黄(先煎,去上沫)12 g,杏仁12 g,甘草6 g,石膏24～48 g,水煎服。

(六)四逆汤

【原文】第91条:伤寒,医下之,续得下利,清谷不止,身疼痛者,急当救里;后身疼痛,清便自调者,急当救表。救里宜四逆汤,救表宜桂枝汤。

四逆汤方

甘草二两(炙),干姜一两半,附子一枚(生用,去皮,破八片)。

上三味,以水三升,煮取一升二合,去滓,分温再服。强人可大附子一枚、干姜三两。

第92条:病发热、头痛,脉反沉,若不瘥,身体疼痛,当救其里,四逆汤方。

第225条:脉浮而迟,表热里寒,下利清谷者,四逆汤主之。

第323条:少阴病,脉沉者,急温之,宜四逆汤。

第353条:大汗出,热不去,内拘急,四肢疼,又下利厥逆而恶寒者,四逆汤主之。

第354条:大汗,若大下利,而厥冷者,四逆汤主之。

第388条:吐利汗出,发热恶寒,四肢拘急,手足厥冷者,四逆汤主之。

【注释】四逆汤有回阳救逆、温里散寒之功,可应用于太阴病、少阴病、霍乱等病中。

【导读】四逆汤临床应用广泛,以四肢厥冷、冷汗自出、下利清谷、苔白脉沉等为辨证要点。一般常用剂量为:甘草12 g,干姜9 g,附子(先煎)6～15 g,水煎服。

(七) 葛根黄芩黄连汤

【原文】 第34条：太阳病，桂枝证，医反下之，利遂不止，脉促者，表未解也，喘而汗出者，葛根黄芩黄连汤主之。

葛根半斤，甘草二两（炙），黄芩三两，黄连三两。

上四味，以水八升，先煮葛根，减二升，内诸药，煮取二升，去滓。分温再服。

【注释】 葛根芩连汤有解表清里之功效。主治协热下利。

【导读】 此方对于外感热病伴下利之证颇有疗效。以身热下利、胸脘烦热、口干作渴、喘而汗出、舌红苔黄、脉数或促为辨证要点。一般常用剂量为：葛根 48 g，黄芩 18 g，黄连 18 g，甘草 12 g，水煎服。

(八) 麻黄汤

【原文】 第35条：太阳病，头痛发热，身疼腰痛，骨节疼痛，恶风无汗而喘者，麻黄汤主之。

麻黄三两（去节），桂枝二两（去皮），甘草一两（炙），杏仁七十个（去皮尖）。

上四味，以水九升，先煮麻黄，减二升，去上沫，内诸药，煮取二升半，去滓，温服八合，覆取微似汗，不须啜粥，余如桂枝法将息。

第36条：太阳与阳明合病，喘而胸满者，不可下，宜麻黄汤。

第37条：太阳病，十日以去，脉浮细而嗜卧者，外已解也。设胸满胁痛者，与小柴胡汤。脉但浮者，与麻黄汤。

第46条：太阳病，脉浮紧，无汗，发热，身疼痛，八九日不解，表证仍在，此当发其汗。服药已微除，其人发烦目瞑，剧者必衄，衄乃解。所以然者，阳气重故也。麻黄汤主之。

第51条：脉浮者，病在表，可发汗，宜麻黄汤。

第52条：脉浮而数者，可发汗，宜麻黄汤。

第55条：伤寒脉浮紧，不发汗，因致衄者，麻黄汤主之。

第232条：脉但浮，无余症者，与麻黄汤。若不尿，腹满加哕者，不治。

第235条：阳明病，脉浮，无汗而喘者，发汗则愈，宜麻黄汤。

【注释】 麻黄汤有发汗解表、宣肺平喘之功，主治伤寒表实证。

【导读】 临证应用麻黄汤时以发热、恶寒、头痛、身疼、腰痛、骨节痛、无汗、喘等为辨证要点。一般常用剂量为：麻黄（先煎去上沫）18 g，肉桂 12 g，甘草 6 g，杏仁 12 g，水煎服。

第四章　经方理法方论汇粹

（九）小青龙汤

【原文】 第 40 条：伤寒表不解，心下有水气，干呕发热而咳，或渴，或利，或噎，或小便不利、少腹满，或喘者，小青龙汤主之。

麻黄（去节）、芍药、细辛、干姜、甘草（炙）、桂枝各三两（去皮），五味子半升，半夏半升（洗）。

上八味，以水一斗，先煮麻黄，减二升，去上沫，内诸药，煮取三升，去滓。温服一升。若渴，去半夏，加栝楼根三两；若微利，去麻黄，加荛花，如一鸡子，熬令赤色；若噎者，去麻黄，加附子一枚，炮；若小便不利，少腹满者，去麻黄，加茯苓四两；若喘，去麻黄，加杏仁半升，去皮尖。

第 41 条：伤寒，心下有水气，咳而微喘，发热不渴。服汤已渴者，此寒去欲解也。小青龙汤主之。

【注释】 小青龙汤有解表散寒、温肺化饮之功，可治伤寒咳喘，可发汗以疗溢饮。若正气不足、营血不足者，可去麻黄，加杏仁。

【导读】 小青龙汤多应用于外感热病、痰饮病当中。临证以恶寒发热、头身疼痛、无汗、喘咳、胸痞或干呕，或不得平卧，或身体疼重，头面四肢浮肿，舌苔白滑，脉浮紧为辨证要点。一般常用剂量为：麻黄（先煎，去上沫）18 g，生白芍 18 g，细辛 18 g，干姜 18 g，甘草 18 g，肉桂 18 g，五味子 15 g，姜半夏 15 g，水煎服。

（十）桂枝加芍药生姜各一两人参三两新加汤

【原文】 第 62 条：发汗后，身疼痛，脉沉迟者，桂枝加芍药生姜各一两人参三两新加汤主之。

桂枝三两（去皮），芍药四两，甘草二两（炙），人参三两，大枣十二枚（擘），生姜四两。

上六味，以水一斗二升，煮取三升，去滓。温服一升。本云桂枝汤今加芍药、生姜、人参。

【注释】 桂枝新加汤有补气养血、散邪解表之功。主治发汗后气血两虚之证。

【导读】 外感热病愈后多出现桂枝新加汤证，临证应用是以心悸、乏力、身体疼痛、脉沉等为辨证要点。一般常用剂量为：肉桂 18 g，生白芍 24 g，甘草 12 g，人参片 18 g，大枣 24 g，生姜 24 g，水煎服。

（十一）茯苓桂枝白术甘草汤

【原文】 第 67 条：伤寒若吐、若下后，心下逆满，气上冲胸，起则头眩，脉沉紧,发汗则动经,身为振振摇者,茯苓桂枝白术甘草汤主之。

茯苓四两,桂枝三两(去皮),白术、甘草各二两(炙)。

上四味,以水六升,煮取三升,去滓。分温三服。

【注释】苓桂术甘汤有温阳化饮、健脾利湿之功,主治中阳不足之痰饮。

【导读】临证应用苓桂术甘汤时,以胸胁支满、目眩心悸、短气而咳、舌苔白滑、脉弦滑或沉紧为辨证要点。除苓桂术甘汤以外,苓桂枣甘汤可治脐下悸欲作奔豚,苓桂味甘汤可治奔豚之气冲咽喉。一般常用剂量为:茯苓 24 g,肉桂 18 g,炒白术 12 g,甘草 12 g,水煎服。

(十二)厚朴生姜半夏甘草人参汤

【原文】第66条:发汗后,腹胀满者,厚朴生姜半夏甘草人参汤主之。

厚朴半斤(炙,去皮),生姜半斤(切),半夏半升(洗),甘草二两,人参一两。

上五味,以水一斗,煮取三升,去滓。温服一升,日三服。

【注释】厚姜半甘参汤有温中和胃、除胀消痞之功。主治虚寒性腹胀痞满。厚朴除皮者,当是去其粗皮也,与桂枝去皮相似也。

【导读】临证应用厚姜半甘参汤时以胃胀、腹胀、恶心、呕逆、痞满为辨证要点。一般常用剂量为:厚朴 48 g,生姜 48 g,半夏 15 g,甘草 12 g,人参片 6 g,水煎服。

(十三)五苓散

【原文】第71条:太阳病,发汗后,大汗出,胃中干,烦躁不得眠,欲得饮水者,少少与饮之,令胃气和则愈。若脉浮,小便不利,微热消渴者,五苓散主之。

猪苓十八铢(去皮),泽泻一两六铢,白术十八铢,茯苓十八铢,桂枝半两(去皮)。

上五味,捣为散。以白饮和服方寸匕,日三服,多饮暖水,汗出愈。如法将息。

第72条:发汗已,脉浮数烦渴者,五苓散主之。

第73条:伤寒,汗出而渴者,五苓散主之;不渴者,茯苓甘草汤主之。

第74条:中风发热,六七日不解而烦,有表里证,渴欲饮水,水入则吐者,名曰水逆,五苓散主之。

第141条:病在阳,应以汗解之,反以冷水潠之若灌之,其热被劫不得去,弥更益烦,肉上粟起,意欲饮水,反不渴者,服文蛤散;若不差者,与五苓散。寒实结胸,无热证者,与三物小白散。

第156条：本以下之，故心下痞，与泻心汤。痞不解，其人渴而口燥烦，小便不利者，五苓散主之。

第244条：太阳病，寸缓关浮尺弱，其人发热汗出，复恶寒，不呕，但心下痞者，此以医下之也。如其不下者，病人不恶寒而渴者，此转属阳明也。小便数者，大便必鞕，不更衣十日，无所苦也。渴欲饮水，少少与之，但以法救之。渴者，宜五苓散。

第386条：霍乱，头痛发热，身疼痛，热多欲饮水者，五苓散主之；寒多不用水者，理中丸主之。

【注释】五苓散有利水解表之功，可治外感热病、水逆证、霍乱。

【导读】临证应用五苓散时以小便不利、下肢水肿、下利、心下痞满、口渴、发热、脉数等为辨证要点。一般常用剂量为：猪苓18 g，泽泻30 g，白术18 g，茯苓18 g，肉桂12 g，水煎服；或打粗粉，温水送服，每次3～6 g。

（十四）真武汤

【原文】第82条：太阳病发汗，汗出不解，其人仍发热，心下悸，头眩，身𥆧动，振振欲擗地者，真武汤主之。

茯苓、芍药、生姜各三两（切），白术二两，附子一枚（炮，去皮，破八片）。

上五味，以水八升，煮取三升，去滓，温服七合，日三服。

第316条：少阴病，二三日不已，至四五日，腹痛，小便不利，四肢沉重疼痛，自下利者，此为有水气。其人或咳，或小便利，或下利，或呕者，真武汤主之。

若咳者，加五味子半升，细辛一两，干姜一两；若小便利者，去茯苓；若下利者，去芍药，加干姜二两；若呕者，去附子，加生姜，足前为半斤。

【注释】真武汤有温阳利水、养血和营之功，主治阳虚水泛证。

【导读】临证应用真武汤时以畏寒肢厥、小便不利、心悸、头目眩晕、身体筋肉𥆧动、站立不稳、四肢沉重疼痛、浮肿、腰以下为甚，或腹痛，或咳喘呕逆，舌质淡胖、边有齿痕苔白滑、脉沉细等为辨证要点。一般常用剂量为：茯苓18 g，生白芍18 g，生姜18 g，白术12 g，附片6～12 g，水煎服。

（十五）小柴胡汤

【原文】第37条：太阳病，十日以去，脉浮细而嗜卧者，外已解也。设胸满胁痛者，与小柴胡汤。脉但浮者，与麻黄汤。

第96条：伤寒五六日中风，往来寒热，胸胁苦满，嘿嘿不欲饮食，心烦喜呕，或胸中烦而不呕，或渴，或腹中痛，或胁下痞鞕，或心下悸，小便不利，或不渴，身有微热,或咳者,小柴胡汤主之。

柴胡半斤,黄芩三两,人参三两,半夏半升(洗)、甘草(炙)、生姜各三两(切),大枣十二枚(擘)。

上七味,以水一斗二升,煮取六升,去滓,再煎取三升,温服一升,日三服。

若胸中烦而不呕者,去半夏、人参,加栝楼实一枚;若渴,去半夏,加人参,合前成四两半,栝楼根四两;若腹中痛者,去黄芩,加芍药三两;若胁下痞鞕,去大枣,加牡蛎四两;若心下悸,小便不利者,去黄芩,加茯苓四两;若不渴,外有微热者,去人参,加桂枝三两,温覆微汗愈;若咳者,去人参、大枣、生姜,加五味子半升,干姜二两。

第97条:血弱气尽,腠理开,邪气因入,与正气相搏,结于胁下。正邪分争,往来寒热,休作有时,嘿嘿不欲饮食,脏腑相连,其痛必下,邪高痛下,故使呕也,小柴胡汤主之。服柴胡汤已,渴者,属阳明,以法治之。

第99条:伤寒四五日,身热恶风,颈项强,胁下满,手足温而渴者,小柴胡汤主之。

第100条:伤寒,阳脉涩,阴脉弦,法当腹中急痛,先与小建中汤,不差者,小柴胡汤主之。

第104条:伤寒十三日不解,胸胁满而呕,日晡所发潮热,已而微利。此本柴胡证,下之以不得利,今反利者,知医以丸药下之,此非其治也。潮热者,实也,先宜服小柴胡汤以解外,后以柴胡加芒硝汤主之。

第144条:妇人中风,七八日续得寒热,发作有时,经水适断者,此为热入血室,其血必结,故使如疟状,发作有时,小柴胡汤主之。

第148条:伤寒五六日,头汗出,微恶寒,手足冷,心下满,口不欲食,大便鞕,脉细者,此为阳微结,必有表,复有里也,脉沉亦在里也。汗出为阳微,假令纯阴结,不得复有外证,悉入在里,此为半在里半在外也。脉虽沉紧,不得为少阴病。所以然者,阴不得有汗,今头汗出,故知非少阴也,可与小柴胡汤。设不了了者,得屎而解。

第229条:阳明病,发潮热,大便溏,小便自可,胸胁满不去者,与小柴胡汤。

第230条:阳明病,胁下鞕满,不大便而呕,舌上白胎者,可与小柴胡汤,上焦得通,津液得下,胃气因和,身濈然汗出而解。

第231条:阳明中风,脉弦浮大而短气,腹都满,胁下及心痛,久按之气不通,鼻干不得汗,嗜卧,一身及目悉黄,小便难,有潮热,时时哕,耳前后肿,刺之小差。外不解,病过十日,脉续浮者,与小柴胡汤。

第266条：本太阳病不解，转入少阳者，胁下鞕满，干呕不能食，往来寒热，尚未吐下，脉沉紧者，与小柴胡汤。

第379条：呕而发热者，小柴胡汤主之。

第394条：伤寒差以后，更发热，小柴胡汤主之。脉浮者，以汗解之，脉沉实者，以下解之。

【注释】小柴胡汤有和解少阳，解表散热之功。主治外感热病之少阳证、热入血室证。

【导读】小柴胡汤在外感热病中应用广泛，切记不可滥用内伤杂病之中，尤其是肝脾肾虚弱的三阴病之中。临证应用小柴胡汤时以发热、口苦、纳差、往来寒热、呕吐等为辨证要点。一般常用剂量为：柴胡48 g，人参片18 g，黄芩18 g，甘草12 g，生姜18 g，半夏15 g，大枣24 g，水煎服。

（十六）柴胡桂枝汤

【原文】第146条：伤寒六七日，发热，微恶寒，支节烦疼，微呕，心下支结，外证未去者，柴胡桂枝汤主之。

桂枝（去皮）、黄芩各一两半，人参一两半，甘草一两（炙），半夏二合半（洗），芍药一两半，大枣六枚（擘），生姜一两半（切），柴胡四两。

上九味，以水七升，煮取三升，去滓，温服一升。

【注释】柴胡桂枝汤取半剂桂枝汤与半剂小柴胡汤合方，双解太少表里之邪。

【导读】临证使用柴胡桂枝汤时，以恶寒发热、自汗、寒热往来、鼻鸣干呕、头痛项强、胸胁痛满、肢节疼痛等为辨证要点。不可滥用于内伤杂病中。一般常用剂量为：柴胡24 g，黄芩9 g，人参片9 g，肉桂9 g，生白芍9 g，甘草6 g，生姜9 g，半夏9 g，大枣12 g，水煎服。

（十七）桂枝人参汤

【原文】第163条：太阳病，外证未除，而数下之，遂协热而利，利下不止，心下痞鞕，表里不解者，桂枝人参汤主之。

桂枝四两（别切），甘草四两（炙），白术三两，人参三两，干姜三两。

上五味，以水九升，先煮四味，取五升，内桂，更煮取三升，去滓，温服一升，日再，夜一服。

【注释】桂枝人参汤温里止利、解表散邪，主治太阳病发热而兼下利者。

【导读】桂枝人参汤有温里解表之功，临证以心下痞胀疼痛、下利、纳差、发热、恶风寒、汗出、脉缓为辨证要点。一般常用剂量为：肉桂 24 g，甘草 24 g，白术 18 g，人参片 18 g，干姜 18 g，水煎服。

（十八）理中丸

【原文】第 386 条：霍乱，头痛发热，身疼痛，热多欲饮水者，五苓散主之；寒多不用水者，理中丸主之。

人参、干姜、甘草（炙）、白术各三两。

上四味，捣筛，蜜和为丸，如鸡子黄许大。以沸汤数合，和一丸，研碎，温服之，日三四，夜二服。腹中未热，益至三四丸，然不及汤。汤法，以四物，依两数切，用水八升，煮取三升，去滓，温服一升，日三服。若脐上筑者，肾气动也，去术，加桂四两。吐多者，去术，加生姜三两。下多者，还用术。悸者，加茯苓二两。渴欲得水者，加术，足前成四两半。腹中痛者，加人参，足前成四两半。寒者，加干姜，足前成四两半。腹满者，去术，加附子一枚。服汤后如食顷，饮热粥一升许，微自温，勿发揭衣被。

第 396 条：大病差后，喜唾，久不了了，胸上有寒，当以丸药温之，宜理中丸。

【注释】《伤寒论》第 277 条言："自利不渴者，属太阴，以其脏有寒故也。当温之，宜服四逆辈。"此言太阴病之脏寒下利而不渴者，当服理中、四逆汤之类方。理中汤有温中散寒、补脾健胃之功，为太阴病之主方，亦可疗霍乱下利及大病瘥后胸中有寒者，还可疗胸痹心痛病也。

【导读】临证使用理中丸时，以自利不渴、呕吐腹痛、不欲饮食、腹中虚冷、胸闷短气、唾液或口水多等为辨证要点。一般常用剂量为：人参片 18 g，白术 18 g，甘草 18 g，甘草 18 g，水煎服或作散服，每服 6～12 g。

（十九）竹叶石膏汤

【原文】第 397 条：伤寒解后，虚羸少气，气逆欲吐，竹叶石膏汤主之。

竹叶二把，石膏一斤，半夏半升（洗），麦门冬一升（去心），人参二两，甘草二两（炙），粳米半斤。

上七味，以水一斗，煮取六升，去滓，内粳米，煮米熟，汤成去米。温服一升，日三服。

【注释】竹叶石膏汤能清热除烦、益气生津，可广泛应用于外感热病的初期、中期、后期，但妇人产后发热者，竹叶石膏汤当禁用。主治伤寒、温病、暑病热邪未清，气津两伤证。

【导读】临证使用竹叶石膏汤时，当以身热多汗、心胸烦热、气逆欲呕、口干喜饮、气短神疲、舌红少苔、脉虚数为辨证要点。一般常用剂量为：竹叶 24 g,石膏 96 g,半夏 15 g,麦冬 36 g(去心),人参片 12 g,甘草 12 g,粳米 24 g,水煎服。

(二十)附子汤

【原文】第 304 条：少阴病,得之一二日,口中和,其背恶寒者,当灸之,附子汤主之。

附子二枚(炮,去皮,破八片),茯苓三两,人参二两,白术四两,芍药三两。

上五味,以水八升,煮取三升,去滓,温服一升,日三服。

第 305 条：少阴病,身体痛,手足寒,骨节痛,脉沉者,附子汤主之。

【注释】附子汤温经散寒止痛、益气养血和营,主治少阴病、太阴经病、妊娠腹痛等疾病。口中和,当是口淡无味的感觉。

【导读】临证使用附子汤时,当以饮食不消、心痛吞酸、胃腹胀痛、体重节痛、二便不利、肤黄肢冷、舌淡胖苔白脉沉为辨证要点。一般常用剂量为熟附片 12 g,白术 24 g,茯苓 18 g,人参片 12 g,生白芍 18 g,水煎服。

(二十一)小建中汤

【原文】第 100 条：伤寒,阳脉涩,阴脉弦,法当腹中急痛,先与小建中汤,不差者,小柴胡汤主之。

桂枝三两(去皮),甘草二两(炙),大枣十二枚(擘),芍药六两,生姜三两(切),胶饴一升。

上六味,以水七升,煮取三升,去滓,内饴,更上微火消解,温服一升,日三服。呕家不可用建中汤,以甜故也。

第 102 条：伤寒二三日,心中悸而烦者,小建中汤主之。

【注释】小建中汤有温中补虚、和里缓急之功,为阴阳双补之剂。主治中焦虚寒,虚劳里急、黄疸病等。

【导读】临证使用小建中汤时,以腹中拘急疼痛、喜温喜按、乏力少气；或心中悸动、虚烦不宁、面色无华；或伴四肢酸楚、手足烦热、咽干口燥、苔薄白,脉沉或弦为辨证要点。一般常用剂量为：肉桂 18 g,生白芍 36 g,生姜 18 g,大枣 24 g,甘草 12 g,水煎后取汁,纳饴糖 60 g,分温服。

(二十二)乌梅丸

【原文】第 338 条：伤寒脉微而厥,至七八日肤冷,其人躁,无暂安时者,此为脏厥,非蛔厥也。蛔厥者,其人当吐蛔。今病者静,而复时烦者,此为脏寒。蛔上入其膈,故烦,须臾复止,得食而呕,又烦者,蛔闻食臭出,其人常自吐蛔。蛔厥者,乌梅丸主之。又主久利。

乌梅丸方

乌梅三百枚,细辛六两,干姜十两,黄连一斤,当归四两,附子六两(炮),川椒四两(去汗),桂枝六两,人参六两,黄檗六两。

上十味,异捣筛,合治之,以苦酒渍乌梅一宿,去核,蒸之五升米下,饭熟捣成泥,和药令相得,内臼中,与蜜杵二千下,丸如梧子大,先食饮服十丸,日三服,稍加至二十丸。

【注释】乌梅丸有清上温下、安蛔止痛之功,主治脏寒蛔厥证、久泻久利病。

【导读】临证使用乌梅丸时,以时静时烦,腹痛时作时止,痛剧时手足厥冷,或久泻久利等为辨证要点。一般常用剂量为:乌梅90 g,细辛18 g,肉桂18 g,黄连48 g,黄柏18 g,当归12 g,人参片18 g,花椒12 g,干姜30 g,熟附片18 g,水煎服,或作丸,每服6~12 g。

三、《金匮要略》方

（一）防己黄芪汤

【原文一】风湿脉浮,身重,汗出恶风者,防己黄芪汤主之。

防己黄芪汤方

防己一两,甘草半两(炒),白术七钱半,黄芪一两一分(去芦)。

上锉麻豆大,每抄五钱匕,生姜四片,大枣一枚,水盏半,煎八分,去滓温服,良久再服。喘者加麻黄半两;胃中不和者加芍药三分;气上冲者加桂枝三分;下有陈寒者加细辛三分。服后当如虫行皮中,从腰下如冰,后坐被上,又以一被绕腰以下,温令微汗,瘥。

【原文二】风水脉浮,身重,汗出恶风者,防己黄芪汤主之。腹痛者加芍药。

【注释】防己黄芪汤固表止汗、健脾利湿,主治风湿在表、风水在表证。

【导读】临证使用此方时,当以肌肉虚浮、身体困重、汗出恶风、脉浮苔薄等为辨证要点。一般常用剂量为:防己24 g,甘草12 g,炒白术18 g,黄芪30 g,生姜18 g,大枣24 g,水煎服。

（二）百合地黄汤

【原文】百合病不经吐、下、发汗,病形如初者,百合地黄汤主之。

百合地黄汤方

百合七枚(擘),生地黄汁一升。

上以水洗百合渍一宿,当白沫出,出其水,更以泉水二升煎取一升,去滓,内地黄汁煎取一升五合,分温再服,中病勿更服,大便当如漆。

【注释】百合病是一种以神情恍惚,行、卧、饮食等皆觉不适为主要表现的神志疾病,百合地黄汤有养阴清热、补益心肺之功,为百合病的主方。

【导读】临证使用百合地黄汤时,当以神志恍惚,意欲饮食复不能食,时而欲食,时而恶食;沉默寡言,欲卧不能卧,欲行不能行,如有神灵;如寒无寒,如热无热,口苦,小便赤,舌红少苔,脉微细为辨证要点。一般常用剂量为:百合60 g,生地60 g,水煎服。

(三)乌头汤

【原文】病历节不可屈伸,疼痛,乌头汤主之。

乌头汤方,治脚气疼痛,不可屈伸。

麻黄、芍药、黄芪各三两,甘草三两(炙),川乌五枚(咬咀,以蜜二升,煎取一升,即出乌头)。

上五味,咬咀四味,以水三升,煮取一升,去滓,内蜜煎中,更煎之,服七合,不知,尽服之。

【注释】历节病当以关节疼痛为主要症状,但本条首言不可屈伸后言疼痛。即强调寒邪之甚阻滞经络,关节筋骨拘挛不利,故用散寒除痹之重剂乌头汤治之。

【导读】临证使用乌头汤时,先以500 g蜂蜜煎煮30 g乌头,取250 g蜂蜜,另以750 mL水,煮麻黄18 g,生白芍18 g,黄芪18 g,甘草18 g,取250 g药液,再将二者和煮,分服。

(四)黄芪桂枝五物汤

【原文】问曰:血痹病从何得之?师曰:夫尊荣人骨弱肌肤盛,重因疲劳汗出,卧不时动摇,加被微风遂得之。但以脉自微涩在寸口,关上小紧,宜针引阳气,令脉和、紧去则愈。

血痹,阴阳俱微,寸口关上微,尺中小紧,外证身体不仁,如风痹状,黄芪桂枝五物汤主之。

黄芪桂枝五物汤方

黄芪三两,芍药三两,桂枝三两,生姜六两,大枣十二枚。

上五味,以水六升,煮取二升,温服七合,日三服。一方有人参。

【注释】血痹病因为气血不足,营卫不和,外感风寒湿邪,邪滞经脉肌肤,血气不畅而成。黄芪桂枝五物汤补益气血,调和营卫,行血通痹,可疗血痹。

【导读】临证凡符合气血亏虚,营卫不调,气血凝滞,肌肤经络失养之病机者均可化裁使用,如肢体肌肤麻木、痹病、荨麻疹、体虚感冒、汗证、心脑血管病变等。一般常用剂量为:黄芪 18 g,肉桂 18 g,生白芍 18 g,生姜 36 g,大枣 24 g,水煎服。

(五)桂枝加龙骨牡蛎汤

【原文】夫失精家,少腹弦急,阴头寒,目眩发落,脉极虚芤迟,为清谷亡血失精;脉得诸芤动微紧,男子失精,女子梦交,桂枝加龙骨牡蛎汤主之。

桂枝加龙骨牡蛎汤方

《小品》云:虚弱浮热汗出者,除桂加白薇、附子各三分,故曰二加龙骨汤。

桂枝、芍药、生姜各三两,甘草二两,大枣十二枚,龙骨、牡蛎各三两。

上七味,以水七升,煮取三升,分温三服。

【注释】本方以桂枝汤为基础,加龙骨、牡蛎。桂枝汤在此处滋化源、充气血、和阴阳,符合失精家的病理特点,又以龙牡固涩,标本兼顾,共奏调和阴阳、潜镇摄纳。本方并非治失精、梦交的专方,只要符合阴阳俱虚,阳不能固摄,阴不能内守的病机者,皆可用之。

【导读】临床常可治疗诸如阳痿早泄、遗精、遗尿、汗证、围绝经期综合征、失眠等。临证使用桂枝加龙骨牡蛎汤时推荐用量为:肉桂 18 g,生白芍 18 g,生姜 18 g,甘草 12 g,大枣 24 g,生龙骨 18 g,煅牡蛎 18 g,水煎服。

(六)射干麻黄汤

【原文】咳而上气,喉中水鸡声,射干麻黄汤主之。

射干麻黄汤方

射干十三枚(一法三两),麻黄四两,生姜四两,细辛三两,紫菀三两,款冬花三两,五味子半升,大枣七枚,半夏大者八枚(洗,一法半升)。

上九味,以水一斗二升,先煮麻黄两沸,去上沫,内诸药,煮取三升,分温三服。

【注释】本方解表散寒、降逆化饮。主治寒饮郁肺、痰气交阻、肺气上逆之证。

【导读】临证使用本方时,当以恶寒无汗、喉中水鸡声、咳嗽上气为辨证要点。一般推荐用量为:射干 18 g,麻黄 24 g(先煎,去上沫),生姜 24 g,细辛 18 g,紫菀 18 g,款冬花 18 g,五味子 18 g,大枣 12 g,姜半夏 15 g,水煎服。

（七）麦门冬汤

【原文】大逆上气,咽喉不利,止逆下气者,麦门冬汤主之。

麦门冬汤方

麦门冬七升,半夏一升,人参二两,甘草二两,粳米三合,大枣十二枚。

上六味,以水一斗二升,煮取六升,温服一升,日三夜一服。

【注释】麦门冬汤有止逆下气、养阴益气之功,可疗虚热之咳嗽。

【导读】临证使用麦门冬汤时,当以咳嗽、咽干、口渴、纳少、恶逆、舌红少苔、脉浮数等为辨证要点。一般常用剂量为：麦冬72 g,姜半夏15 g,人参片6 g,大枣12 g,甘草6 g,粳米9 g,水煎服。

（八）栝楼薤白半夏汤

【原文】胸痹,不得卧,心痛彻背者,栝楼薤白半夏汤主之。

栝楼薤白半夏汤方

栝楼实一枚(捣),薤白三两,半夏半升,白酒一斗。

上四味,同煮取四升,温服一升,日三服。

【注释】本方宽胸散结、通阳散解,可疗痰浊闭阻之胸痹心痛病。

【导读】临证使用本方时,当以胸闷心痛、短气、咳嗽、心痛彻背、苔白脉沉关弦等为辨证要点。一般常用剂量为：全瓜蒌36 g,薤白18 g,姜半夏15 g,黄酒100 mL,水煎服。

（九）薏苡附子散

【原文】胸痹缓急者,薏苡附子散主之。

薏苡附子散方

薏苡仁十五两,大附子十枚(炮)。

上二味,杵为散,服方寸匕,日三服。

【注释】薏苡附子散通阳散寒止痛,主治胸痹时缓时痛者。

【导读】临证使用本方时,以胸闷心痛时作、苔白腻、脉沉为辨证要点。一般常用剂量为：薏苡仁45 g,熟附片30 g,水煎服,或作散,每服3～6 g。

（十）赤石脂丸

【原文】心痛彻背,背痛彻心,乌头赤石脂丸主之。

赤石脂丸方

蜀椒一两(一法二分),乌头一分(炮),附子半两(炮,一法一分),干姜一两(一法一分),赤石脂一两(一法二分)。

上五味,末之,蜜丸如梧子大,先食服一丸,日三服,不知,稍加服。

【注释】 此方温阳散寒、解急止痛,可疗阴寒痼结的胸痹心痛重证。

【导读】 临证使用赤石脂丸时,以心痛彻背、背痛彻心、手足冰凉,舌淡红苔腻脉沉弦为辨证要点。一般常用剂量为:花椒12g,制川乌3g,熟附片6g,干姜12g,赤石脂12g,水煎服,或作蜜丸,每服6～12g。

（十一）大建中汤

【原文】 心胸中大寒痛,呕不能饮食,腹中寒,上冲皮起,出见有头足,上下痛而不可触近,大建中汤主之。

大建中汤方

蜀椒二合(去汗),干姜四两,人参二两。

上三味,以水四升,煮取二升,去滓,内胶饴一升,微火煎取一升半,分温再服;如一炊顷,可饮粥二升,后更服,当一日食糜,温覆之。

【注释】 此方温中散寒止痛,主治中焦阳虚寒疝病。

【导读】 临证使用大建中汤时,以腹部剧痛拘挛而不可触、呕吐剧烈、不能饮食、手足逆冷、舌淡苔白滑、脉沉紧等为辨证要点。一般常用剂量为:花椒6g,干姜24g,人参片12g,饴糖60g(烊化),水煎服。

（十二）赤丸

【原文】 寒气厥逆,赤丸主之。

赤丸方

茯苓四两,半夏四两(洗,一方用桂),乌头二两(炮),细辛一两(《千金》作人参)。

上四味,末之,内真朱为色,炼蜜丸如麻子大,先食酒饮下三丸,日再夜一服,不知,稍增之,以知为度。

【注释】 本方温阳散寒、降逆止痛,主治寒气厥逆之证。

【导读】 临证使用此丸时,当以四肢厥逆、腹痛、呕逆、心悸、冷汗出等为辨证要点。一般常用剂量为:茯苓24g,姜半夏24g,制川乌12g,细辛6g,水煎服。

（十三）甘草干姜茯苓白术汤

【原文】 肾着之病,其人身体重,腰中冷,如坐水中,形如水状,反不渴,小便自利,饮食如故,病属下焦,身劳汗出,衣里冷湿,久久得之,腰以下冷痛,腹重如带五千钱,甘姜苓术汤主之。

甘草干姜茯苓白术汤方

甘草二两,白术二两,干姜四两,茯苓四两。

上四味,以水五升,煮取三升,分温三服,腰中即温。

【注释】 肾着并非寒湿直接闭阻肾气,而是寒湿痹着于肾之外腑,即寒湿痹阻于腰区引起的寒湿腰痛,主症为腰以下重、冷、痛。

【导读】 肾着的形成多因素体脾肾虚弱,正气不足,卫外不固,寒湿侵入,故症状缓解后当补益肝肾,培元固本以善后。临证使用甘草干姜茯苓白术汤时常用剂量为:甘草 12 g,炒白术 12 g,干姜 24 g,茯苓 24 g,水煎服。

(十四) 黄土汤

【原文】 下血,先便后血,此远血也,黄土汤主之。

黄土汤方

亦主吐血衄血。

甘草、干地黄、白术、附子(炮)、阿胶、黄芩各三两,灶中黄土半斤。

上七味,以水八升,煮取三升,分温二服。

【注释】 黄土汤有温阳健脾、益气止血之功,主治阳虚之血证。

【导读】 临床使用黄土汤时,当以便溏、便黑,畏寒肢冷,面白、崩漏、紫癜等为辨证要点。一般常用剂量为:灶心土 48 g,甘草 18 g,生地 18 g,炒白术 18 g,熟附片 18 g,黄明胶 12 g(打粉烊化),黄芩 18 g,水煎服。

(十五) 吴茱萸汤

【原文一】 食谷欲呕,属阳明也,吴茱萸汤主之。得汤反剧者,属上焦也。吴茱萸汤。

吴茱萸一升(洗),人参三两,生姜六两(切),大枣十二枚(擘)。

上四味,以水七升,煮取二升,去滓,温服七合,日三服。(《伤寒论·辨阳明病脉证并治》)

【原文二】 少阴病,吐利,手足逆冷,烦躁欲死者,吴茱萸汤主之。(《伤寒论·辨少阴病脉证并治》)

【原文三】 干呕,吐涎沫,头痛者,吴茱萸汤主之。(《伤寒论·辨厥阴病脉证并治》)

【原文四】 呕而胸满者,茱萸汤主之。

【原文五】 干呕,吐涎沫,头痛者,茱萸汤主之。

【原文六】 关脉弦,胃中有寒,心下厥逆,此以胃气虚故尔。宜服茱萸汤,温调饮食,针胃管,补之。(《脉经·卷之三·平三关病候并治宜》)

【原文七】关脉迟,胃中寒,宜服桂枝丸、茱萸汤,针胃管。补之。(《脉经·卷之三·平三关病候并治宜》)

【注释】综合《伤寒论》《金匮要略》《脉经》条文可知吴茱萸汤为太阴病、少阴病、厥阴病的常用方,能除表里内外之痰饮,消三焦弥漫之水气,有温中下气止痛、补虚益气化痰、逐风邪开腠理、消冷实利五脏之功。

【导读】吴茱萸汤可治三阴病,疗三焦病。以不能食、饮水则哕、呕吐吞酸、头痛胁胀、胃冷腹痛、胸满下利、手足逆冷、脉弱或关脉弦迟等为辨证要点。一般常用剂量为:制吴茱萸 30 g(烫洗 7 遍),人参片 18 g,生姜 36 g,大枣 24 g,水煎服。

(十六)半夏泻心汤

【原文一】伤寒五六日,呕而发热者,柴胡汤证具,而以他药下之,柴胡证仍在者,复与柴胡汤。此虽已下之,不为逆,必蒸蒸而振,却发热汗出而解。若心下满而鞕痛者,此为结胸也,大陷胸汤主之。但满而不痛者,此为痞,柴胡不中与之,宜半夏泻心汤。(《伤寒论·辨太阳病脉证并治下》)

【原文二】呕而肠鸣,心下痞者,半夏泻心汤主之。

半夏泻心汤方

半夏半升(洗),黄芩三两,干姜三两,人参三两,黄连一两,大枣十二枚,甘草三两(炙)。

上七味,以水一斗,煮取六升,去滓,再煮取三升,温服一升,日三服。(《金匮要略·呕吐哕下利病脉证治》)

【注释】半夏泻心汤寒热并用,辛开苦降,温脾散寒,通利湿热。主治中焦素虚、寒热错杂、升降失调证。

【导读】临证使用半夏泻心汤时,当以呕吐、肠鸣、嗳气、胃脘痞胀、下利、苔白或黄为辨证要点。一般常用剂量为:姜半夏 15 g,黄芩 18 g,干姜 18 g,人参片 18 g,黄连 6 g,大枣 24 g,甘草 18 g,水煎服。

(十七)大半夏汤

【原文】胃反呕吐者,大半夏汤主之。《千金》云:治胃反,不受食,食入即吐。《外台》云:治呕,心下痞硬者。

大半夏汤方

半夏二升(洗完用),人参三两,白蜜一升。

上三味,以水一斗二升,和蜜扬之二百四十遍,煮药取二升半,温服一升,余分再服。

【注释】大半夏汤健脾养阴、降逆止呕,主治脾胃气阴两伤、胃气上逆证,亦治胃反病。

【导读】临证使用大半夏汤时,当以频繁呕吐、大便干结、朝食暮吐、暮食朝吐为辨证要点。一般常用剂量为:姜半夏 60 g,人参片 18 g,蜂蜜 100 g,水煎服。

(十八)橘皮汤

【原文】干呕哕,若手足厥者,橘皮汤主之。

橘皮汤方

橘皮四两,生姜半斤。

上二味,以水七升,煮取三升,温服一升,下咽即愈。

【注释】橘皮汤温胃散寒,理气降逆,主治胃寒气阻、寒气上逆之呕哕病。

【导读】辨证要点为呕吐恶心、嗳气、手足厥冷。常用治疗妊娠恶阻、化疗后恶心呕吐、各类顽固性呃逆等。临证使用橘皮汤时推荐用量为:陈皮 24 g,生姜 48 g,水煎服。

(十九)橘皮竹茹汤

【原文】哕逆者,橘皮竹茹汤主之。

橘皮竹茹汤方

橘皮二升,竹茹二升,大枣三十枚,生姜半斤,甘草五两,人参一两。

上六味,以水一斗,煮取三升,温服一升,日三服。(《金匮要略·呕吐哕下利病脉证治》)

【注释】橘皮竹茹汤补中益气、清热降逆,主治中气亏虚,谷气不宣,郁而化热,虚热上逆之证。

【导读】临证使用本方时,当以恶逆呕吐、痰多口干、手足厥逆为辨证要点。一般常用剂量为:陈皮 60 g,竹茹 30 g,大枣 60 g,生姜 48 g,甘草 30 g,人参片 6 g,水煎服。

(二十)白头翁汤

【原文一】热利下重者,白头翁汤主之。

白头翁二两,黄柏三两,黄连三两,秦皮三两。

上四味,以水七升,煮取二升,去滓,温服一升,不愈,更服一升。(《伤寒论·辨厥阴病脉证并治》)

【原文二】下利欲饮水者,以有热故也,白头翁汤主之。(《伤寒论·辨厥阴

病脉证并治》)

【原文三】热利下重者,白头翁汤主之。

【注释】白头翁汤清热解毒,凉血止利,主治下焦湿热蕴毒证。

【导读】临证使用白头翁汤时,当以下痢脓血、里急后重、腹痛、肛门灼热、口渴身热、舌红苔黄脉数等为辨证要点。若产后下利或体虚久利属湿热者加甘草阿胶以补虚养血止血,即为白头翁加甘草阿胶汤。一般常用剂量为：白头翁12 g,黄连18 g,黄柏18 g,秦皮18 g,水煎服。

(二十一)桂枝茯苓丸

【原文】妇人宿有癥病,经断未及三月,而得漏下不止,胎动在脐上者,为癥痼害。妊娠六月动者,前三月经水利时,胎也。下血者,后断三月衃也。所以血不止者,其癥不去故也,当下其癥,桂枝茯苓丸主之。

桂枝茯苓丸方

桂枝、茯苓、牡丹(去心)、桃仁(去皮尖,熬)、芍药各等分。

上五味,末之,炼蜜和丸如兔屎大,每日食前服一丸。不知,加至三丸。

【注释】桂枝茯苓丸有活血化瘀消癥之功,主治妇人癥病。

【导读】临证使用桂枝茯苓丸时,当以妇人素有癥瘕而得漏下不止;妇人小产,下血至多,子死腹中,其人憎寒,手指、唇口、爪甲青白、面色黄黑等为辨证要点。一般常用剂量为：肉桂15 g,茯苓15 g,桃仁15 g,赤芍15 g,牡丹皮15 g,水煎服,或作蜜丸,每服6～12 g。

(二十二)芎归胶艾汤

【原文】师曰：妇人有漏下者;有半产后因续下血都不绝者;有妊娠下血者;假令妊娠腹中痛,为胞阻,胶艾汤主之。

芎归胶艾汤方(一方加干姜一两,胡氏治妇人胞动,无干姜)

芎䓖二两,阿胶二两,甘草二两,艾叶三两,当归三两,芍药四两,干地黄四两。

上七味,以水五升,清酒三升,合煮取三升,去滓,内胶令消尽,温服一升,日三服。不差更作。

【注释】芎归胶艾汤养血活血、温养胞宫、调补冲任、固摄安胎。主治冲任虚寒,阴血不固证。

【导读】临证使用本方时,当以少腹冷痛,经血淋漓不止,半产后下血不止,面色少华,身困乏力,脉沉细迟或虚数等为辨证要点。一般常用剂量为：川芎

12 g,黄明胶 6~12 g(打粉烊化),甘草 12 g,艾叶 18 g,当归 18 g,生白芍 24 g,生地 24 g,黄酒 100 g,水煎服。

(二十三)当归芍药散

【原文】妇人怀娠腹中疠痛,当归芍药散主之。

当归芍药散方

当归三两,芍药一斤,茯苓四两,白术四两,泽泻半斤,芎䓖半斤(一作三两)。

上六味,杵为散,取方寸匕,酒和,日三服。(《金匮要略·妇人妊娠病脉证并治》)

【注释】当归芍药散健脾利水,养血缓急,主治妇人血虚水盛之腹痛病。

【导读】临证使用本方时,当以腹中拘急、绵绵作痛、伴有足跗浮肿、小便不利、舌淡苔白腻、脉细等为辨证要点。一般常用剂量为:当归 18 g,生白芍 48~96 g,茯苓 24 g,炒白术 24 g,泽泻 48 g,川芎 18~48 g,水煎服,或作散,每服 3~6 g。

(二十四)当归散

【原文】妇人妊娠,宜常服当归散主之。

当归散方

当归、黄芩、芍药、芎䓖各一斤,白术半斤。

上五味,杵为散,酒饮服方寸匕,日再服。妊娠常服,即易产,胎无疾苦,产后百病悉主之。

【注释】当归散健脾养血,清热去湿,有安胎养胎之功。

【导读】临证使用本方时,当以阴道不时有少量出血、腹痛、下坠感、腰酸为辨证要点。一般常用剂量为:当归 18 g,黄芩 18 g,生白芍 18 g,川芎 18 g,炒白术 9 g,水煎服,或作散,每服 3~6 g。

(二十五)温经汤

【原文】妇人之病,因虚积冷结气,为诸经水断绝,至有历年,血寒积结胞门。寒伤经络,凝坚在上,呕吐涎唾,久成肺痈,形体损分;在中盘结,绕脐寒疝,或两胁疼痛,与藏相连,或结热中,痛在关元,脉数无疮,肌若鱼鳞,时著男子,非止女身;在下未多,经候不匀,令阴掣痛,少腹恶寒;或引腰脊,下根气街,气冲急痛,膝胫疼烦。奄忽眩冒,状如厥癫,或有忧惨,悲伤多嗔,此皆带下,非有鬼神。久则羸瘦,脉虚多寒。

三十六病,千变万端,审脉阴阳,虚实紧弦,行其针药,治危得安,其虽同病,脉各异源,子当辨记,勿谓不然。

问曰:妇人年五十所,病下血数十日不止,暮即发热,少腹里急,腹满,手掌烦热,唇口干燥,何也? 师曰:此病属带下。何以故? 曾经半产,瘀血在少腹不去,何以知之? 其证唇口干燥,故知之。当以温经汤主之。

温经汤方

【原文】吴茱萸三两,当归、芎䓖、芍药各二两,人参、桂枝、阿胶、牡丹皮(去心)、生姜、甘草各二两,半夏半斤,麦门冬一升(去心)。

上十二味,以水一斗,煮取三升,分温三服。

亦主妇人少腹寒,久不受胎,兼取崩中去血,或月水来过多,及至期不来。

【注释】温经汤有温经散寒、养血化瘀、散结行气之功,可疗妇人之虚寒积冷结气诸病。

【导读】临证使用本方时,当以头痛、恶逆、口干、咽喉不利、腹痛、手足心热、崩漏、便秘、胃胀等为辨证要点。一般常用剂量为:制吴茱萸 18 g,当归 12～18 g,川芎 12 g,生白芍 12 g,人参片 12 g,肉桂 12 g,黄明胶 12 g(打粉烊化),生姜 12 g,牡丹皮 12 g,甘草 12 g,姜半夏 12 g,麦冬 36 g(去心),水煎服。

(二十六)肾气丸

【原文一】崔氏八味丸 治脚气上入,少腹不仁。

【原文二】虚劳腰痛,少腹拘急,小便不利者,八味肾气丸主之。

【原文三】夫短气有微饮,当从小便去之,苓桂术甘汤主之方见上。

【原文四】男子消渴,小便反多,以饮一斗,小便一斗,肾气丸主之。

【原文五】问曰:妇人病,饮食如故,烦热不得卧,而反倚息者,何也? 师曰:此名转胞,不得溺也。以胞系了戾,故致此病,但利小便则愈,宜肾气丸主之。

肾气丸方

干地黄八两,薯蓣四两,山茱萸四两,泽泻三两,茯苓三两,牡丹皮三两,桂枝一两,附子一两(炮)。

上八味,末之,炼蜜和丸梧子大,酒下十五丸,加至二十五丸,日再服。

【注释】肾气丸有温阳化气行水之功。主治脚气、虚劳、痰饮、消渴、妇人转胞等。

【导读】临证使用肾气丸时,当以尿频、腰痛、下肢水肿、腹痛、苔白脉软或尺浮。肾气丸推荐改汤用量为:熟地黄 48 g,山药 24 g,山茱萸 24 g,泽泻 18 g,茯苓 18 g,牡丹皮 18 g,肉桂 12 g,熟附片 12 g,水煎服。

四、《武威汉代医简》方

（一）久咳上气方

【原文】治久咳上气,喉中如百虫鸣状,卅岁以上方。

茈胡、桔梗、蜀椒各二分,桂、乌喙、姜各一分,凡六物,冶合和丸,以白密,大如婴桃,昼夜含三丸消,咽其汁甚良。

【注释】此方出自《武威汉代医简》,属于出土医方,有温肺散寒、止咳化痰之功,可疗久咳。

【导读】临证使用久咳上气方时,当以咳嗽、短气、恶寒、肢冷、痰鸣、苔白脉弦等为辨证要点。一般常用剂量为:前胡12 g,桔梗12 g,花椒12 g,肉桂6 g,制川乌(先煎)6 g,干姜6 g,水煎服,或作蜜丸,每服6～12 g。

（二）诸癃散

【原文】治诸癃,石癃出石,血癃出血,膏癃出膏,泔癃出泔,此五癃皆同药治之。朮、姜、瞿麦各六分,兔糸实、滑石各七分,桂半分,凡六物,皆冶合,以方寸匕。酒饮,日六七。病立愈,石即出。

【注释】此方出自《武威汉代医简》,属于出土医方,有温中利膀胱之功,可疗石淋、血淋、膏淋等。

【导读】临证使用诸癃散时,当以小便不利、腹痛、牵引腰痛、时有出血等为辨证要点。若使用得当,常可排出 1 cm 以下之结石。一般常用剂量为炒白术 36 g,干姜 36 g,瞿麦 36 g,菟丝子 42 g,滑石 42 g,肉桂 3 g,水煎服,或作散服,每日六服,每次黄酒送服 3～6 g。

第二节　晋　唐　医　方

一、《肘后备急方》方

（一）茱萸丸

【原文】治卒心痛方……又方:吴茱萸一两半,干姜准上,桂心一两,白术二两,人参、橘皮、椒(去闭口及子、汗)、甘草(炙)、黄芩、当归、桔梗各一两,附子一两半(炮)。捣筛,蜜和为丸,如梧子大。日三,稍加至十九、十五丸,酒饮下,饭前食后任意,效验。

【注释】茱萸丸出自《肘后备急方·卷一·治卒心痛方第八》,有温胃健脾、散寒止痛、降逆化痰、养血消食之功,所疗病证主要是胸痹心痛病、太阴经病。

【导读】临床应用茱萸丸时,以心痛咽酸、饮食不消、色黄腹胀、体重节痛、寸口脉迟或虚等为辨证要点。一般常用剂量为:吴茱萸18 g,干姜12 g,肉桂12 g,炒白术24 g,人参12 g,陈皮12 g,花椒12 g,甘草12 g,黄芩12 g,当归12 g,桔梗12 g,炮附片(先煎)18 g。水煎服,或作散服,每服6~12 g。

(二)奔气汤

【原文】治卒厥逆上气,又两心胁下痛满,淹淹欲绝方。温汤令灼灼尔,以渍两足及两手,数易之也。此谓奔豚病,从卒惊怖忧迫得之,气下纵纵冲心胸,脐间筑筑,发动有时,不治煞人。诸方用药皆多,又必须煞豚,唯有一汤,但可办耳。

甘草二两,人参二两,桂心二两,茱萸一升,生姜一斤,半夏一升。以水一斗,煮取三升,分三服。此药宜预蓄,得病便急合之。

【注释】奔气汤出自《肘后备急方·卷三·治卒上气咳嗽方第二十三》,只言此方疗奔豚病,未载此方之名,《备急千金要方》载此方名奔气汤。此方降逆平冲、散寒化饮、温中除寒,为治疗奔豚病之基础方也。

【导读】临床使用本方时,以气冲咽喉、肢麻头眩、心悸胸闷、恶逆呕吐、手足厥逆等为辨证要点。一般常用剂量为:甘草12 g,人参12 g,肉桂12 g,吴茱萸30 g,生姜96 g,姜半夏30 g,水煎服。

(三)五膈丸

【原文】膈中之病,名曰膏肓,汤丸径过,针灸不及,所以作丸含之,令气势得相熏染,有五膈丸方。

麦门冬十分(去心),甘草十分(炙,椒)、远志、附子(炮)、干姜、人参、桂、细辛各六分。捣、筛,以上好蜜,丸如弹丸。以一丸含,稍稍咽其汁,日三丸,服之,主短气,心胸满,心下坚,冷气也。

此疾有十许方,率皆相类,此丸最胜,用药虽多,不合五膈之名,谓忧膈、气膈、恚膈、热膈、寒膈。其病各有诊别,在大方中。又有七气方,大约与此大同小别耳。

【注释】五膈丸出自《肘后备急方·卷四·治胸膈上痰癊诸方第二十八》,可补虚散寒化痰除湿治五膈之气,破积止痛定惊安神疗虚损诸证,主治膈中病。

【导读】五膈丸可广泛应用于膈中病、痰饮水气病、胸痹心痛病、虚劳病当中,临证时以饮食不下、反酸烧心、短气、胸闷、心下痞坚等为辨证要点。一般常用剂量为：麦冬 30 g(去心)，甘草 30 g，人参 18 g，炮附片(先煎)18 g，干姜 18 g，花椒 18 g，肉桂 18 g，细辛 18 g，远志 18 g，水煎服，或作丸，每服 6～12 g。

（四）木占斯散

【原文】疗发背，及妇人发乳，及肠痈，木占斯散。

木占斯、厚朴(炙)、甘草(炙)、细辛、栝蒌、防风、干姜、人参、桔梗、败酱各一两，十物捣为散，酒服方寸匕，昼七夜四，以多为善，病在上常吐，在下脓血，此谓肠痈之属，其痈肿即不痛。长服，疗诸疽痔。若疮已溃，便早愈。

发背无有不疗，不觉肿去。时长服，去败酱，多疗妇人发乳、诸产、癥瘕，益良，并刘涓子方。刘涓子，疗痈消脓，木占斯散方：

木占斯、桂心、人参、细辛、败酱、干姜、厚朴(炙)、甘草(炙)、防风、桔梗各一两。十物为散，服方寸匕，入咽，觉流入疮中。若痈疽，灸不发坏者，可服之。疮未坏，去败酱。此药或时有令痈成水者。

【注释】木占斯散出自《肘后备急方·卷五·治痈疽妒乳诸毒肿方第三十六》卷之五。以上两个木占斯散，区别在于有无栝楼与桂心。可同用之，《备急千金要方》便将二者同用，以疗痈疽、乳痈、肠痈、癥瘕等。

【导读】临证使用此方时，以腹痛、下利或伴脓血、痈疽散发、胸胁胀痛等为辨证要点。一般常用剂量为：槲寄生 12 g，厚朴 12 g，甘草 12 g，细辛 12 g，肉桂 12 g，栝楼根 12 g，防风 12 g，干姜 12 g，人参片 12 g，桔梗 12 g，败酱草 12 g，水煎服，或作散，每服 3～6 g。

二、《小品方》方

（一）通气汤

【原文】通气汤，主胸胁满气噎方。

半夏八两(洗)，生姜六两，桂肉三两，吴茱萸三十枚。

凡四物，以水八升，煮取三升，分三服。(《小品方·要方第一卷·治胸胁淡冷气满诸方》)

【注释】方中半夏降逆化痰除痞，生姜降逆止呕，肉桂散寒温中，吴茱萸降逆止痛，诸药合用能降胸胁气逆，消胸胁气满，气机通达则噎塞可除。

【导读】本方所主治之病机为胃脘、胸胁部因寒饮、冷气所致气机不降。可产生胸胁胀满、胃脘痞满、打嗝嗳气、咽喉噎塞等症状，一般常用剂量为：姜半夏 15～24 g，生姜 24 g，肉桂 18 g，吴茱萸 3 g，水煎服。

（二）茱萸汤

【原文】茱萸汤,治胃中冷,胸中逆满方。

吴茱萸一两,甘草一两,桂肉一两,栀子七枚,生姜三两,当归一两,生竹叶一把,麦门冬一两,芍药一两。

凡九物,以水六升,煮取二升二合,分三服。(《小品方·要方第一卷·治胸胁淡冷气满诸方》)

【注释】茱萸汤温中散寒补虚兼清热,主治寒热错杂之证,方中吴茱萸、生姜温中散寒、降逆止呕,竹叶、栀子清热除烦,肉桂、芍药、甘草调和营卫,当归、麦冬养阴和血。胸中逆满者,为胸中有寒,痰饮上犯所致也,更有甚者,饮郁化热可致口咽生疮也。

【导读】茱萸汤以温补为主,清热为辅,常用治胃胀、反酸、烧心、打嗝、咽痛、口疮。一般常用剂量为：制吴茱萸 12 g,甘草 12 g,肉桂 12 g,栀子 12 g,生姜 36 g,当归 12 g,淡竹叶 24 g,麦冬 12 g(去心),生白芍 12 g。水煎服。

（三）解急蜀椒汤

【原文】解急蜀椒汤,主寒疝心痛如刺,绕齐绞痛,腹中尽痛,白汗自出,欲绝方。

蜀椒三百枚(一方二百枚),附子一枚,粳米半升,干姜半两,半夏十二枚,大枣三十枚,甘草一两。

凡七物,以水七升,煮取三升,汤成热服一升,不差复服一升,数用治心痛最良。一说寒气心腹痛,槎缴困急欲死,解结逐寒下气止痛方良。(《小品方·要方第一卷·治心痛腹胀满冷痛诸方》)

【注释】解急蜀椒汤有解结逐寒、下气止痛之功,方中以辛温大热散寒之药,解心胸腹部寒凝之痛。

【导读】本方治寒邪凝滞的急性心胸疼痛、腹部疼痛常有效验。一般常用剂量为：花椒 12 g,熟附片 12 g,干姜 12 g,姜半夏 15 g,大枣 24 g,甘草 12 g,水煎服。

（四）扶老理中散

【原文】扶老理中散,并作丸,长服亦得,治羸老冷气恶心,食饮不化,腹虚满,拘急短气,及霍乱吐逆,四肢厥冷,心烦,气闷,流汗,悉主之方。

人参五两,干姜六两,白术五两,麦门冬六两(去心),附子三两(炮),茯苓三两,甘草五两(炙)。

上七味,作散,临病煮取三合,白汤饮和方寸匕。一服不效又服。常将蜜丸酒服,如梧子二十丸。(《小品方·要方第四卷·治霍乱诸方》)

【注释】本方有温健脾胃、除湿降逆、温阳益阴之功。临证使用本方可做散以备急用,病情缓解亦可做丸剂长服。

【导读】临证应用本方时可见腹满、呕逆、便溏下利、畏寒、手足冷、气短乏力,脉沉苔白等。一般常用剂量为:熟附片9g,党参9g,人参片9g,干姜18g,炒白术18,麦冬18g,茯苓9g,甘草12g,水煎服。

(五)小续命汤

【原文】小续命汤,治卒中风欲死,身体缓急,口目不正,舌强不能语,奄奄惚惚,精神闷乱,诸风服之皆验,不令人虚方。

甘草一两,麻黄一两,防风一两半,防己一两,人参一两,黄芩一两,桂心一两,附子一枚(大者,炮),芎䓖一两,芍药一两,生姜五两。

上十一物,以水九升,煮取三升,分三服,甚良。不瘥更服三四剂必佳。取汗随人风轻重虚实也。有人脚弱服此方,至六七剂得瘥。有风疹家,天阴节变辄合之,可以防喑痖也。(《小品方·要方第二·治中风喑痖不随痛肿诸方》)

【注释】本方有温经散寒、祛风除湿之功,可疗中风、脚气、风疹诸疾。

【导读】临证应用本方时,当以肢体拘挛、颈项僵硬不适、腰背疼痛、口目歪斜或活动不利、舌强难言、骨节烦痛、下肢虚浮、瘾疹散发、脉沉或弦等为辨证要点。一般常用剂量为:麻黄(先煎,去上沫)10g,肉桂10g,杏仁10g,甘草10g,人参10g,熟附片10g,川芎10g,生姜50g,黄芩10g,生白芍10g,防风15g,防己10g,水煎服。(《小品方·要方第四卷·治霍乱诸方》)

三、《备急千金要方》方

(一)半夏茯苓汤

【原文】治妊娠阻病,心中愦闷,空烦吐逆,恶闻食气,头眩重,四肢百节疼烦沉重,多卧少起,恶寒汗出,疲极黄瘦方。

半夏三十铢,茯苓、干地黄各十八铢,橘皮、细辛、人参、芍药、旋复花、芎䓖、桔梗、甘草各十二铢,生姜三十铢。

上十二味,㕮咀,以水一斗,煮取三升,分三服。若病阻积月日不得治,及服药冷热失候,病变客热烦渴,口生疮者,去橘皮、细辛,加前胡、知母各十二铢。若变冷下痢者,去干地黄,入桂心十二铢;弱食少,胃中虚,生热,大便秘塞,小便赤少者,加大黄十八铢,去地黄,加黄芩六铢。余依方服一剂得下后,消息看气力、冷热增损,方调定,更服一剂汤,便急服茯苓丸,能食便强健也。忌生冷、醋滑、油腻、菘菜、海藻。

【注释】半夏茯苓汤出自《备急千金要方·卷二·妊娠恶阻第二》,有和胃益肾、降逆化痰、养血和营之功,主治妊娠恶阻病。

【导读】半夏茯苓汤虽为妊娠恶阻而设,然其补脾益肾、养血和营之力颇佳。临证使用此方时,以心烦呕逆、体重头眩、咳嗽短气、面黄纳差等为辨证要点。一般推荐剂量为:姜半夏 15 g,茯苓 9 g,生地 9 g,陈皮 6 g,细辛 6 g,人参片 6 g,生白芍 6 g,旋覆花(包煎)6 g,川芎 6 g,桔梗 6 g,甘草 6 g,生姜 15 g,水煎服。

(二)芍药四物解肌汤

【原文】治少小伤寒,芍药四物解肌汤方。

芍药、黄芩、升麻、葛根各半两。

上四味,㕮咀,以水三升,煮取九合,去滓,分服,期岁以上分三服。

【注释】此方出自《备急千金要方·卷五·伤寒第五》,可清热解毒、解肌发表,为治疗少小伤寒的常用方。

【导读】芍药四物解肌汤不局限于少小伤寒,也可用于广泛用于成人外感热病当中。临证使用此方时,以发热口渴、肌肉酸痛、恶逆呕吐等为辨证要点。一般推荐剂量为:生白芍 9 g,黄芩 9 g,升麻 9 g,葛根 9 g,水煎服。

(三)升麻汤

【原文】治小儿伤寒,变热毒病,身热面赤,口燥,心腹坚急,大小便不利,或口疮者,或因壮热,便四肢挛掣惊,乃成痫疾,时发时醒,醒后身热如火者,悉主之方。

升麻、白薇、麻黄、葳蕤、柴胡、甘草各半两,黄芩一两,朴硝、大黄、钩藤各六铢。

上十味,㕮咀,以水三升,先煮麻黄,去上沫,纳诸药,煮取一升。儿生三十日至六十日,一服二合;六十日至百日,一服二合半;百日至二百日,一服三合。

【注释】此方出自《备急千金要方·卷五·伤寒第五》,主治小儿伤寒变热毒病。

【导读】升麻汤疗外感热病之三阳合病,证见:高热不退、汗出不畅、身热面赤、大便不通、昏昏欲睡、时惊悸、甚则抽搐拘挛而成癫痫。因热毒而成痫病者,在临床中亦不少见,当解表清理,滋阴解毒。一般常用剂量为:升麻 6 g,白薇

6 g,麻黄(先煎,去上沫)6 g,玉竹6 g,柴胡6 g,甘草6 g,黄芩12 g,大黄3 g,钩藤3 g,芒硝(冲服)3 g,水煎服。

(四)八味生姜煎

【原文】治少小嗽,八味生姜煎方。

生姜七两,干姜四两,桂心二两,甘草三两,杏仁一升,款冬花、紫菀各三两,蜜一升。

上合诸药,末之,微火上煎取如饴餔。量其大小多少与儿含咽之,百日小儿如枣核许,日四五服,甚有验。

【注释】此方出自《备急千金要方·卷五·咳嗽第六》,可温肺化饮、补虚止咳。主治少小咳嗽。

【导读】临证使用八味生姜煎时,以咳嗽有痰、受寒加重、伴有恶心呕吐者佳,或于此方中加入人参、熟地、当归、茯苓等,对于小儿虚寒性咳嗽亦佳。一般推荐剂量为:生姜350 g,干姜200 g,肉桂100 g,甘草150 g,杏仁200 g,款冬花150 g,紫菀150 g,水煎煮,再同蜂蜜250 mL制膏,每服6～12 g。

(五)排风汤

【原文】治男子、妇人风虚湿冷,邪气入脏,狂言妄语,精神错乱。其肝风发,则面青,心闷乱,吐逆呕沫,胁满,头眩重,耳不闻人声,偏枯筋急,曲蜷而卧也;其心风发,则面赤,翕然而热,悲伤嗔怒,目张呼唤也;其脾风发,则面黄,身体不仁,不能行步,饮食失味,梦寐倒错,与亡人相随也;其肺风发,则面白,咳逆,唾脓血,上气奄然而极也;其肾风发,则面黑,手足不遂,腰痛难以俯仰,痹冷骨疼也。诸有此候,令人心惊,志意不定,恍惚多忘,服此汤安心定志,聪耳明目,通脏腑,诸风疾悉主之方。

白鲜皮、白术、芍药、桂心、芎䓖、当归、杏仁、防风、甘草各二两,独活、麻黄、茯苓各三两,生姜四两。

上十三味,㕮咀,以水一斗,煮取三升。每服一升,覆取微汗,可服三剂。

【注释】此方出自《备急千金要方·卷八·诸风第二》卷第八,诸风第二。排风汤可祛风解表、通彻脏腑,以疗诸风。

【导读】风为百病之长,善行而数变,入脏腑可发为肝风、心风、脾风、肺风、肾风等,临证时当以头眩、胁满、心悸、乏力、咳嗽、腰痛、狂言、妄语、梦寐不安等为辨证要点。一般常用剂量为:白鲜皮12 g,白术12 g,生白芍12 g,肉桂12 g,川芎12 g,当归12 g,杏仁12 g,防风12 g,甘草12 g,独活18 g,麻黄(先煎,去上沫)18 g,茯苓18 g,生姜24 g,水煎服。

（六）肾沥汤

【原文】 治肾寒虚,为疠风所伤,语音謇吃,不转偏枯,胻脚偏跛蹇,缓弱不能动,口喎,言音混浊,便利仰人,耳偏聋塞,腰背相引,肾沥汤,依源增损,随病用药方。

羊肾一具,磁石五两,玄参、茯苓、芍药各四两,芎䓖、桂心、当归、人参、防风、甘草、五味子、黄芪各三两,地骨皮二升（切）,生姜八两。

上十五味,㕮咀,以水一斗五升,煮羊肾,取七升,下诸药,取三升,去滓,分三服,可服三剂。

【注释】 此方出自《备急千金要方·卷八·贼风第三》,可祛风散寒、益肾养血,以疗贼风入肾而现偏枯诸候。

【导读】 临证使用本方时,当以语音謇吃、不转偏枯、胻脚偏跛蹇、缓弱不能动、口喎、言语謇涩、行动不便、耳偏聋塞、腰背相引痛等为辨证要点。对于此类中风后遗症,本方疗效颇佳。一般常用剂量为：生磁石30 g,玄参24 g,茯苓24 g,生白芍24 g,川芎18 g,肉桂18 g,当归18 g,人参片18 g,防风18 g,甘草18 g,五味子18 g,黄芪18 g,地骨皮60 g,生姜48 g,水煎服,或以羊肾煮水后煎诸药。

（七）丹参煮散

【原文】 治筋实极,则两脚下满,满而痛,不得远行,脚心如割,筋断折,痛不可忍,丹参煮散方。

丹参三两,芎䓖、杜仲、续断、地骨皮各二两,当归、通草、干地黄、麦门冬、升麻、禹余粮、麻黄各一两十八铢,牛膝二两六铢,生姜（切,炒取焦干）、牡蛎各二两,甘草、桂心各一两六铢。

上十七味,治下筛,为粗散,以绢袋子盛散二方寸匕,以井花水二升煮,数动袋子,煮取一升,顿服,日二。

【注释】 此方出自《备急千金要方·卷十一·筋急第四》,可疗筋实极之脚肿足痛。

【导读】 风在筋,为肝虚风也。若阳气内发,发则实,实则筋实,筋实则善怒,嗌干伤热则咳,咳则胁下痛不能转侧,又脚下满痛,故曰肝实风也。一般常用剂量为：丹参36 g,川芎24 g,杜仲24 g,续断24 g,地骨皮24 g,当归21 g,木通21 g,生地21 g,麦冬21 g（去心）,升麻21 g,禹余粮21 g,麻黄（先煎,去上沫）

18 g,牛膝 30 g,生姜 24 g,煅牡蛎 24 g,甘草 15 g,肉桂 15 g,水煎服,或煮散服,每服 6~12 g。

(八)防风散

【原文】治风头眩恶风,吐冷水,心闷,防风散方。

防风二两,泽泻、细辛、附子、薯蓣、茯苓、天雄各一两(《翼》作人参),白术二两半,桂心一两半,干姜半两。

上十味,治下筛,酒服方寸匕,常令酒气相接,则脱巾帽,解发梳头百过,复投一升酒,便洗手足,须臾自热,解发以粉粉之,快然便熟眠愈,亦可洗头面汗出。

【注释】此方出自《备急千金要方·卷十三·头面风第八》,由大三五七散合五苓散加减而成,对头晕、耳鸣、恶心、呕吐、口角流涎等属脾肾虚寒、痰饮内生之证者,疗效颇佳。

【导读】防风散在临床上常用治疗头眩。无论是中风之头眩,还是痰饮之头眩均有很显著的疗效,临床上也用来治疗高血压之头眩。一般常用剂量为:防风 24 g,泽泻 12 g,细辛 12 g,熟附片 12 g,山药 12 g,茯苓 12 g,人参片 12 g,白术 30 g,肉桂 18 g,干姜 6 g,水煎服,或作散服,每服 3~6 g。

(九)内补散

【原文】治男子五劳六绝。其心伤者,令人善惊,妄怒无常。其脾伤者,令人腹满喜噫,食竟欲卧,面目萎黄;其肺伤者,令人少精,腰背痛,四肢厥逆;其肝伤者,令人少血面黑;其肾伤者,有积聚,少腹腰背满痹,咳唾,小便难。六绝之为病,皆起于大劳脉虚,外受风邪,内受寒热,令人手足疼痛,膝以下冷,腹中雷鸣,时时泄痢,或闭或利,面目肿,心下愦愦不欲语,憎闻人声方。

干地黄五分,巴戟天半两,甘草、麦门冬、人参、苁蓉、石斛、五味子、桂心、茯苓、附子各一两半,菟丝子、山茱萸各五分,远志半两,地麦五分。

上十五味,治下筛。酒服方寸匕,日三,加至三匕。无所禁。

【注释】此方出自《备急千金要方·卷十九·补肾第八》,治五劳六绝之病,能内补五脏,以疗绝伤。

【导读】临证使用内补散时,当以五脏虚损、客热淫溢、精神不足、气血亏虚等为核心病机,以心悸易惊、腹满喜卧、面目萎黄、腰背疼痛、四肢厥冷、面黑背胀、咳嗽下利、积聚内生、手足酸痛、易寒易热、心烦不乐、恶闻人声等为辨证要点。一般常用剂量为:生地 15 g,巴戟天 6 g,甘草 18 g,麦冬 18 g(去心),人参片 18 g,肉苁蓉 18 g,石斛 18 g,五味子 18 g,肉桂 18 g,茯苓 18 g,熟附片 18 g,菟丝子 15 g,山茱萸 15 g,远志 6 g,地肤子 15 g,水煎服,或作散服,每服 6~12 g。

(十)通明丸

【原文】主五劳七伤六极,强力行事举重,重病后骨髓未满房室,所食不消,胃气不平方。

麦门冬三斤,干地黄、石韦各一斤,紫菀、甘草、阿胶、杜仲、五味子、肉苁蓉、远志、茯苓、天雄各半斤。

上十二味,末之,蜜丸如梧子。食上饮若酒服十九,日再,加至二十九。

【注释】此方出自《备急千金要方·卷十九·补肾第八》,有补肾益精、化气行水、安神定志之功。可疗重病之后饮食衰少、虚热内生之证。

【导读】通明丸在临床上的运用十分广泛,温热病可用之,虚劳客热宜用之,大病后胃气不平亦可用之。当以心悸、乏力、纳差、胸闷、发热、口干、便秘、咳嗽等为辨证要点。一般常用剂量为:麦冬 60 g(去心),生地 20 g,石韦 20 g,紫菀 10 g,甘草 10 g,生杜仲 10 g,生五味子 10 g,肉苁蓉 10 g,远志 10 g,茯苓 10 g,熟附片 10 g,黄明胶(打粉烊化)6~10 g,水煎服,或作蜜丸服,每服 6~12 g。

(十一)人参散

【原文】补胃虚寒,身枯绝,骨诸节皆痛,人参散方。

人参、细辛、甘草(炙)各六分,桂心、当归各七分,麦门冬七分(去心),干姜八分,远志皮四分,蜀椒三分(汗),吴茱萸二分。

上十味为散,食后,服方寸匕,温清酒进之。

【注释】人参散出自《备急千金要方·卷十六·胃虚实第二》,有温胃健脾、散寒止痛、补中益气、养血安神之功。可疗脾胃虚寒之中气不足之证,脾胃虚寒之关节痛。

【导读】本方基本病机为脾胃虚寒、营血亏损、中气不足。临证以乏力、身困、胸闷心悸、头晕腹胀、反酸烧心、内脏下垂、溲便失常、关节疼痛、肤黄睑白、舌淡脉沉等表现为辨证要点。一般常用剂量为:人参片 18 g,细辛 18 g,甘草 18 g,肉桂 18 g,当归 21 g,麦冬 21 g(去心),干姜 24 g,制远志 12 g,花椒 9 g,制吴茱萸 6 g,水煎服,或作散服,每服 3~6 g。

四、《外台秘要方》方

(一)人参补虚汤

【原文】《删繁》疗胃虚,苦饥寒痛,人参补虚汤方。

人参、当归、茯苓、桔梗、芎䓖、橘皮、厚朴（炙）各三两，桂心、甘草（炙）各二两，白术五两，吴茱萸二两，大麦蘖二升（炒）。

上十二味，切，以水一斗二升，煮，取三升，去滓，分三服。（《外台秘要·卷八·胃虚寒方七首》）

【注释】人参补虚汤有温中散寒止痛、益气养血和营之功，可疗脾胃虚寒之胃脘痛。

【导读】临证应用本方时，以虚寒胃痛为主症，亦可兼见恶寒肢冷、腹痛、耳鸣、唇口干燥、面虚浮肿等候。一般常用剂量为：人参片 18 g，当归 18 g，茯苓 18 g，桔梗 18 g，川芎 18 g，陈皮 18 g，厚朴 18 g，肉桂 12 g，甘草 12 g，炒白术 30 g，吴茱萸 12 g，炒麦芽 30 g，水煎服。

（二）桔梗丸

【原文】《延年》疗冷痃癖气，发即痃气急引膀胱痛，气满，不消食，桔梗丸方。

桔梗四分，枳实四分（炙），鳖甲四分（炙），人参四分，当归四分，桂心三分，白术四分，吴茱萸三分，大麦蘖六分（熬），干姜四分，甘草五分（炙）。

上十一味，捣、筛，蜜和，为丸如梧子大。一服十丸，酒下，日再服，稍加至二十丸。禁生葱、猪肉、苋菜、海藻、菘菜、桃李、雀肉等。（《外台秘要·卷十二·癖及痃癖不能食方一十四首》）

【注释】痃癖是指脐腹旁或胁肋部的块状的痰饮积聚，时有筋脉攻撑急痛之感。《太平圣惠方》卷四十九："夫痃癖者，本因邪冷之气积聚而生也。痃者，在腹内近脐左右，各有一条筋脉急痛，大者如臂，次者如指头，因气而成，如弦之状，名曰痃气也；癖者，侧在两肋之间，有时而僻，故曰癖。夫痃之与癖，名号虽殊，针、石、汤、丸、主、疗无别。此皆阴阳不和，经络痞隔，饮食停滞，不得宣泄，邪冷之气，搏结不散，故曰痃癖也。"又谓痃气、癖气。或简称为痃、为癖。古之枳实者，当为今之炒枳壳也。本方温通散寒、消积除痞，可疗痰饮积聚之胁痛、腹痛等，亦可疗息积。所谓息积者，是指胁下气逆，妨闷，岁久不已。

【导读】临证使用本方时，当以胁痛、腹痛、胃气上逆、饮食不消、短气等为辨证要点。一般常用剂量为：桔梗 12 g，炒枳壳 12 g，醋鳖甲 12 g，人参片 12 g，当归 12 g，肉桂 9 g，炒白术 12 g，制吴茱萸 9 g，炒麦芽 18 g，干姜 12 g，甘草 15 g，水煎服。

（三）高良姜汤

【原文】《广济》疗又心刺肋，冷气结痛，不能食，高良姜汤方。

高良姜十分,当归十分,橘皮八分,厚朴十分(炙),桔梗八分,桃仁五十枚(去尖皮两仁,碎),吴茱萸八分,生姜八分,诃黎勒五分。

上九味,切,以水八升,煮。取二升八合,绞去滓,分温三服,服别相去如人行六七里,再服。忌猪肉、生冷、油腻、黏食、小豆等。(《外台秘要·卷七·心痛不能饮食方二首》)

【注释】高良姜汤有温脾健胃、疏利肝胆、化饮散结、止痛消食之功,可疗胁痛、心痛等。

【导读】临床使用本方时,当以胁痛、背胀、口苦、纳差、心痛、脉弦等为辨证要点。一般常用剂量为:高良姜15 g,当归15 g,陈皮12 g,厚朴15 g,桔梗12 g,桃仁12 g,吴茱萸12 g,生姜12 g,诃子肉9 g,水煎服。

(四)七气汤

【原文】《深师》疗忧劳寒热愁思,及饮食隔塞,虚劳内伤,五脏绝伤,奔气不能还下,心中悸动不安。

桔梗二两,人参三两(一方二两),芍药三两,茱萸七合,黄芩二两(一方三两),干地黄三两,一方二两,枳实五枚(炙),桂心二两(一方三两),干姜三两(一方二两),甘草三两(一方二两,炙),橘皮三两,半夏三两(洗,一方一升)。上十二味切,以水一斗,煮取三升,去滓,分三服。(《外台秘要·卷十二·杂疗奔豚气及结气方六首》)

【注释】七气汤有补益脾肾、降逆化饮之功,可补五脏、定惊悸、止厥逆、除结痛而疗忧思奔豚,亦可补五脏、定惊悸、和胃气、宽胸膈而疗惊恐奔豚。

【导读】临床使用本方时,当以心悸短气、焦虑抑郁、害怕担心、妄言妄见、失眠多梦、恶心呕吐、头痛肢厥等为辨证要点。一般常用剂量为:吴茱萸21 g,姜半夏15 g,肉桂18 g,人参片18 g,干姜18 g,甘草12 g,黄芩12 g,生白芍12 g,生地18 g,炒枳壳12 g,陈皮18 g,桔梗18 g,水煎服。

(五)肾沥汤

【原文】《删繁》骨极虚寒,主肾病则面肿垢黑,腰脊痛不能久立,屈伸不利,梦寐惊悸,上气,少腹里急,痛引腰,腰脊四肢常苦寒冷,大小便或白,肾沥汤方。

羊肾一具(猪肾亦得),芍药、麦门冬(去心)、干地黄、当归各三两,干姜四两,五味子二合,人参、茯苓、甘草(炙)、芎䓖、远志(去心)各二两,黄芩一两,桂心六两,大枣二十枚(擘)。

上十五味,切,以水一斗五升,煮肾,取一斗,除肾纳药,煮,取四升,去滓,分

为四服,昼三夜一。若遗小便。加桑螵蛸二十枚,炙。忌海藻、菘菜、生葱、酢物、芜荑。(《外台秘要·卷十六·骨极虚方七首》)

【注释】《删繁》肾沥汤之药物由桂枝汤、生脉饮、四物汤加黄芩、茯苓、远志、羊肾而成,有祛风散寒止痛、补肾益精填骨、益气养血和营之功,可治骨极虚寒之证。

【导读】临证使用本方时,当以面肿垢黑、梦醒惊悸、上气腹痛、发堕齿槁、四肢苦冷、腰背疼痛、屈伸不利、甚者咳唾、大小便或白辨证要点。一般常用剂量为:肉桂 36 g,生白芍 18 g,大枣 48 g,干姜 24 g,人参片 12 g,麦冬 18 g(去心),五味子 6 g,生地 24 g,当归 18 g,川芎 12 g,黄芩 6 g,茯苓 12 g,制远志 12 g,水煎服。

(六)乐令黄芪汤

【原文】乐令黄芪汤,疗虚劳少气,胸心痰冷,时惊惕,心中悸动,手足逆冷,体常自汗,补诸不足,五脏六腑虚损,肠鸣风湿,荣卫不调百病,又治风里急方。

黄芪二两,当归三两,乌头三两(炮,去皮尖,四片,入蜜炙之,令黄色),桂心三两,生姜四两,蜀椒二两(汗),人参二两,芍药二两,大枣(二十枚,擘),茯苓二两,远志二两(去心),半夏四两(洗)。

上十二味,切,以水一斗五升,煮。取四升,分服八合,日三夜再。忌生葱、羊肉、饧、猪肉、冷水、大酢。《千金》有橘皮、细辛、前胡、甘草、麦门冬,无乌头、蜀椒、远志,为十四味。(《外台秘要·卷十七·虚劳里急方六首》)

【注释】乐令黄芪汤可补五脏六腑之虚损、化表里内外之痰饮、调和营卫、开心强志益智慧,可消除寒水留结、风虚劳损的状态。临床应用常以附片代乌头,若寒湿较甚者,仍用乌头。

【导读】临证使用乐令黄芪汤,当以短气乏力、心悸惊惕、腹痛多汗、手足逆冷等为辨证要点。一般常用剂量为:黄芪 12 g,当归 18 g,熟附片 15 g,肉桂 18 g,生白芍 12 g,生姜 24 g,蜀椒 12 g,人参片 12 g,大枣 30 g,茯苓 12 g,姜半夏 15 g,水煎服。

(七)黄芪散

【原文】《删繁》疗妇人怀胎数落而不结实,或寒冷热,百病之源,黄芪散方。

黄芪、吴茱萸、干姜、人参、甘草(炙)、芎䓖、白术、当归、干地黄各二两。

上九味,捣散,清酒服一匕半,日再服,加至两匕为剂。(《外台秘要·卷三十三·数落胎方四首》)

【注释】黄芪散温经散寒、养血通脉,可祛厥阴之寒,可疗崩漏、滑胎等。

【导读】临床应用本方时,当以头痛、恶寒、腹痛、纳差、滑胎、月经过多等为辨证要点。一般常用剂量为:黄芪12 g,吴茱萸12 g,干姜12 g,人参片12 g,甘草12 g,川芎12 g,炒白术12 g,当归12 g,生地12 g,水煎服。

(八)补肺汤

【原文】《深师》疗肺气不足,咳逆唾脓血,咽喉闷塞,胸满上气,不能饮食,卧则短气,补肺汤方。

款冬花三两,桂心二两,钟乳二两,干姜二两,白石英二两,麦门冬四两(去心),五味子三两,粳米五合,桑根白皮一斤,大枣一百枚(擘)。

上十味,切,以水一斗二升,先煮桑白皮、枣令熟,去滓纳药,煮取二升二合,分三服。(《外台秘要方·卷第九·久咳上气唾脓血及浊唾方五首》)

【注释】补肺汤有补益心肺,化饮养阴,下气止咳之功。可疗心肺气虚证。

【导读】临床应用本方时,当以咳嗽甚或咳吐脓血、鼻塞流涕、头晕、胸咽憋闷、心悸、气短甚或不能平卧、纳差、小便频数、寸脉不足为辨证要点。一般常用剂量为:桑白皮96 g,大枣60 g,肉桂12 g,干姜12 g,甘草12 g,麦冬18 g(去心),五味子12 g,紫菀12 g,杏仁12 g,款冬花12 g,白石英12 g,钟乳石12 g,北沙参12 g,生地24 g,水煎服。

(九)茱萸五味理中汤

【原文】《广济》……主胃气冷弱,食则吐逆,从朝至夜不得食,食入腹则胀气满急,大便出饭粒如故,带酸气而羸,计日渐困者方。

吴茱萸二两,白术三两,人参、干姜、甘草(炙)、五味子各二两,曲末、麦蘖末各五合,厚朴一两半,桂心一两。

上十味,捣、筛为散。空腹,煮生姜汤服方寸匕,一日三服,渐加至二匕。(《外台秘要方·卷第八·脾胃病日渐瘦困不食方三首》)

【注释】《广济》茱萸五味理中汤有健脾温中、和胃降逆、消胀除满、益肾补虚之功,可疗脾胃虚寒、胃气上逆之证。

【导读】临床应用本方时,当以呃逆呕吐、腹胀腹冷、反酸烧心、完谷不化、乏力身困等为辨证要点。一般常用剂量为:制吴茱萸12 g,五味子12 g,人参片12 g,炒白术18 g,干姜12 g,甘草12 g,神曲15 g,炒麦芽30 g,厚朴9 g,肉桂6 g,水煎服。

第三节　宋元医方(论)

一、《医心方》方

(一) 开心薯蓣肾气丸

【原文】开心薯蓣肾气丸，治丈夫五劳七伤，髓极不耐寒，眠即腹胀，心满雷鸣，不欲饮食，虽食，心下停痰不能消，春夏手足烦热，秋冬两脚凌冷；虚多忘，肾气不行，阴阳不发，绝如老人。服之健中补髓填虚，养志开心安脏，止泪明目，宽胃，益阴阳，除风去冷，无所不治方：肉苁蓉一两，山茱萸一两，干地黄六分，远志六分，蛇床子五分，五味子六分，防风六分，茯苓六分，牛膝六分，菟丝子六分，杜仲六分，薯蓣六分。凡十二物，捣下筛，蜜丸如梧子，服十九至廿丸，日二夜一。若烦心即停减之，只服十九为度。服药五日茎炽热；十夜通体滑泽；十五夜颜色泽，手足热；廿夜雄力欲盛；廿五夜经脉充满；卅夜热气朗彻，面色如花，手纹如丝血，心开，记事不忘，去愁止忘，独寝不寒，止尿洪阴。年四十以下一剂即足，五十以上两剂即足，满七十亦有子。妇人断续者，服一剂，五十得子。无所禁，但忌大辛、醋。

【注释】此方出自《医心方·卷十三·治虚劳五劳七伤》，引《范汪方》。有健中补髓填虚、养志开心安脏、止泪明目宽胃、益阴阳除风冷之功。可疗阴阳不足、情志不开、心肾不足之证。

【导读】临证使用此方时，当以恶寒腹胀、心满雷鸣、不欲饮食、春夏手足烦热、秋冬两脚凌冷、健忘不乐、情欲低落、精神萎靡等为辨证要点。一般常用剂量为：肉苁蓉12 g，山茱萸12 g，生地18 g，远志18 g，蛇床子15 g，五味子18 g，防风18 g，茯苓18 g，牛膝18 g，菟丝子18 g，生杜仲18 g，山药18 g，水煎服，或作蜜丸服，每服6～12 g。

(二) 肉苁蓉丸

【原文】肉从蓉丸，治男子五劳七伤，阴阳痿不起，积有十年，痒湿，小便淋沥，尿时赤时黄，服此药，养性益气力，令人健。合阴阳，阴痿不起，起而不坚，坚而不怒，怒而不洩，入便自死。此药补精益气力，令人好颜色肥白方。

肉从蓉、菟丝子、蛇床子、五味子、远志、续断、杜仲各四分。

上七物，捣筛，蜜和为丸，丸如梧子，平旦服五丸，日再。长疏东向面，不知药异,至七九。服之卅日知,五十日阴阳大起。阴弱加蛇床子,不怒加远志,少精加五味子,欲令洪大加茯苓,腰痛加杜仲,欲长加续断。所加者倍之,年八十老公服之如卅时,数用有验,无妇人不可服,禁如常法。

【注释】 此方出自《医心方·卷廿八·用药石》,有起阴阳、益精气、令人健之功。主治肾精亏虚之阳痿、阴痒、小便不利等。

【导读】 临证使用本方时,当以小便不利、尿有余沥、阳痿早泄、阴部潮湿等为辨证要点。一般常用剂量为:肉从蓉 12 g,菟丝子 12 g,蛇床子 12 g,五味子 12 g,远志 12 g,续断 12 g,杜仲 12 g,水煎服或作蜜丸,每服 6~12 g。

二、《太平惠民和剂局方》方

(一) 鹿茸四斤丸

【原文】 治肝肾虚热淫于内,致筋骨痿弱,不自胜持,起居须人,足不任地,惊恐战掉,饮食无味,不生气力,诸虚不足。

肉苁蓉(酒浸)、天麻、鹿茸(燎去毛,酥炙)、菟丝子(酒浸,通软,别研细)、熟地黄、牛膝(酒浸)、杜仲(酒浸)、木瓜干各等分。上为末,蜜丸,如梧桐子大。每服五十丸,温酒、米汤,食前下。

【注释】 鹿茸四斤丸可补中益精气填骨髓而疗绝伤客热之淫泆,补奇强筋骨除湿浊而起虚劳羸弱之痿厥。

【导读】 临证使用本方时,当以乏力身困、饮食无味、脚软无力、潮热出汗、震颤惊悸、月经量少等为辨证要点。一般推荐剂量为:鹿角片 15 g,菟丝子 15 g,木瓜 15 g,熟地 15 g,肉苁蓉 15 g,生杜仲 15 g,天麻 15 g,牛膝 15 g,水煎服,或作蜜丸,每服 6~12 g。

(二) 人参养荣汤

【原文】 治积劳虚损,四肢沉滞,骨肉酸疼,吸吸少气,行动喘啜,小腹拘急,腰背强痛,心虚惊悸,咽干唇燥,饮食无味,阴阳衰弱,悲忧惨戚,多卧少起。久者积年,急者百日,渐至瘦削,五脏气竭,难可振复。又治肺与大肠俱虚,咳嗽下痢,喘乏少气,呕吐痰涎。

白芍药三两,当归、桂心(去粗皮)、甘草(炙)、陈橘皮、人参、白术(煨)、黄芪各一两,熟地黄(制)、五味子、茯苓各七钱半,远志(炒,去心)半两。上锉散,每服四钱,水一盏半,生姜三片,枣子二枚,煎至七分,去滓温服。便精遗泄,加龙骨一两。咳嗽,加阿胶甚妙。

【注释】人参养荣汤有益气养阴、调补五脏之功,可疗五脏气竭、营血不复之证。

【导读】临证使用本方时,当以腰痛肉酸、心悸短气、腹痛便秘、口干咽燥、肢体沉重等为辨证要点。一般常用剂量为:黄芪12 g,肉桂12 g,生白芍36 g,甘草12 g,生姜18 g,大枣24 g,人参片12 g,茯苓9 g,炒白术12 g,熟地9~24 g,当归12 g,陈皮6~12 g,制远志6 g,五味子9 g,水煎服。

(三)安胎饮

【原文】治妊娠三月、四月至九个月恶阻病者,心中愦闷,头重目眩,四肢沉重,懈怠不欲执作,恶闻食气,欲啖咸酸,多睡少起,呕逆不食;或胎动不安,非时转动,腰腹疼痛,或时下血,及妊娠一切疾病,并皆治之。

半夏(汤洗七次)、茯苓(去皮)、甘草(微灸赤)、川芎、阿胶(捣碎,麸炒)、芍药(白者)、地榆、白术、当归(去芦,洗,酒浸)、黄芪(去苗)、地黄(熟干者,洗,酒洒,蒸,焙)各等分。

一方无半夏、地榆,有人参、桑寄生;一方无白术、黄芪、半夏、地榆,有艾叶(并各等分)。

上为粗散。每服三钱,水一盏半,煎至八分,去滓温服,不拘时。如或恶食,但以所思之物任意与之,必愈。

【注释】安胎饮降逆和胃安胎、益气养血化痰,可疗妊娠脾肾不足、血虚饮盛之病。

【导读】临证使用本方时,当以恶心呕吐、心烦头晕、四肢沉重、多卧少起、腹痛腰痛、下血腹痛等为辨证要点。一般常用剂量为:黄芪12 g,半夏12 g,人参片12 g,白术12 g,茯苓12 g,甘草12 g,熟地12 g,当归12 g,川芎12 g,生白芍12 g,桑寄生12 g,艾叶12 g,黄明胶6~12 g(打粉烊化),水煎服。

三、《脾胃论》论

(一)脾胃虚实传变论

《五脏别论》云:胃、大肠、小肠、三焦、膀胱,此五者,天气之所生也,其气象天,故泻而不藏,此受五脏浊气,名曰传化之府,此不能久留,输泻者也。所谓五脏者,藏精气而不泻也,故满而不能实;六腑者,传化物而不藏,故实而不能满。所以然者,水谷入口,则胃实而肠虚,食下,则肠实而胃虚,故曰实而不满,满而不实也。《阴阳应象大论》云:谷气通于脾。六经为川,肠胃为海,九窍为水注之气。九窍者,五脏主之。五脏皆得胃气,乃能通利。《通评虚实论》云:头痛耳鸣,九窍不利,肠胃之所生也。胃气一虚,耳目口鼻,俱为之病。《经脉别论》云:食气入胃,散精于肝,淫气于筋。食气入胃,浊气归心,淫精于脉。脉气流经,经气归于肺,肺朝百脉,输精于皮毛。毛脉合精,行气于腑,腑精神明,留于四脏。气归于权衡,权衡以平,气口成寸,以决死生。饮入于胃,游溢精气,上输于脾。脾气散精,上归于肺,通调水道,下输膀胱。水精四布,五经并行,合于四时五脏阴阳,揆度以为常也。又云:阴之所和,本在五味;阴之五官,伤在五味。至于五味,口嗜而欲食之,必自裁制,勿使过焉,过则伤其正也。谨和五味,骨正筋柔,气血以流,腠理以密,如是则骨气以精,谨道如法,长有天命。《平人气象论》云:人以水谷为本,故人绝水谷则死,脉无胃气亦死。所谓无胃气者,非肝不弦,肾不石也。历观诸篇而参考之,则元气之充足,皆由脾胃之气无所伤,而后能滋养元气;若胃气之本弱,饮食自倍,则脾胃之气既伤,而元气亦不能充,而诸病之所由生也。

《内经》之旨,皎如日星,犹恐后人有所未达,故《灵枢经》中复申其说。《经》云:水谷入口,其味有五,各注其海,津液各走其道。胃者,水谷之海,其输上在气街,下至三里。水谷之海有余,则腹满;水谷之海不足,则饥不受谷食。人之所受气者,谷也。谷之所注者,胃也。胃者,水谷气血之海也。海之所行云气者,天下也,胃之所出气血者,经隧也。经隧者,五脏六腑之大络也。又云:五谷入于胃也,其糟粕、津液、宗气,分为三隧。故宗气积于胸中,出于喉咙,以贯心肺,而行呼吸焉。荣气者,泌其津液,注之于脉,化而为血,以荣四末,内注五脏六腑,以应刻数焉。卫者,出其悍气之慓疾,而行于四末分肉、皮肤之间,而不休者也。又云:中焦之所出,亦并胃中,出上焦之后,此所受气者,泌糟粕,蒸津液,化为精微,上注于肺脉,乃化而为血,以奉生身,莫贵于此。圣人谆复其辞而不惮其烦者,仁天下后世之心亦倦倦矣。

故夫饮食失节,寒温不适,脾胃乃伤;喜怒忧恐,损耗元气,资助心火。火与元气不两立,火胜则乘其土位,此所以病也。《调经篇》云:病生阴者,得之饮食居处,阴阳喜怒。又云:阴虚则内热,有所劳倦,形气衰少,谷气不盛,上焦不行,下脘不通,胃气热,热气熏胸中,故为内热。脾胃一伤,五乱互作,其始病遍身壮热,头痛目眩,肢体沉重,四肢不收,怠惰嗜卧,为热所伤,元气不能运用,故四肢困怠如此。圣人着之于经,谓人以胃土为本,成文演义,互相发明,不一而止。粗工不解读,妄意使用,本以活人,反以害人。

今举《经》中言病从脾胃所生,及养生当实元气者条陈之。《生气通天论》云:

苍天之气清净,则志意治,顺之则阳气固,虽有贼邪,弗能害也,此因时之序。故圣人传精神,服天气,而通神明。失之内闭九窍,外壅肌肉,卫气散解。此谓自伤,气之削也。阳气者,烦劳则张,精绝,辟积于夏,使人煎厥。目盲耳闭,溃溃乎若坏都。故苍天之气贵清净,阳气恶烦劳,病从脾胃生者一也。《五常政大论》云:阴精所奉其人寿,阳精所降其人夭。阴精所奉,谓脾胃既和,谷气上升,春夏令行,故其人寿。阳精所降,谓脾胃不和,谷气下流,收藏令行,病从脾胃生者二也。《六节脏象论》云:脾、胃、大肠、小肠、三焦、膀胱者,仓廪之本,荣之居也。名曰器,能化糟粕,转味而入出者也。其华在唇四白,其充在肌,其味甘,其色黄。此至阴之类,通于土气,凡十一脏,皆取决于胆也。胆者,少阳春生之气,春气升则万化安。故胆气春升,则余脏从之;胆气不升,则飧泄肠澼,不一而起矣。病从脾胃生者三也。《经》云:天食人以五气,地食人以五味。五气入鼻,藏于心肺,上使五色修明,音声能彰;五味入口,藏于肠胃,味有所藏,以养五气,气和而生,津液相成,神乃自生。此谓之气者,上焦开发,宣五谷味,熏肤充身泽毛,若雾露之溉。气或乖错,人何以生,病从脾胃生者四也。岂特四者,至于经论天地之邪气,感则害人五脏六腑,及形气俱虚,乃受外邪,不因虚邪,贼邪不能独伤人,诸病从脾胃而生明矣。圣人旨意,重见叠出,详尽如此,且垂戒云,法于阴阳,和于术数,食饮有节,起居有常,不妄作劳,故能形与神俱,而尽终其天年,度百岁乃去。由是言之,饮食起居之际,可不慎哉。

(二)饮食劳倦所伤始为热中论

古之至人,穷于阴阳之化,究乎生死之际,所著《内外经》,悉言人以胃气为本。盖人受水谷之气以生,所谓清气、营气、运气、卫气、春升之气,皆胃气之别称也。夫胃为水谷之海,饮食入胃,游溢精气,上输于脾;脾气散精,上归于肺;通调水道,下输膀胱;水精四布,五经并行,合于四时五脏阴阳,揆度以为常也。

若饮食失节,寒温不适,则脾胃乃伤。喜、怒、忧、恐,损耗元气。既脾胃气衰,元气不足,而心火独盛。心火者,阴火也。起于下焦,其系击于心。心不主令,相火代之。相火,下焦胞络之火,元气之贼也。火与元气不两立,一胜则一负。脾胃气虚,则下流于肾,阴火得以乘其土位,故脾证始得,则气高而喘,身热而烦,其脉洪大而头痛,或渴不止,其皮肤不任风寒,而生寒热。盖阴火上冲,则气高喘而烦热,为头痛,为渴,而脉洪;脾胃之气下流,使谷气不得升浮,是春生之令不行,则无阳以护其荣卫,则不任风寒,乃生寒热,此皆脾胃之气不足所致也。

然而与外感风寒所得之证,颇同而实异,内伤脾胃,乃伤其气,外感风寒,乃伤其形;伤其外为有余,有余者泻之,伤其内为不足,不足者补之。内伤不足之病,苟误认作外感有余之病,而反泻之,则虚其虚也。实实虚虚,如此死者,医杀之耳! 然则奈何? 惟当以辛甘温之剂,补其中而升其阳,甘寒以泻其火则愈矣。《经》曰:劳者温之,损者温之。又云:温能除大热,大忌苦寒之药,损其脾胃。

四、《卫生宝鉴》方

(一) 参术调中汤

【原文】 治内伤自利,脐腹痛,肢体倦,不喜食,食即呕,嗜卧懒言,足胻冷,头目昏。

人参、黄芪各五钱,当归身、厚朴(姜制)、益智仁、草豆蔻、木香、白术、甘草(炙)、神曲(炒)、麦蘖面、橘皮各三钱。

上十二味,锉如麻豆大,每服一两,水二盏,生姜三片,煎至一盏,去滓温服,食前。

【注释】 此方出自《卫生宝鉴·卷五》,有温中散寒止痛、补肾健脾止利之功,主治劳倦所伤虚中有寒证。

【导读】 临证使用参术调中汤时,当以下利腹痛、乏力身困、恶心呕逆、肢冷头昏、舌淡苔薄脉沉等为辨证要点。一般推荐剂量为:人参片15 g,炒白术9 g,黄芪15 g,当归9 g,陈皮9 g,甘草9 g,焦神曲9 g,炒麦芽9 g,厚朴9 g,木香9 g,草豆蔻9 g,益智仁9 g,生姜12 g,水煎服。

(二) 调中益气汤

【原文】 治因饥饱劳役,损伤脾胃,元气不足,其脉弦或洪缓,按之无力,中指下时一涩,其证身体沉重,四肢困倦,百节烦疼,胸满短气,膈咽不通,心烦不安,耳鸣耳聋,目有瘀肉,热壅如火,视物昏花,口中沃沫,饮食失味,忽肥忽瘦,怠惰嗜卧,溺色变赤,或清利而数,或上饮下便,或时飧泄,腹中虚痛,不思饮食。

黄芪一钱,人参、甘草(炙)、当归、白术各半钱,白芍药、柴胡、升麻各三分,橘皮二分,五味子十五个。上十味,㕮咀,作一服,水二盏,煎至一盏,去滓,温服,食前。

【注释】 此方出自《卫生宝鉴·卷五》,有调中益气、养阴除热之功,主治劳倦所伤虚中有热证。

【导读】 临证使用调中益气汤时,当以乏力身困、支节烦疼、胸闷心烦、视物昏花、耳鸣耳聋、口干尿赤、纳差腹痛、脉弦或细或数等为辨证要点。一般推荐剂量为:黄芪30 g,白术15 g,人参片15 g,升麻9 g,柴胡9 g,陈皮6 g,甘草15 g,

当归 15 g,五味子 3 g,白芍 9 g,水煎服。

五、《阴证略例》论

(一) 三阴论

太阴、少阴、厥阴,皆属阴证也。太阴者,脾也;少阴者,肾也;厥阴者,肝也。

何谓太阴证?太阴脾之经,主胸膈䐜胀。《甲乙经》云:邪生于阳者,得之风雨寒暑;邪中于阴者,得之饮食居处,阴阳喜怒。又曰:贼风虚邪者阳受之;饮食不节、起居不时者阴受之。阳受之则入腑,阴受之则入脏。入六腑则身热不得卧,为喘呼;入五脏则䐜满闭塞,下为飧泄,久为肠澼。

何谓少阴证?少阴肾之经,主脉微细,心烦,但欲寐,或自利而渴。《经》云:一二日少阴病者,何也?谓初中病时,腠理寒,使入阴经,不经三阳也。

伤寒虽是三阴三阳,大抵发于阳则太阳也,发于阴则少阴也,此二经为表里,其受病最为多。阳明、太阴受病颇稀。至于少阳、厥阴,肝胆之经,又加少焉。凡病一日至十二三日,太阳证不罢者,但治太阳。有初得病便见少阴证者,直攻少阴,亦不必先自巨阳,次传而至。

盖寒气入太阳,即发热而恶寒;入阴经,只恶寒而不发热也。三阴中寒,微则理中汤,稍厥或中寒下利,即干姜甘草汤。

手足指头微冷寒谓之清,此未消吃四逆,盖疾轻故也,只可服理中干姜之类。大段重者用四逆汤,无脉者用通脉四逆汤也。

何谓厥阴?厥阴肝之经,主消渴,气上冲,心中疼热,饥不欲食,食则吐蛔,下之则利不止也。若阴气独盛,阳气暴绝,则为阴毒,其证四肢逆冷,脐腹筑痛,身如被杖,脉沉疾,或吐利,当急救,可灸脐下,服以辛热之药,令阳气复而大汗解矣!古人云:辛甘发散为阳,谓桂枝、甘草、干姜、附子之类,能复其阳气也。微则用辛甘,甚则用辛苦热。阴极发躁,阴证似阳也,学者当以脉别之。

(二) 论手足自汗

手少阳之脉,三焦之经,起于小指、次指之端,上出两指之间,循手表腕,出臂外两骨之间,上贯肘云云。手背偏多者,三焦之气脱也。《经》云:手足漐然汗出,大便鞕而谵语,下之则愈。以其热聚胃,津液旁达,故手足紧紧汗出也。成无己云:寒聚于胃,有手足汗出者乎?《经》云:阳明中寒者不能食,小便不利,手足漐然汗出,欲作固瘕,即是中寒也。

海藏云:故内感阴证,有手足逆冷而自汗者,手足自温而自汗者,厥阴、太阴之异也。

上此一条,虽是三焦四逆温和,关他二经,不可不知。

第四节　明清医论(方)

一、《景岳全书》方

(一) 左归丸

【原文】左归丸治真阴肾水不足,不能滋养营卫,渐至衰弱,或虚热往来,自汗盗汗,或神不守舍,血不归原,或虚损伤阴,或遗淋不禁,或气虚昏运,或眼花耳聋,或口燥舌干,或腰酸腿软,凡精髓内亏,津液枯涸等证,俱速宜壮水之主,以培左肾之元阴,而精血自充矣,宜此方主之。

大怀熟八两,山药四两(炒),枸杞四两,山茱萸肉四两,川牛膝三两(酒洗,蒸熟,精滑者不用),菟丝子四两(制),鹿胶四两(敲碎,炒珠),龟胶四两(切碎,炒珠,无火者,不必用)。

上先将熟地蒸烂,杵膏,加炼蜜丸,桐子大。每食前用滚汤或淡盐汤送下百余丸。

如真阴失守,虚火炎上者,宜用纯阴至静之剂,于本方去枸杞、鹿胶,加女贞子三两,麦冬三两;如火烁肺金,干枯多嗽者,加百合三两;如夜热骨蒸,加地骨皮三两;如小水不利不清,加茯苓三两;如大便燥结,去菟丝,加肉从蓉三两;如气虚者,加人参三四两;如血虚微滞,加当归四两;如腰膝酸痛,加杜仲三两,盐水炒用;如脏平无火而肾气不充者,加破故纸三两,去芯莲肉、胡桃肉各四两,龟胶不必用。上凡五液皆主于肾,故凡属阴分之药,无不皆能走肾,有谓必须导引者,皆见之不明耳。

【注释】此方出自《景岳全书·卷五十一德集·新八阵方·补阵》,有补真阴、滋营血之功。主治真阴不足之证。

【导读】临证使用左归丸时,当以头晕耳鸣、腰膝疲软、盗汗不止、潮热汗出、口燥咽干、手足心热、舌红苔薄少或无、脉细或数等为辨证要点。一般常用剂量为:熟地48 g,山药24 g,山茱萸24 g,枸杞24 g,川牛膝18 g,菟丝子24 g,鹿角胶6~24 g(打粉烊化),龟甲胶6~24 g(打粉烊化),水煎服,或作蜜丸,每服6~12 g。

(二)右归丸

【原文】右归丸治元阳不足,或先天禀衰,或劳伤过度,以致命门火衰,不能生土,而为脾胃虚寒,饮食少进,或呕恶膨胀,或翻胃噎膈,或怯寒畏冷,或脐腹多痛,或大便不实,泻痢频作,或小水自遗,虚淋寒疝,或寒侵溪谷而肢节痹痛,或寒在下焦而水邪浮肿。总之,真阳不足者,必神疲气怯,或心跳不宁,或四体不收,或眼见邪祟,或阳衰无子等证,俱速宜益火之原,以培右肾之元阳,而神气自强矣,此方主之。

大怀熟八两,山药四两(炒),山茱萸三两(微炒),枸杞四两(微炒),鹿角胶四两(炒珠),菟丝子四两(制),杜仲四两(姜汤炒),当归三两(便溏勿用),肉桂二两(渐可加至四两),制附子二两(渐可加至五六两)。

上丸法如前,或丸如弹子大。每嚼服二三丸。以滚白汤送下,其效尤速。

如阳衰气虚,必加人参以为之主,或二三两,或五六两,随人虚实,以为增减。盖人参之功,随阳药则入阳分,随阴药则入阴分,欲补命门之阳,非加人参不能捷效。如阳虚精滑,或带浊便溏,加补骨脂酒炒三两;如飧泄肾泄不止,加北五味子三两,肉豆蔻三两,面炒去油用;如饮食减少,或不易化,或呕恶吞酸,皆脾胃虚寒之证,加干姜三四两,炒黄用;如腹痛不止,加吴茱萸二两,汤泡半日,炒用;如腰膝酸痛,加胡桃肉连皮四两;如阴虚阳痿,加巴戟肉四两,肉苁蓉三两,或加黄狗外肾一二付,以酒煮烂捣入之。

【注释】右归丸出自《景岳全书·卷五十一德集·新八阵方·补阵》,有温补命门,培补真阳之功,主治命门火衰、真阳不足证。

【导读】临证以神疲乏力、畏寒肢冷、腰膝疲软、阳痿遗精、腹冷不孕、脉沉迟为证治要点。一般常用剂量为:肉桂12 g,熟附片12～30 g,熟地黄48 g,山茱萸24 g,山药24 g,当归18 g,生杜仲24 g,菟丝子24 g,枸杞子24 g,鹿角胶6～24 g(打粉烊化),水煎服,或作蜜丸,每剂6～12 g。

(三)金水六君煎

【原文】金水六君煎治肺肾虚寒,水泛为痰,或年迈阴虚,血气不足,外受风寒,咳嗽呕恶,多痰喘急等证,神效。

当归二钱,熟地三五钱,陈皮一钱半,半夏二钱,茯苓二钱,炙甘草一钱。

水二盅,生姜三五七片,煎七八分,食远温服。如大便不实而多湿者,去当归,加山药;如痰盛气滞,胸胁不快者,加白芥子七八分;如阴寒盛而嗽不愈者,加细辛五七分;如兼表邪寒热者,加柴胡一二钱。

【注释】此方出自《景岳全书·卷五十一德集·新八阵方·和阵》,是由贞元饮加味而成。贞元饮是《景岳全书》中用于治疗虚喘的重要方剂,金水六君煎由贞元饮加陈皮、茯苓、半夏而成,可温肺补肾、纳气平喘、化痰止咳。

【导读】金水六君煎可治疗虚喘、慢支炎、肺气肿、肺心病、慢性咽炎等,当以口中痰咸、痰多、便秘、咳嗽、脉沉弦等为辨证要点。一般常用剂量为:熟地 36 g,当归 12 g,陈皮 12 g,姜半夏 15 g,茯苓 12 g,甘草 6 g,生姜 12 g,水煎服。

二、《读医随笔》论

(一)富贵贫贱攻补异宜其说有辨

前人皆谓富贵之病利用补,贫贱之人利用攻。初未临诊之时,亦深以此语为然,乃至今而觉其非也。富贵之人,安居厚奉,脏腑经络,莫不痰涎胶固,气机凝滞,不能流通,故邪气据之而不得去者,非正气之不足,乃正气之不运也。治之宜重用攻散,且气血充裕,能任攻散者,正此辈也;若重之以补,是益之滞矣。贫贱之人,藜藿不充,败絮不暖,四时力作,汗液常泄,荣虚卫散,经脉枯槁,及至有病,初起隐忍,劳役不辍,势至重困,乃始求医,故其邪气之不去者,非正气之不运,实正气之不足也。治之须助正气,正气一充,其气机之流利,自能鼓舞驱邪,非似富贵安逸者之气滞,必待重施攻散也。吾每诊贫贱力食之人,病脉或粗大挺硬,或短弱细微,起伏总是无力,应指总是少神,求似富贵之脉之洪滑搏结者,殊不多觏也。盖富病属气血之郁滞,贫病属气血之匮乏。若谓筋骨柔脆与坚强之不同也,此在无病时则然耳!每治贫病,佐以参、术、归、地,其效甚捷。此无他故也,地瘠者易为溉,气滑者易为滋也。《内经》曰:形苦志乐,病生于筋,治之以熨引。是温助其气而运之,形已苦者,不得复开泄也。形乐志乐,病生于肉,治之以针石;形乐志苦,病生于脉,治之以灸刺。是形乐者,皆有血实决之之义也。若攻苦之士,家徒四壁,谋道谋食,百计经营,此又不得与膏粱酏豢者同论矣。故形苦志苦,病生于困竭,治之以甘药,谓表里荣卫俱不足也。形苦宜补,形乐宜泻,不校然可睹耶!

(二)平肝者舒肝也非伐肝也

肝之性,喜升而恶降,喜散而恶敛。经曰:肝苦急,急食辛以散之,以辛补之,以酸泄之。肝为将军之官,而胆附之,凡十一脏取决于胆也。东垣曰:胆木春升,余气从之,故凡脏腑十二经之气化,皆必借肝胆之气化以鼓舞之,始能调畅而不病。凡病之气结血凝、痰饮胕肿、臌胀痉厥、癫狂积聚、痞满眩晕、呕吐哕呃、咳嗽哮喘、血痹虚损，皆肝气之不能舒畅所致也。或肝虚而力不能舒，或肝郁而力不得舒，日久遂气停血滞，水邪泛滥，火势内灼而外暴矣。其故由于劳倦太过，致伤中气，以及忧思不节，致伤神化也；内伤饮食，外感寒湿，脾肺受困，肝必因之。故凡治暴疾、痼疾，皆必以和肝之法参之。和肝者，伸其郁、开其结也；或行气、或化血、或疏痰，兼升兼降，肝和而三焦之气化理矣，百病有不就理者乎？后世专讲平肝，不拘何病，率入苦凉清降，是伐肝也。殊不知肝气愈郁愈逆，疏泄之性横逆于中，其实者暴而上冲，其虚者折而下陷，皆有横悍逼迫之势而不可御也，必顺其性而舒之，自然相化于无有。如东垣重讲脾胃，必远肝木，所指药品，乃防风、羌活、川芎、白芷诸辛散之品也，即陈皮、厚朴，且屡伸泄气之戒矣。其义不大可思乎？丹溪号善用苦寒，而意重开郁，常用之药，不外香附、川芎、白芷、半夏也。其义不更可思乎？故知古人平肝之法，乃芳香鼓舞，舒以平之，非白芍、枳壳寒降以伐之也。然则肝盛者当何如？曰：肝盛固当泄也，岂百病皆可泄肝乎？医者善于调肝，乃善治百病。《内经》曰：升降出入。又曰：疏其气而使之调。故东垣之讲胃气，河间之讲玄府，丹溪之讲开郁，天士之讲通络，未有逾于舒肝之义者也。所谓肝盛者，风火自盛，升散之力太过也。后人每以郁而上冲头痛、头胀者，为肝阳太旺，更有以遗精、白浊、烦躁、不眠诸下陷之证，指为肝阳太旺者，不亦戾乎！

（三）敛散升降四治说略

凡风、寒、湿、热，散漫于周身之腠理者，无聚歼之术也，则因其散而发之；痰、血、水、食，结积于胃与二肠、膀胱之内者，已属有形，势难消散，则因其聚而泄之、渗之；邪在上脘，愠愠欲吐，是欲升不遂也，则因而吐之；邪在大肠，里急后重，是欲下不畅也，则因而利之。此顺乎病之势而利导之之治也。湿热无形，散处于肠胃膜络之中，既不外越，又不内结，则以酸敛入泄剂，撮其邪而竭之；瘀血有形，结聚于肠胃膜络之中，其质凝滞，不能撮而去也，则以辛温入攻血剂，温其血而化之。肾气不纳，根本浮动，喘、呕、晕、眩，酸咸重镇，高者抑之。中气虚陷，泄利无度，呼吸不及，固涩升补，下者举之。此矫乎病之势而挽回之之治也。凡病误降者，欲救之，不可急升也；误升者，欲救之，不可急降也；误寒者，欲救之，不可急以大热也；误热者，欲救之，不可急以大寒也。寒、热犹或可急也，升、降断不可急也。尝见先以承气误下，中气下陷，急以参、升之，虚气上越，喘逼不能食而死矣。此当健中涩下，不可升提其上也。

三、《医宗必读》论

（一）肾为先天本脾为后天本论

《经》曰：治病必求于本。本之为言，根也，源也。世未有无源之流，无根之木。澄其源而流自清，灌其根而枝乃茂，自然之经也。故善为医者，必责根本。而本有先天、后天之辨。先天之本在肾，肾应北方之水，水为天一之源。后天之本在脾，脾为中宫之土，土为万物之母。

肾何以为先天之本？盖婴儿未成，先结胞胎，其象中空，一茎透起，形如莲蕊。一茎即脐带，莲蕊即两肾也，而命寓焉。水生木而后肝成，木生火而后心成，火生土而后脾成，土生金而后肺成。五脏既成，六腑随之，四肢乃具，百骸乃全。《仙经》曰：借问如何是玄牝？婴儿初生先两肾。未有此身，先有两肾，故肾为脏腑之本，十二经脉之根，呼吸之门，三焦之源，而人资之以为始者也。故曰先天之本在肾。脾何以为后天之本？盖婴儿既生，一日不再食则饥，七日不食，则肠胃涸绝而死。《经》云：安谷则昌，绝谷则亡。犹兵家之饷道也。饷道一绝，万众立散；胃气一败，百药难施。一有此身，必资谷气。谷入于胃，洒陈于六腑而气至，和调于五脏而血生，而人资之以为生者也。故曰后天之本在脾。

上古圣人见肾为先天之本，故著之脉曰：人之有尺，犹树之有根。枝叶虽枯槁，根本将自生。见脾胃为后天之本，故著之脉曰：有胃气则生，无胃气则死。所以伤寒必诊太溪，以察肾气之盛衰；必诊冲阳，以察胃气之有无。两脉既在，他脉立可弗问也。治先天根本，则有水火之分。水不足者，用六味丸壮水之主，以制阳光；火不足者，用八味丸益火之源，以消阴翳。治后天根本，则有饮食、劳倦之分。饮食伤者，枳术丸主之；劳倦伤者，补中益气主之。每见立斋治症，多用前方，不知者妄议其偏，惟明于求本之说，而后可以窥立斋之微耳。王应震曰：见痰休治痰，见血休治血，无汗不发汗，有热莫攻热，喘生毋耗气，精遗勿涩泄，明得个中趣，方是医中杰。此真知本之言矣。

（二）辨治大法论

病不辨则无以治，治不辨则无以痊。辨之之法，阴阳、寒热、脏腑、气血、表里、标本先后、虚实缓急，七者而已。

阴阳者，病在于阴，毋犯其阳；病在于阳，毋犯其阴。谓阴血为病，不犯阳气之药，阳旺则阴转亏也；阳气为病，不犯阴血之药，阴盛则阳转败也。

寒热者，热病当察其源，实则泻以苦寒、咸寒；虚则治以甘寒、酸寒；大虚则用甘温,盖甘温能除大热也。寒病当察其源,外寒则辛热、辛温以散之;中寒则甘温以益之;大寒则辛热以佐之也。

脏腑者,《经》曰:五脏者,藏精而不泻者也。故有补无泻者,其常也。受邪则泻其邪,非泻脏也。六腑者,传导化物糟粕者也,邪客者可攻,中病即已,毋过用也。

气血者,气实则宜降、宜清;气虚则宜温、宜补。血虚则热,补心、肝、脾、肾,兼以清凉;血实则瘀,轻者消之,重者行之。更有因气病而及血者,先治其气;因血病而及气者,先治其血。

表里者,病在于表,毋攻其里,恐表邪乘虚陷入于里也;病在于里,毋虚其表,恐汗多亡阳也。

标本先后者,受病为本,见证为标;五虚为本,五邪为标。如腹胀因于湿者,其来必速,当利水除湿,则胀自止。是标急于本,先治其标;若因脾虚渐成胀满,夜剧昼静,当补脾阴,夜静昼剧,当补胃阳,是本急于标,先治其本。

虚实者,虚证如家贫室内空虚,铢铢累积,非旦夕间事,故无速法;实证如寇盗在家,开门急逐,贼去即安,故无缓法。

以上诸法,举一为例,余可类推,皆道其常也。或症有变端,法无一致,是在圆机者神而明之。书家有言曰:学书先定规矩,然后纵横跌宕,惟变所适。此亦医家之规矩也,若不能纵横跌宕,是守株待兔耳,司命云乎哉?

四、《内经博议》论

(一)心肾论

《经》曰:"心者,生之本,神之变也。肾者,主蛰封藏之本,精之处也。"夫神精之用,为人身之大主,精以养神,神藏于精,而以气行乎其间,惟其有以居之,有以藏之,而人道以立,此心肾所以为人之大主也。《阴阳离合论》曰:"圣人南面而立,前曰广明,后曰太冲。"广明者,心也,居心必于开广之地,清明之座,所以建极前之者,神君坐照向明接物也,此体最尊矣。然其用为火,火之体亢而不下,若以昭明为事,而无真精真气以养之济之,则必有自焚之患,此太冲之由,未有不能不为之后焉者也。

太冲者,生气之所由起,以升之而不息者也。太冲之地,即为少阴,少阴肾之宅也。肾为先天归根藏精之府,天根之处,生气之原,其精内蕴,则其气上腾,故圣人首揭之,以此为养心存神之物,而特云后者,唯此可奉于前也。然则以精养神,其道自主于肾,而凡储精之处,以为养神者,其道无所不备,此不特太冲之下,脏为精海以汇之,而又于六阳华盖之上,以太冲之精,上结为泥丸髓海,是为玄珠以覆之。又于任处地道之通天,复有关元黄庭,孕结金水之气以蕴之,此正所谓君火之下,阴精承之者也。故人之心为神之主,前后上下,既能积精以养神,而归于太冲所起之肾,故肾为蛰藏之本,惟甚啬嗇,此何以言之?

盖人之阴精,藏气于肾,而其精泉难充,最后成。女子必二七,男子必二八,而后天癸至,天癸者,非精非血,天一之真气也,须其至也必久养之,而精血始充盈,男子始能泻,女子月事始时下,若犹未至,则精血尚未完盈,必须二八二七也。且其盈数,女子不过七七,男子不过八八。故精难成而易亏,此肾所为蛰藏之官而啬嗇也。

若使肾家无主,不蛰不藏,命门水火两亡,则精衰而神耗,精已而神去矣,养生家所必眷眷于嗇精全神也。然肾之所主,受五脏六腑之精而藏之,必五脏盛乃能泻,是肾主人身一盘五行之全局,而合之以为精者也,故五脏若有一衰,则肾精即已不茂。盖肾精所以养神而藏气,实以化精,故曰精食气,气归精也。

(二) 太冲三焦论

太冲三焦,《内经》之论备矣,后世知冲、督、任分三脉,而不知后曰太冲之义,知中焦起营卫,而不知其为匡廓于阳明,必欲求其为腑之形,以为三焦无状,空有名,是以其说纷纷,皆拘文牵义之徒也。

《经》曰:"冲脉者,五脏六腑之海也,五脏六腑皆禀焉。"夫为五脏六腑之海,而脏腑皆禀焉者,岂为一线之冲,而与督任无关哉?至论三焦,则《经》曰:"上焦出于胃口,并咽以上,贯膈而布胸中,中焦亦并胃中,出上焦之后,下焦别回肠注于膀胱",而于阳明胃之经络,则曰"循喉咙入缺盆,下膈属胃,其直者,从缺盆下乳内廉。其支者,起胃口下循腹里,下至气街",此与三焦同行在前,故知三焦者,特胃部上下之匡廓。三焦之地,皆阳明胃之地,三焦之所主,即阳明胃之所施,其气为腐熟水谷之用,与胃居太阴脾之前,实相火所居所游之地也,故焦者以熟物为义。上焦如雾者,状阳明化物之升气也,中焦如沤者,状化时沃溢之象也,下焦如渎者,状济泌分别流水之象也。是以名为三焦者,特为两阳合明之胃,与相火之所职言之耳。其为后天谷神,出化之本,以出营卫,以奉生身,使肾之气上升于肺,下输膀胱,后天之能事毕矣。

然人受生以来,其真元一由先天而起,则少阴为之根柢,厥阴为之冲发,其气皆挟津液以上,历五脏而上之,其气在中后之间,渗灌脊肠,名为太冲,实居阳明三焦之后,故云后为太冲。太冲之太者,其盛为十二经之海,五脏六腑亦皆禀之,与阳明胃,并是脏腑之根柢也。《内经》又谓为血海,与少阴之大络,起于肾下,出于气街,又与阳明会于宗筋,于是其后输出大杼,其前会气街,大杼在督,气街在任,是冲脉之盛,灌三阳,渗三阴,包阳明三焦,凡督任阴阳之会脉,皆冲为之也,唯冲为之,故太冲之精气,常得与三焦营卫之行,合行隧道,而绕周身,亦充皮毛,而灌脏腑。人知营卫之出于三焦,而不知先天脉气有与之偕行者,日夜亦五十周,盖先后之天齐至也。人疑卫为水谷之悍气,决出上焦,而经独云卫出下焦,遂疑为误文,不知前所言,特言饮食之能出卫,而不知卫为真阳,能卫外为固,非可以一时之饮食当之,必先天根柢之盛气,与此为合而当也,卫之出下焦何疑,盖知冲之为义,亦知卫之为出矣。

五、《温病条辨》方

通补奇经丸

【原文】愚制二十一味专翕膏,原为产后亡血过多,虚不肯复,痉厥心悸等证而设,后加鹿茸、桑寄生、天冬三味,保三月殒胎三四次者,获效多矣,故敢以告来者。通补奇经丸方(甘咸微辛法)

鹿茸八两(力不能者以嫩毛角代之),紫石英二两(生研极细),龟板四两(炙),枸杞子(四两),当归四两(炒黑),肉苁蓉六两,小茴香四两(炒黑),鹿角胶六两,沙苑蒺藜二两,补骨脂四两,人参(力绵者以九制洋参代之,人参用二两,洋参用四两),杜仲二两。上为极细末,炼蜜为丸,小梧子大,每服二钱渐加至三钱。

大便溏者加莲子、芡实、牡蛎各四两,以蒺藜、洋参熬膏法丸。淋带者加桑螵蛸、菟丝子各四两。癥瘕久聚少腹痛者,去补骨、蒺藜、杜仲,加肉桂、丁香各二两。

【注释】通补奇经丸是吴鞠通对叶天士的临床经验进行深入的整理和挖掘,并通过自己的临床实践,所创立了针对妇人殒胎的保胎之方。有通补奇经、补益心肾之力。

【导读】临证使用通补奇经丸时,当以月经推迟、经行量少、腹痛恶寒、怀胎不固、尿频心悸等为辨证要点。一般常用剂量为:肉苁蓉18 g,生杜仲6 g,鹿角片24 g,鹿角胶6~18 g(打粉烊化),枸杞子12 g,沙苑子6 g,小茴香12 g,紫石英6 g,当归12 g,人参片6 g,炙龟甲12 g,盐补骨脂12 g,水煎服,或作蜜丸,每服3~6 g。

第五章
经方理法本草集要

习经方者,在用药处方之时,当知本草之主疗病证、寒热温凉,以便临疾增损。故先以《经史证类备急本草》为基础,集《神农本草经》(以下简称《本经》)上、中、下三品之常用药物;再结合相关文献,如《名医别录》(以下简称《别录》)、《药性论》等,及笔者治疗常见病证的常用药组进行分析,希望对临床辨治病证有所裨益。

第一节　上　　品

一、矾石

《本经》:味酸,寒。主寒热,泄痢,白沃,阴蚀,恶疮,目痛,坚骨齿。炼饵服之,轻身、不老、增年。

《别录》:无毒。除固热在骨髓,去鼻中息肉。岐伯云:久服伤人骨。能使铁为铜。生河西山谷及陇西武都、石门。采无时。甘草为之使,恶牡蛎。

《药性论》:矾石,使。畏麻黄,有小毒。能治鼠漏、瘰疬,疗鼻衄,治齆鼻,生含咽津,治急喉痹。

二、芒硝

《别录》:味辛、苦,大寒。主五脏积聚,久热,胃闭,除邪气,破留血,腹中痰实结搏,通经脉,利大小便及月水,破五淋,推陈致新。生于朴硝,石韦为之使。

《药性论》:芒硝,使。味咸,有小毒。能通女子月闭,癥瘕,下瘰疬,黄疸病。

主堕胎,患漆疮,汁敷之。主时疾壅热,能散恶血。

三、朴消

《本经》:味苦、寒。主百病,除寒热邪气,逐六腑积聚,结固留癖,能化七十二种石。炼饵服之,轻身、神仙。

《别录》辛,大寒,无毒。(除)胃中食饮热结,破留血、闭绝,停痰痞满,推陈致新。炼之白如银,能寒能热,能滑能涩,能辛能苦,能咸能酸,入地千岁不变。色青白者佳,黄采无时。生益州山谷及咸水之阳。畏麦句姜。

《药性论》:朴消,君,味苦、咸,有小毒。能治腹胀,大小便不通,女子月候不通。

四、滑石

《本经》:味甘、寒。主身热、泄澼,女子乳难,癃闭,利小便,荡胃中积聚寒热,益精气,久服轻身,耐饥,长年。

《别录》:大寒,无毒。通九窍六腑津液,去留结,止渴,令人利中。生赭阳山谷及太山之阴,或掖北白山,或卷山。采无时。石韦为之使,恶曾青。

《药性论》:滑石,臣。能疗五淋,主难产。服其末,又末与丹参、蜜、猪脂为膏,入其月即空心酒下弹丸大。临产倍服,令滑胎易生。除烦热心躁,偏主石淋。

五、禹余粮

《本经》:味甘、寒。主咳逆,寒热,烦满,下赤白,血闭,癥瘕,大热,炼饵服之,不饥、轻身、延年。

《别录》:平,无毒。疗小腹痛结烦疼。生东海池泽及山岛中,或池泽中。

《药性论》:禹余粮,君,味咸。主治崩中。

六、白石英

《本经》:味甘、微温。主消渴,阴痿不足,咳逆,胸膈间久寒,益气,除风湿痹。久服轻身长年。

《别录》:辛,无毒。疗肺痿,下气,利小便,补五脏,通日月光。耐寒热,生华阴山谷及太山。大如指,长二三寸,六面如削,白澈有光。其黄端白棱名黄石英,赤端名赤石英,青端名青石英,黑端名黑石英。二月采,亦无时。恶马目毒公。

《药性论》:白石英,君。能治肺痈,吐脓,治嗽逆上气,疸黄。

七、紫石英

《本经》：味甘,温。主心腹咳逆邪气,补不足,女子风寒在子宫,绝孕十年无子,久服温中,轻身延年。

《别录》：辛,无毒。疗上气心腹痛,寒热邪气结气,补心气不足,定惊悸,安魂魄,填下焦,止消渴,除胃中久寒,散痈肿,令人悦泽。生太山山谷。采无时。长石为之使,得茯苓、人参、芍药共疗心中结气;得天雄、菖蒲,共疗霍乱,畏扁青、附子,不欲甲、黄连、麦句姜。

《药性论》：紫石英,君。女人服之有子,主养肺气,治惊痫,蚀脓,虚而惊悸不安,加而用之。

八、赤石脂

《本经》：味甘,平。主黄疸,泄痢,肠澼,脓血,阴蚀,下血,赤白,邪气,痈肿,疽痔,恶疮,头疡,疥瘙。久服补髓,益气,肥健,不饥,轻身,延年。五石脂各随五色补五脏。生南山之阳山谷中。

《别录》：味甘、酸、辛,大温,无毒。主养心气,明目益精,疗腹痛,泄澼,下痢赤白,小便利,及痈疽疮痔,女子崩中漏下,产难胞衣不出。久服补髓,好颜色,益智,不饥,轻身延年。生济南、射阳及太山之阴。采无时。恶大黄,畏芫花。

《药性论》：赤石脂,君,恶松脂,补五脏虚乏。

九、石钟乳

《本经》：味甘,温。主咳逆上气,明目,益精,安五脏,通百节,利九窍,下乳汁。

《别录》：无毒,益气,补虚损,疗脚弱疼冷,下焦伤竭,强阴。久服延年益寿,好颜色,不老,令人有子。不炼服之,令人淋。生少室山谷及太山。采无时。蛇床为之子使,恶牡丹、玄石、牡蒙,畏紫草、蘘草。

《药性论》：主泄精,寒嗽,壮元气,建益阳事,能通声。

十、天门冬

《本经》：味苦,平。主诸暴风湿偏痹,强骨髓,杀三虫,去伏尸。久服轻身,益气延年,不饥。

《别录》：甘、大寒,无毒。保定肺气,去寒热,养肌肤,益气力,利小便,冷而能补。生奉高山谷。二月、三月、七月、八月采根,暴干。垣衣、地黄为之使,畏曾青。

《药性论》:天门冬,君。主肺气咳逆,喘息促急,除热,通肾气。疗肺痿,生痈吐脓,治湿疥,止消渴,去热中风,宜久服。煮食之,令人肌体滑泽,除身中一切恶气,不洁之疾,令人白净。蜀人使浣衣如玉,和地黄为使,服之耐老,头不白,能冷补,患人体虚而热,加而用之。

十一、黄精

《别录》:味甘,平,无毒。补中益气,除风湿,安五脏。久服轻身延年,不饥。生山谷。二月采根,阴干。

《药性论》:黄精,君。

《日华子》:补五劳七伤,助筋骨,止饥,耐寒暑,益脾胃,润心肺。单服九蒸九曝,食之驻颜,入药生用。

十二、菖蒲

《本经》:味辛,温。主风寒湿痹,咳逆上气,开心孔,补五脏,通九窍,明耳目,出音声。久服轻身,聪耳目,不忘,不迷惑,延年。

《别录》:无毒。主耳聋,痈疮,温肠胃,止小便利,四肢湿痹,不得屈伸,小儿温疟,身积热不解,可作浴汤。益心智,高志不老。生上洛池泽及蜀郡严道。一寸九节者良,露根不可用。五月、十二月采根,阴干。秦皮、秦艽为之使,恶地胆、麻黄。

《药性论》:菖蒲,君,味苦、辛,无毒。治风湿瘖痹,耳鸣,头风,泪下,鬼气,杀诸虫,治恶疮疥瘙。石涧所生坚小,一寸九节者上,此菖蒲亦名昌阳。

十三、菊花

《本经》:味苦,平。主风头眩、肿痛,目欲脱,泪出,皮肤死肌,恶风,湿痹。久服利血气,轻身,耐老,延年。

《别录》:甘,无毒。疗腰痛去来陶陶,除胸中烦热,安肠胃,利五脉,调四肢。生雍州川泽及田野。正月采根,三月采叶,五月采茎,九月采花,十一月采实,皆阴干。术、枸杞根、桑根白皮为之使。

《药性论》:甘菊花,使。能治热头风旋倒地,脑骨疼痛,身上诸风令消散。

十四、人参

《本经》:味甘,微寒。主补五脏,安精神,定魂魄,止惊悸,除邪气,明目,开心,益智,久服轻身延年。

《别录》:微温,无毒。疗肠胃中冷,心腹鼓痛,胸胁逆满,霍乱吐逆,调中,止消渴,通血脉,破坚积,令人不忘。如人形者有神。生上党山谷及辽东。二月、四月、八月上旬采根,竹刀刮,曝干,无令见风。茯苓为之使,恶溲疏,反藜芦。

《药性论》:人参,恶卤咸。生上党郡,人形者上,次出海东新罗国,又出渤海。主五脏气不足,五劳七伤虚损瘦弱,吐逆不下食,止霍乱烦闷、呕哕,补五脏六腑,保中守神。

十五、甘草

《本经》:味甘,平。主五脏六腑寒热邪气,坚筋骨,长肌肉,倍力,金疮𩩘解毒,久服轻身延年。

《别录》:无毒。温中下气,烦闷短气,伤脏咳嗽,止渴,通经脉,利血气,解百药毒。为九土之精,安和七十二种石,一千二百种草。生河西川谷积沙山及上郡。二月、八月除日采根,曝干十日成。术、干漆、苦参为之使,恶远志,反大戟、芫花、甘遂、海藻四物。

《药性论》:甘草,君,忌猪肉,诸药众中为君。治七十二种乳石毒,解一千二百般草木毒,调和使诸药有功,故号国老之名矣。主腹中冷痛,治惊痫,除腹胀满,补益五脏,制诸药毒,养肾气内伤,令人阴痿。主妇人血沥,腰痛,虚而多热,加而用之。

十六、干地黄

《本经》:味甘,寒。主折跌绝筋,伤中,逐血痹,填骨髓,长肌肉。作汤除寒热积聚,除痹。生者尤良。久服轻身不老。

《别录》:苦,无毒。主男子五劳七伤,女子伤中,胞漏,下血,破恶血,溺血,利大小肠,去胃中宿食,饱力断绝,补五脏内伤不足,通血脉,益气力,利耳目。生咸阳川泽黄土地者佳。二月、八月采根,阴干。得麦门冬、清酒良,恶贝母,畏芜荑。

《药性论》:干地黄,君。能补虚损,温中下气,通血脉。久服变白延年。治产后腹痛,主吐血不止。

十七、术

《本经》:味苦,温。主风寒湿痹,死肌痉疸,止汗除热,消食。作煎饵,久服轻身、延年、不饥。

《别录》：甘，无毒。主大风在身面，风眩头痛，目泪出，消痰水，逐皮间风水结肿，除心下急满及霍乱吐下不止，利腰脐间血，益津液，暖胃，消谷，嗜食。生郑山山谷、汉中、南郑。二月、三月、八月、九月采根，曝干。防风、地榆为之使。

《药性论》：白术，君，忌桃、李、雀肉、菘菜、青鱼。味甘、辛，无毒。能主大风瘴痹，多年气痢，心腹胀痛，破消宿食，开胃，去痰涎，除寒热，止下泄，主面光悦，驻颜去䵟，治水肿胀满，止呕逆，腹内冷痛，吐泻不住及胃气虚，冷痢。

十八、菟丝子

《本经》：味辛，平。主续绝伤，补不足，益气力，肥健。汁去面䵟。久服明目，轻身延年。

《别录》：甘，无毒。养肌，强阴，坚筋骨，主茎中寒，精自出，溺有余沥，口苦燥渴，寒血为积。生朝鲜川泽田野，蔓延草木之上，色黄而细为赤网，色浅而大为菟累，九月采实，曝干。得酒良，薯蓣、松脂为之使。恶藋菌。

《药性论》：菟丝子，君。能治男子、女人虚冷，添精益髓，去腰疼膝冷。久服延年，驻悦颜色。又主消渴，热中。

十九、牛膝

《本经》：味苦，平。主寒湿痿痹，四肢拘挛，膝痛不可屈伸，逐血气，伤热火烂，堕胎。久服轻身耐老。

《别录》：酸，无毒。疗伤中少气，男子阴消，老人失溺，补中续绝，填骨髓，除脑中痛及腰脊痛，妇人月水不通，血结，益精，利阴气，止发白。生河内川谷及临朐。二月、八月、十月采根，阴干。恶萤火、陆英、龟甲，畏白前。

《药性论》：牛膝，臣，忌牛肉。能治阴痿，补肾填精，逐恶血流结，助十二经脉。病患虚羸，加而用之。

二十、茺蔚子

《本经》：味辛，微温。主明目益精，除水气。久服轻身。茎，主瘾疹痒，可用浴汤。

《别录》：甘，微寒，无毒。疗血逆大热，头痛心烦。生海滨池泽。五月采。

二十一、女萎

《本经》：味甘，平。主中风暴热，不能动摇，趺筋结肉，诸不足久服去面黑黔,好颜色,润泽,轻身不老。

《别录》：无毒。心腹结气,虚热湿毒,腰痛,茎中寒及目痛眦烂泪出。生泰山山谷及丘陵。立春后采,阴干。畏卤咸。

《药性论》：萎蕤,君。主时疾寒热,内补不足,去虚劳客热,头痛不安,加而用之良。

二十二、柴胡

《本经》：味苦,平。主心腹,去肠胃中结气,饮食积聚,寒热邪气,推陈致新,久服轻身,明目,益精。

《别录》：微寒,无毒。除伤寒心下烦热,诸痰热结实,胸中邪逆,五脏间游气,大肠停积水胀及湿痹拘挛,亦可作浴汤。生洪农川谷及冤句。二月,八月采根,曝干。半夏为之使,恶皂荚,畏女菀、藜芦。

《药性论》：茈胡,能治热劳,骨节烦疼,热气,肩背疼痛,宣畅血气,劳乏羸瘦,主下气消食,主时疾内外热不解,单煮服之。

二十三、麦门冬

《本经》：味甘,平。主心腹结气,伤中伤饱,胃络脉绝,羸瘦短气。久服轻身,不老不饥。

《别录》：微寒,无毒。身重目黄,心下支满,虚劳客热,口干燥渴,止呕吐,愈痿蹶,强阴益精,消谷调中,保神,定肺气,安五脏,令人肥健,美颜色,有子。生函谷川谷及堤坂肥土石间久废处。二月、三月、八月、十月采,阴干。地黄、车前为之使,恶款冬、苦瓠,畏苦参、青蘘。

《药性论》：麦门冬,使,恶苦芺,畏木耳。能治热毒,止烦渴,主大水,面、目、肢节浮肿,下水,治肺痿吐脓,主泄精,疗心腹结气,身黑目黄,心下苦支满,虚劳客热。

二十四、独活

《本经》：味苦,平。主风寒所击,金疮止痛,贲豚,痫痓,女子疝瘕。久服轻身耐老。

《别录》：甘,微温,无毒。疗诸贼风,百节痛,风无久新者。生雍州川谷,或陇西南安。二月、八月采根,曝干。蠡实为之使。

《药性论》：独活,君,味苦、辛。能治中诸风湿冷,奔喘逆气,皮肌苦痒,手足挛痛,劳损,主风毒齿痛。又云羌活,君,味苦、辛,无毒。能治贼风,失音不语,多痒,血癞,手足不遂,口面㖞邪,遍身瘴痹。

二十五、升麻

《别录》:味甘、苦,平,微寒,无毒。主解百毒,杀百精老物殃鬼,辟温疫,瘴气,邪气,蛊毒。入口皆吐出,中恶腹痛,时气毒疠,头痛寒热,风肿诸毒,喉痛口疮。久服不夭,轻身长年。生益州山谷。二月、八月采根,曝干。

《药性论》:蜀升麻,主治小儿风,惊痫,时气热疾,能治口齿,风䘌肿疼,牙根浮烂恶臭,热毒脓血,除心肺风毒热,壅闭不通,口疮,烦闷。疗痈肿,豌豆疮,水煎绵沾拭疮上。主百邪鬼魅。

二十六、车前子

《本经》:味甘,寒。主气癃,止痛,利水道小便,除湿痹。久服轻身耐老。一名当道。

《别录》:咸,无毒。男子伤中,女子淋沥,不欲食,养肺,强阴益精。令人有子,明目疗赤痛。生真定平泽丘陵阪道中。五月五日采,阴干。

《药性论》:车前子,君,味甘,平。能去风毒,肝中风热,毒风冲眼,目赤痛,瘴翳,脑痛泪出,压丹石毒,去心胸烦热。

二十七、木香

《本经》:味辛。主邪气,辟毒疫温鬼,强志,主淋露,久服不梦寤魇寐。

《别录》:温,无毒。疗气劣,肌中偏寒,主气不足,消毒,杀鬼精物,温疟蛊毒,行药之精。轻身致神仙。生永昌山谷。

《药性论》:木香,君。治女人血气,刺心心痛不可忍,末,酒服之,治九种心痛,积年冷气,痃癖癥块胀痛,逐诸壅气上冲,烦闷,治霍乱吐泻,心腹疠刺。

二十八、薯蓣

《本经》:味甘,温。主伤中,补虚羸,除寒热邪气,补中,益气力,长肌肉,久服耳目聪明,轻身,不饥,延年。一名山芋。

《别录》:平,无毒。主头面游风,头风眼眩,下气,止腰痛,补虚劳羸瘦,充五脏,除烦热,强阴。生嵩高山谷。二月、八月采根,曝干。紫芝为之使,恶甘遂。

《药性论》:薯蓣,臣。能补五劳七伤,去冷风,止腰疼,镇心神,安魂魄,开达心孔,多记事,补心气不足,患人体虚羸,加而用之。

二十九、薏苡仁

《本经》:味甘,微寒。主筋急拘挛,不可屈伸,风湿痹,下气。久服轻身益气。其根,下三虫。一名解蠡。

《别录》:无毒。除筋骨邪气不仁,利肠胃,消水肿,令人能食。生真定平泽及田野。八月采实,采根无时。

《药性论》:能治热风,筋脉挛急,能令人食。主肺痿肺气,吐脓血,咳嗽涕唾,上气。

三十、泽泻

《本经》:味甘,寒。主风寒湿痹,乳难,消水,养五脏,益气力,肥健,久服耳目聪明,不饥,延年,轻身,面生光,能行水上。一名水泻,一名芒芋,一名鹄泻。

《别录》:咸,无毒。补虚损五劳,除五脏痞满,起阴气,止泄精、消渴、淋沥,逐膀胱三焦停水。扁鹊云:多服病患眼。生汝南池泽。五月、六月、八月采根,阴干。畏海蛤、文蛤。

《药性论》:泽泻,君,咸。能主肾虚精自出,治五淋,利膀胱热,宣通水道。

《日华子》:治五劳七伤,主头旋,耳虚鸣,筋骨挛缩,通小肠,止遗沥,尿血,催生,难产,补女人血海,令人有子。

三十一、远志

《本经》:味苦,温。主咳逆伤中,补不足,除邪气,利九窍,益智慧,耳目聪明,不忘,强志,倍力。久服轻身不老。叶名小草。一名棘菀,一名葽绕,一名细草。

《别录》:无毒。利丈夫,定心气,止惊悸,益精,去心下膈气,皮肤中热,面目黄。好颜色,延年。主益精,补阴气,止虚损,梦泄。生泰山及冤句川谷。四月采根、叶阴干。得茯苓、冬葵子、龙骨良,杀天雄、附子毒,畏真珠、藜芦、蜚蠊、齐蛤。

《药性论》:远志畏蛴螬。治心神健忘,安魂魄,令人不迷,坚壮阳道,主梦邪。

三十二、龙胆

《本经》:味苦,大寒,无毒。主骨间寒热,惊痫,邪气,续绝伤,定五脏,杀蛊毒。久服益智不忘,轻身耐老。一名陵游。

《别录》：寒，除胃中伏热，时气温热，热泄下痢，去肠中小虫，益肝胆气，止惊惕。生齐朐山谷及冤句。二月、八月、十一月、十二月采根，阴干。贯众为之使，恶防葵、地黄。

《药性论》：龙胆，君。能主小儿惊痫，入心，壮热，骨热，痈肿，治时疾，热黄，口疮。

三十三、细辛

《本经》：味辛，温。主咳逆，头痛脑动，百节拘挛，风湿痹痛，死肌，久服明目，利九窍，轻身长年。一名小辛。

《别录》：无毒。温中下气，破痰，利水道，开胸中，除喉痹，齆鼻，风痫，癫疾，下乳结，汁不出，血不行，安五脏，益肝胆，通精气。生华阴山谷。二月、八月采根，阴干。曾青、枣根为之使，得当归、芍药、白芷、芎劳、牡丹、藁本、甘草共疗妇人，得决明、鲤鱼胆、青羊肝共疗目痛。恶野狼毒、山茱萸、黄芪，畏硝石、滑石，反藜芦。

《药性论》：细辛，臣，忌生菜，味苦、辛。治咳逆上气，恶风风头，手足拘急，安五脏六腑，添胆气，去皮风湿痒，能止眼风泪下，明目，开胸中滞，除齿痛，主血闭，妇人血沥腰痛。

三十四、石斛

《本经》：味甘，平。主伤中，除痹，下气，补五脏，虚劳羸瘦，强阴。久服厚肠胃，轻身延年。一名林兰。

《别录》：无毒。益精，补内绝不足，平胃气，长肌肉，逐皮肤邪热痱气，脚膝疼冷痹弱。定志除惊。生六安山谷水旁石上。七月、八月采茎，阴干。陆英为之使，恶凝水石、巴豆，畏僵蚕、雷丸。

《药性论》：石斛，君。益气除热，主治男子腰肢软弱，健阳，逐皮肌风痹，骨中久冷虚损，补肾，积精，腰痛，养肾气，益力。

三十五、巴戟天

《本经》：味辛，微温。主大风邪气，阴痿不起，强筋骨，安五脏，补中，增志，益气。

《别录》：甘，无毒。疗头面游风，小腹及阴中相引痛，下气，补五劳，益精，利男子。生巴郡及下邳山谷。二月、八月采根，阴干。覆盆子为之使，恶朝生、雷丸、丹参。

《药性论》：巴戟天，使。能治男子夜梦，鬼交泄精，强阴，除头面中风，主下气,大风血癞。病患虚损,加而用之。

三十六、紫芝

《本经》：味甘,温。主耳聋,利关节,保神,益精气,坚筋骨,好颜色,久服轻身不老,延年。一名木芝。

《别录》：生高夏山谷。六芝皆无毒,六月、八月采。薯蓣为之使,得发良,得麻子仁、白瓜子、牡桂共益人,恶常山,畏扁青、茵陈蒿。

《药性论》：紫芝,使,畏发。味甘,平,无毒。主能保神益寿。

三十七、卷柏

《本经》：味辛、温。主五脏邪气,女子阴中寒热痛,癥瘕,血闭,绝子,久服轻身和颜色。一名万岁。

《别录》：甘,平,微寒,无毒。止咳逆,治脱肛,散淋结,头中风眩,痿蹶,强阴益精。令人好容体。生常山山谷石间。五月、七月采,阴干。

《药性论》：卷柏,君。能治月经不通,尸疰鬼疰,腹痛,去百邪鬼魅。

三十八、芎䓖

《本经》：味辛,温。主中风入脑,头痛,寒痹,筋挛缓急,金疮,妇人血闭,无子。

《别录》：无毒。除脑中冷动,面上游风去来,目泪出,多涕唾,忽忽如醉,诸寒冷气,心腹坚痛,中恶,卒急肿痛,胁风痛,温中内寒。生武功川谷、斜谷西岭。三月、四月采根,曝干。得细辛疗金疮止痛,得牡蛎疗头风吐逆。白芷为之使。

《药性论》：芎䓖,臣。能治腰脚软弱,半身不遂,主胞衣不出,治腹内冷痛。

三十九、黄连

《本经》：味苦,寒。主热气,目痛眦伤泣出,明目,肠澼腹痛,下痢,妇人阴中肿痛,久服令人不忘。一名王连。

《别录》：微寒,无毒。五脏冷热,久下泄澼脓血。止消渴、大惊,除水利骨,调胃厚肠,益胆,疗口疮。生巫阳川谷及蜀郡、泰山,二月、八月采。黄芩、龙骨、理石为之使,恶菊花、芫花、玄参、白藓,畏款冬,胜乌头,解巴豆毒。

《药性论》：黄连,臣。一名支连,恶白僵蚕,忌猪肉,恶冷水。杀小儿疳虫,点赤眼昏痛,镇肝去热毒。

四十、络石

《本经》：味苦，温。主风热，死肌，痈伤，口干舌焦，痈肿不消，喉舌肿，不通，水浆不下，久服轻身，明目，润泽，好颜色，不老延年。一名石鲮。

《别录》：微寒，无毒。大惊入腹，除邪气，养肾，主腰髋痛，坚筋骨，利关节。通神。生泰山川谷，或石山之阴，或高山岩石上，或生人间。正月采。杜仲、牡丹为之使，恶铁落，畏贝母、菖蒲。

《药性论》：络石，君，恶铁精，杀孽毒。味甘，平。主治喉痹。

四十一、蒺藜子

《本经》：味苦、温。主恶血，破癥结积聚，喉痹，乳难。久服长肌肉，明目，轻身。一名旁通，一名屈人，一名止行，一名豺羽，一名升推。

《别录》：辛、微寒，无毒。（主）身体风痒，头痛，咳逆伤肺，肺痿，止烦下气，小儿头疮，痈肿阴癀，可作摩粉。其叶主风痒，可煮以浴。生冯翊平泽或道旁。七月、八月采实，曝干。乌头为之使。

《药性论》：白蒺藜子，君，味甘，有小毒。治诸风疠疡，破宿血，疗吐脓，主难产，去燥热，不入汤用。

四十二、黄芪

《本经》：味甘，微温。主痈疽久败疮，排脓止痛，大风癞疾，五痔鼠瘘，补虚，小儿百病。

《别录》：无毒。妇人子脏风邪气，逐五脏间恶血，补丈夫虚损，五劳羸瘦，止渴，腹痛，泄痢，益气，利阴气。生白水者冷，补。生蜀郡山谷、白水、汉中，二月、十月采，阴干。恶龟甲。

《药性论》：黄芪，一名王孙。治发背，内补，主虚喘，肾衰，耳聋，疗寒热。生陇西者下，补五脏。蜀白水赤皮者，微寒，此治客热用之。

四十三、肉苁蓉

《本经》：味甘，微温。主五劳七伤，补中。除茎中寒热痛，养五脏，强阴，益精气，多子，妇人癥瘕，久服轻身。

《别录》：酸、咸，无毒。除膀胱邪气，腰痛，止痢。生河西山谷及代郡雁门。五月五日采，阴干。

《药性论》：肉苁蓉，臣。益髓，悦颜色，延年，治女人血崩，壮阳，日御过倍大补益。主赤白下，补精败，面黑，劳伤。

四十四、防风

《本经》：味甘，温。主大风，头眩痛，恶风，风邪，目盲无所见，风行周身，骨节疼痹，烦满。久服轻身。一名铜芸。

《别录》：辛，无毒。胁痛胁风，头面去来，四肢挛急，字乳，金疮，内痉。生沙苑川泽及邯郸、琅邪、上蔡。二月、十月采根，曝干。得泽泻、藁本疗风，得当归、芍药、阳起石、禹余粮疗妇人子脏风，杀附子毒，恶干姜、藜芦、白蔹、芫花。

《药性论》：防风，臣。花主心腹痛，四肢拘急，行履不得，经脉虚羸，主骨节间疼痛。

四十五、蒲黄

《本经》：味甘。主心腹膀胱寒热，利小便，止血，消瘀血。久服轻身，益气力，延年神仙。

《别录》：平，无毒。生河东池泽，四月采。

《药性论》：蒲黄，君。通经脉，止女子崩中不住，主痢血，止鼻衄，治尿血，利水道。

四十六、续断

《本经》：味苦，微温。主伤寒，补不足，金疮，痈伤，折跌，续筋骨，妇人乳难。久服益气力。一名龙豆，一名属折。

《别录》：辛，无毒。崩中漏血，金疮血内漏，止痛生肌肉及踠伤，恶血，腰痛，关节缓急。生常山山谷。七月、八月采，阴干。地黄为之使，恶雷丸。

《药性论》：续断，君。主绝伤，去诸温毒，能通宣经脉。

四十七、漏芦

《本经》：味苦，寒。主皮肤热，恶疮，疽痔，湿痹，下乳汁。久服轻身益气，耳目聪明，不老延年。一名野兰。

《别录》：咸，大寒，无毒。止遗溺，热气疮痒如麻豆，可作浴汤。生乔山山谷。八月采根，阴干。

《药性论》：漏芦，君。能治身上热毒风，生恶疮，皮肌瘙痒，瘾疹。

四十八、决明子

《本经》：味咸，平。主青盲，目淫，肤赤，白膜，眼赤痛，泪出。久服益精光，轻身。

《别录》：苦、甘，微寒，无毒。疗唇口青。生龙门川泽。石决明生豫章。十月十日采，阴干百日。蓍实为之使，恶大麻子。

《药性论》：决明子，臣。利五脏，常可作菜食之。又除肝家热，朝朝取一匙，捼令净，空心吞之，百日见夜光。

四十九、丹参

《本经》：味苦，微寒。主心腹邪气，肠鸣幽幽如走水，寒热积聚，破癥除瘕，止烦满，益气。一名郄蝉草。

《别录》：无毒。养血，去心腹痼疾，结气，腰脊强，脚痹，除风邪留热。久服利人。生桐柏山川谷及泰山。五月采根，曝干。畏咸水，反藜芦。

《药性论》：丹参，臣，平。能治脚弱疼痹，主中恶，治百邪鬼魅，腹痛，气作声音鸣吼，能定精。

《日华子》：养神定志，通利关脉，治冷热劳，骨节疼痛，四肢不遂，排脓止痛，生肌长肉，破宿血，补新生血，安生胎，落死胎，止血崩带下，调妇人经脉不匀，血邪心烦，恶疮疥癣，瘿赘肿毒，丹毒，头痛赤眼，热温狂闷。

五十、茜根

《本经》：味苦，寒。主寒湿风痹，黄疸，补中。

《别录》：无毒。止血，内崩，下血，膀胱不足，踒跌，蛊毒。久服益精气，轻身。可以染绛。生乔山川谷。二月、三月采根，曝干。畏鼠姑。

《药性论》：茜根，味甘。主治六极伤心肺，吐血，泻血用之。

五十一、五味子

《本经》：味酸，温。主益气，咳逆上气，劳伤羸瘦，补不足，强阴，益男子精。

《别录》：无毒。养五脏，除热，生阴中肌。生齐山山谷及代郡。八月采实，阴干。苁蓉为之使，恶萎蕤，胜乌头。

《药性论》：五味子，君。能治中下气，止呕逆，补诸虚劳，令人体悦泽，除热气。病患虚而有气兼嗽，加用之。

《日华子》：明目，暖水脏，治风下气，消食，霍乱转筋，痃癖，奔豚，冷气，消水肿，反胃，心腹气胀，止渴，除烦热，解酒毒，壮筋骨。

五十二、蛇床子

《本经》：味苦、辛、甘，平。主妇人阴中肿痛，男子阴痿，湿痒，除痹气，利关节，癫痫，恶疮。久服轻身。一名蛇米。

《别录》：无毒。温中下气，令妇人子脏热，男子阴强。好颜色，令人有子。生临淄川谷及田野。五月采实，阴干。恶牡丹、巴豆、贝母。

《药性论》：蛇床仁，君，有小毒。治男子、女人虚，湿痹，毒风瘑痛，去男子腰疼，浴男女阴，去风冷，大益阳事。主大风身痒，煎汤浴之瘥。疗齿痛及小儿惊痫。

五十三、地肤子

《本经》：味苦，寒。主膀胱热，利小便，补中益精气。久服耳目聪明，轻身耐老。一名地葵。

《别录》：无毒。去皮肤中热气，散恶疮疝瘕，强阴。使人润泽。一名地麦。生荆州平泽及田野。八月、十月采实，阴干。

《药性论》：地肤子，君。一名益明。与阳起石同服，主丈夫阴痿不起，补气益力，治阴卵癀疾，去热风，可作汤沐浴。

五十四、茵陈蒿

《本经》：味苦，平。主风湿，寒热，邪气，热结，黄疸，久服轻身，益气耐老。

《别录》：微寒，无毒。（主）通身发黄，小便不利，除头热，去伏瘕。面白悦长年。白兔食之仙。生太山及丘陵坡岸上。五月及立秋采，阴干。

《药性论》：茵陈蒿，使，味苦、辛，有小毒。治眼目通身黄，小便赤。

五十五、沙参

《本经》：味苦，微寒。主血积惊气，除寒热，补中，益肺气。久服利人。一名知母。

《别录》：无毒。疗胃痹心腹痛，结热邪气，头痛，皮间邪热，安五脏，补中。生河内川谷及冤句、般阳续山，二月、八月采根，曝干。恶防己，反藜芦。

《药性论》：沙参，臣。能去皮肌浮风，疝气下坠，治常欲眠，养肝气，宣五脏风气。

五十六、薇衔

《本经》：味苦，平。主风湿痹历节痛，惊痫吐舌，悸气贼风，鼠瘘痈肿。一名糜衔。

《别录》：微寒，无毒。暴症，逐水，疗痿蹶。久服轻身明目。生汉中川泽及冤句、邯郸。七月采茎、叶，阴干。

五十七、王不留行

《本经》：味苦。主金疮止血，逐痛出刺，除风痹内寒，久服轻身，耐老增寿。

《别录》：甘，平，无毒。止心烦，鼻衄，痈疽恶疮瘘乳，妇人难产。生泰山山谷，二月、八月采。

《药性论》：王不留行能治风毒，通血脉。

五十八、牡桂

《本经》：味辛，温。主上气咳逆，结气，喉痹，吐吸，利关节，补中益气。久服通神，轻身不老。生山谷。

《别录》：无毒。(主)心痛，胁风胁痛，温筋通脉，止烦出汗，生南海山谷。

《药性论》：牡桂，君，味甘，辛。能去冷风疼痛。

五十九、枸杞

《本经》：味苦，寒。主五内邪气，热中消渴，周痹。久服坚筋骨，轻身不老。一名杞根，一名地骨，一名枸忌，一名地辅。

《别录》：根大寒，子微寒，无毒。风湿，下胸胁气，客热头痛，补内伤大劳嘘吸，坚筋骨，强阴，利大小肠。耐寒暑。生常山平泽及诸丘陵阪岸。冬采根，春夏采叶，秋采茎、实，阴干。

《药性论》：枸杞，臣，子、叶同说，味甘，平。能补益精，诸不足，易颜色，变白，明目，安神，令人长寿。

六十、柏实

《本经》：味甘，平。主惊悸，安五脏，益气，除风湿痹。久服令人润泽美色，耳目聪明，不饥不老，轻身延年。

《别录》：无毒。疗恍惚，虚损吸吸，历节腰中重痛，益血，止汗。生太山山谷。柏叶尤良。柏叶味苦，微温，无毒。主吐血、衄血、痢血，崩中赤白，轻身益气，令人耐寒暑，去湿痹，止饥。四时各根据方面采，阴干。柏白皮，主火灼，烂疮，长毛发。牡蛎及桂、瓜子为之使，畏菊花、羊蹄、诸石及面曲。

《药性论》：柏子仁，君，恶菊花，畏羊蹄草，味甘，辛。能治腰肾中冷，膀胱冷，脓宿水，兴阳道，益寿，去头风，治百邪鬼魅，主小儿惊痫。又云侧柏叶，君，与酒相宜，止尿血。味苦、辛，性涩。能治冷风，历节疼痛。

六十一、茯苓

《本经》：味甘，平。主胸胁逆气，忧恚、惊邪、恐悸，心下结痛，寒热，烦满，咳逆，口焦舌干，利小便，久服安魂养神，不饥延年。

《别录》：无毒。止消渴，好睡，大腹淋沥，膈中痰水，水肿淋结，开胸腑，调脏气，伐肾邪，长阴，益力气，保神守中。一名茯菟。其有抱根者，名茯神。茯神，平。主辟不祥，疗风眩、风虚，五劳，口干，止惊悸，多恚怒，善忘，开心益智，安魂魄，养精神。生太山山谷大松下。二月、八月采，阴干。马间为之使，得甘草、防风、芍药、紫石英、麦门冬共疗五脏。恶白蔹，畏牡蒙、地榆、雄黄、秦艽、龟甲。

《药性论》：茯苓，臣，忌米醋。能开胃止呕逆，善安心神，主肺痿痰壅，治小儿惊痫，疗心腹胀满，妇人热淋，赤者破结气。又云茯神，君，味甘，无毒。主惊痫，安神定志，补劳乏，主心下急痛坚满人虚而小肠不利，加而用之。

六十二、酸枣

《本经》：味酸，平。主心腹寒热，邪结气聚，四肢酸疼，湿痹。久服安五脏，轻身延年。

《别录》：无毒。（主）烦心不得眠，脐上下痛，血转久泄，虚汗烦渴，补中，益肝气，坚筋骨，助阴气，令人肥健。生河东川泽。八月采实，阴干，四十日成。

《药性论》：酸枣仁，主筋骨风，炒末作汤服之。

六十三、檗木

《本经》：味苦，寒。主五脏肠胃中结热，黄疸，肠痔，止泄痢，女子漏下赤白，阴伤蚀疮。

《别录》：无毒。疗惊气在皮间，肌肤热赤起，目热赤痛，口疮。久服通神。生汉中山谷及永昌。

《药性论》：黄檗，使，平。主男子阴痿，治下血如鸡鸭肝片，及男子茎上疮。屑末敷之。

六十四、五加皮

《本经》：味辛、温。主心腹疝气，腹痛，益气，疗躄，小儿不能行，疽疮阴蚀。一名豺漆。

《别录》：苦，微寒，无毒。（主）男子阴痿，囊下湿，小便余沥，女人阴痒及腰脊痛，两脚疼痹风弱，五缓虚羸，补中益精，坚筋骨，强志意。久服轻身耐老。五叶者良。生汉中及冤句。五月、七月采茎，十月采根，阴干。远志为之使，畏蛇皮、玄参。

《药性论》：五加皮有小毒。能破逐恶风血，四肢不遂，贼风伤人，软脚臀腰，主多年瘀血在皮肌，治痹湿，内不足，主虚羸，小儿三岁不能行，用此便行走。

六十五、蔓荆实

《本经》：味苦，微寒。主筋骨间寒热，湿痹拘挛，明目坚齿，利九窍，去白虫。久服轻身耐老，小荆实亦等。

《别录》：辛，平、温，无毒。去长虫，主风头痛，脑鸣，目泪出，益气。令人光泽，脂致。恶乌头、石膏。

《药性论》：蔓荆子，臣。治贼风，能长髭发。

六十六、辛夷

《本经》：味辛，温。主五脏身体寒热，风头脑痛，面皯，久服下气，轻身明目，增年耐老。一名辛矧，一名候桃，一名房木。

《别录》：无毒。温中解肌，利九窍，通鼻塞涕出，治面肿引齿痛，眩冒身兀兀如在车船之上者，生须发，去白虫。可作膏药用之，去心及外毛。毛射人肺，令人咳。生汉中川谷。九月采实，曝干。芎䓖为之使。恶五石脂，畏菖蒲、蒲黄、黄连、石膏、黄环。

《药性论》：辛夷，臣。能治面生䵟疱，面脂用，主光华。

六十七、桑上寄生

《本经》：味苦，平。主腰痛，小儿背强，痈肿，安胎，充肌肤，坚发齿，长须眉。其实明目，轻身通神。一名寄屑。一名寓木。

《别录》：甘，无毒。主金疮，去痹，女子崩中，内伤不足，产后余疾，下乳汁。

生弘农川谷桑树上。三月三日采茎、叶，阴干。

《药性论》：桑寄生，臣。能令胎牢固，主怀妊漏血不止。

六十八、杜仲

《本经》：味辛，平。主腰脊痛，补中益精气，坚筋骨，强志，除阴下痒湿，小便余沥，久服轻身耐老。一名思仙。

《别录》：甘，温，无毒。（除）脚中酸疼不欲践地。生上虞山谷及上党、汉中。二月、五月、六月、九月采皮。恶蛇蜕皮、玄参。

《药性论》：杜仲，味苦。能治肾冷臀腰痛也。腰病患虚而身强直，风也。腰不利，加而用之。

六十九、女贞实

《本经》：味苦，平。主补中，安五藏，养精神，除百疾。久服肥健，轻身不老。

《别录》：甘，无毒。生武陵川谷，立冬采。

七十、蕤核

《本经》：味甘温。主心腹邪结气，明目，目赤，痛伤泪出。久服轻身益气，不饥。

《别录》：微寒，无毒。（主）目肿眦烂，齆鼻，破心下结痰痞气，生函谷川谷即巴西。

《药性论》：蕤仁，使，一名曰堪。能治鼻衄。

七十一、丁香

《别录》：味辛，温，无毒。主温脾胃，止霍乱壅胀，风毒诸肿，齿疳䘌。能发诸香。其根疗风热毒肿。生交、广、南蕃。二月、八月采。

《药性论》：丁香，臣。能主冷气腹痛。

七十二、沉香

《别录》：微温。疗风水毒肿，去恶气。

《日华子》：沉香，味辛，热，无毒。调中，补五脏，益精壮阳，暖腰膝，去邪气，止转筋、吐泻，冷气，破癥癖，冷风麻痹，骨节不任，湿风皮肤痒，心腹痛，气痢。

七十三、藿香

《别录》：微温。疗风水毒肿，去恶气，疗霍乱心痛。

七十四、乳香

《别录》：微温。疗风水毒肿，去恶气，疗风瘾疹痒毒。

《日华子》：味辛，热，微毒。下气，益精，补腰膝，治肾气，止霍乱，冲恶中邪气，心腹痛，疰气。煎膏止痛长肉，入丸散微炒杀毒，得不粘。

七十五、龙骨

《本经》：味甘，平、微寒，无毒。主心腹鬼疰，精物老魅，咳逆，泄痢脓血，女子漏下，癥瘕坚结，小儿热气惊痫。齿，主小儿、大人惊痫，癫疾狂走，心下结气，不能喘息，诸痉，杀精物。久服轻身，通神明，延年。

《别录》：疗心腹烦满，四肢痿枯，汗出，夜卧自惊，恚怒，伏气在心下，不得喘息，肠痛内疽阴蚀，止汗，缩小便，溺血，养精神，定魂魄，安五脏。生晋地川谷及太山岩水岸土穴中死龙处。采无时。畏干漆、蜀椒、理石。

《药性论》：龙骨，君，忌鱼，有小毒。逐邪气，安心神，止冷痢及下脓血，女子崩中，带下，止梦泄精，夜梦鬼交，治尿血，虚而多梦纷纭，加而用之。又云龙齿，君。镇心，安魂魄。齿、角俱主小儿大热。

七十六、白胶

《本经》：味甘，平。主伤中劳绝，腰痛羸瘦，补中益气，妇人血闭无子，止痛安胎。久服轻身延年。一名鹿角胶。

《别录》：温，无毒。疗吐血下血，崩中不止，四肢酸疼，多汗淋露，折跌伤损。生云中。煮鹿角作之。得火良，畏大黄。

《药性论》：白胶，又名黄明胶，能主男子肾脏气衰虚劳损。妇人服之令有子，能安胎，去冷，治漏下赤白，主吐血。

七十七、阿胶

《本经》：味甘，平。主心腹内崩，劳极洒洒如疟状，腰腹痛，四肢酸疼，女子下血，安胎，久服轻身益气。一名傅致胶。

《别录》：微温，无毒。（主）丈夫小腹痛，虚劳羸瘦，阴气不足，脚酸不能久立,养肝气。生东平郡,煮牛皮作之。出东阿。畏大黄,得火良。

《药性论》:阿胶,君。主坚筋骨,益气止痢。薯蓣为之使。

七十八、牡蛎

《本经》:味咸,平。主伤寒寒热,温疟洒洒,惊恚怒气,除拘缓鼠瘘,女子带下赤白。久服强骨节,杀邪鬼,延年。一名蛎蛤。

《别录》:微寒,无毒。除留热在关节荣卫,虚热去来不定,烦满,止汗,心痛气结,止渴,除老血,涩大小肠,止大小便,疗泄精,喉痹咳嗽,心胁下痞热。一名牡蛤。生东海池泽。采无时。贝母为之使,得甘草、牛膝、远志、蛇床良,恶麻黄、吴茱萸、辛夷。

《药性论》:牡蛎,君。主治女子崩中,止盗汗,除风热,止痛,治温疟。

七十九、龟甲

《本经》:味咸。主漏下赤白,破癥瘕痎疟,五痔阴蚀,湿痹四肢重弱,小儿囟不合。久服轻身不饥。一名神屋。

《别录》:甘,平,有毒。(主)头疮难燥,女子阴疮,及惊恚气心腹痛,不可久立,骨中寒热,伤寒劳复,或肌体寒热欲死,以作汤,良。益气资智,亦使人能食。生南海池泽及湖水中。采无时。勿令中湿,中湿即有毒。恶沙参、蜚蠊。

《药性论》:龟甲,畏狗胆,无毒。烧灰治小儿头疮不燥。骨带入山令人不迷。血治脱肛。灰亦治脱肛。

八十、桑螵蛸

《本经》:味咸,平。主伤中,疝瘕,阴痿,益精生子,女子血闭腰痛,通五淋,利小便水道。一名蚀肬。生桑枝上,采蒸之。

《别录》:甘,无毒。疗男子虚损,五脏气微,梦寐失精,遗溺。久服益气养神。螳螂子也。二月、三月,当火炙。不尔令人泄。得龙骨,疗泄精。畏旋复花。

《药性论》:桑螵蛸,臣,畏戴椹。主男子肾衰,漏精,精自出。患虚冷者能止之,止小便利。火炮令热,空心食之。虚而小便利,加而用之。

八十一、豆蔻

《别录》:味辛,温,无毒。主温中,心腹痛,呕吐,去口臭气。生南海。

《药性论》:草豆蔻,可单用,能主一切冷气。

八十二、橘柚

《本经》：味辛，温。主胸中瘕热逆气，利水谷。久服去臭，下气通神。一名橘皮。

《别录》：无毒。下气，止呕咳，除膀胱留热，停水，五淋，利小便，主脾不能消谷，气冲胸中，吐逆，霍乱，止泄，去寸白。轻身长年。生南山川谷，生江南。十月采。

《药性论》：橘皮，臣，味苦、辛。能治胸膈间气，开胃，主气痢，消痰涎，治上气咳嗽。

《日华子》：橘，味甘、酸。止消渴，开胃，除胸中隔气。又云皮，暖，消痰止嗽，破癥瘕痃癖。又云核，治腰痛，膀胱气，肾冷，炒去壳，酒服，良。橘囊上筋膜，治渴及吐酒。炒，煎汤饮，甚验也。又云柚子，无毒。治妊孕人吃食少并口淡，去胃中恶气，消食，去肠胃气。解酒毒，治饮酒人口气。

八十三、大枣

《本经》：味甘，平。主心腹邪气，安中养脾，助十二经，平胃气，通九窍，补少气，少津液，身中不足，大惊，四肢重，和百药。久服轻身长年。

《别录》：无毒。补中益气，强力，除烦闷，疗心下悬，肠澼。不饥神仙。八月采，曝干。生河东平泽。杀乌头毒。

《日华子》：干枣，润心肺，止嗽，补五脏，治虚劳损，除肠胃癖气，和光粉烧，治疳痢。牙齿有病患切忌啖之。凡枣亦不宜合生葱食。

八十四、鸡头实

《本经》：味甘，平。主湿痹，腰脊膝痛，补中除暴疾，益精气，强志，令耳目聪明。久服轻身不饥耐老神仙。一名雁喙实。

《别录》：无毒。一名芡。生雷泽池泽。八月采。

八十五、覆盆子

《别录》：味甘，平，无毒。主益气轻身，令发不白。五月采。

《药性论》：覆盆子，臣，微热，味甘、辛。能主男子肾精虚竭，女子食之有子。主阴痿，能令坚长。

八十六、饴糖

《别录》：味甘，微温。主补虚乏，止渴，去血。

八十七、冬葵子

《本经》：味甘，寒。主五脏六腑寒热，羸瘦，五癃，利小便。久服坚骨，长肌肉，轻身延年。

《别录》：无毒。疗妇人乳难内闭。生少室山。十二月采之。黄芩为之使。

《药性论》：冬葵子，臣，滑，平。能治五淋，主奶肿，能下乳汁。

第二节 中 品

一、石膏

《本经》：味辛，微寒。主中风寒热，心下逆气惊喘，口干舌焦，不能息，腹中坚痛，除邪鬼，产乳，金疮。

《别录》：甘，大寒，无毒。除时气，头痛身热，三焦大热，皮肤热，肠胃中隔气，解肌发汗，止消渴，烦逆，腹胀，暴气喘息，咽热，亦可作浴汤。一名细石，细理白泽者良，黄者令人淋。生齐山山谷及齐卢山、鲁蒙山。采无时。鸡子为之使，恶莽草、马目毒公。

《药性论》：石膏，使，恶巴豆，畏铁。能治伤寒头痛如裂，壮热，皮如火燥，烦渴，解肌，出毒汗。主通胃中结，烦闷，心下急，烦躁。治唇口干焦。

二、磁石

《本经》：味辛，寒。主周痹。风湿，肢节中痛，不可持物，洗洗酸痟，除大热，烦满及耳聋。一名玄石。

《别录》：咸，无毒。养肾脏，强骨气，益精，除烦，通关节，消痈肿，鼠瘘，颈核，喉痛，小儿惊痫。炼水饮之，亦令人有子。生太山川谷及慈山山阴，有铁处则生其阳。采无时。柴胡为之使，杀铁毒，恶牡丹、莽草，畏黄石脂。

《药性论》：磁石，臣，味咸，有小毒。能补男子肾虚，风虚，身强，腰中不利，加而用之。

三、阳起石

《本经》：味咸，微温。主崩中漏下，破子脏中血，癥瘕结气，寒热，腹痛，无子，阴阳痿不起，补不足。一名白石。

《别录》：无毒。疗男子茎头寒，阴下湿痒，去臭汗，消水肿。久服不饥，令人有子。生齐山山谷及琅邪或云山、阳起山。采无时。桑螵蛸为之使，恶泽泻、菌桂、雷丸、蛇蜕皮，畏菟丝。

《药性论》：阳起石，恶石葵，忌羊血。味甘，平。主补肾气，精乏腰疼，膝冷湿痹，能暖女子子宫久冷，冷癥寒瘕，止月水不定。

四、干姜

《本经》：味辛，温。主胸满，咳逆上气，温中，止血，出汗，逐风湿痹，肠澼下痢。生者尤良。

《别录》：大热，无毒。（主）寒冷腹痛，中恶霍乱，胀满，风邪诸毒，皮肤间结气，止唾血。

《药性论》：干姜，臣，味苦、辛。治腰肾中疼冷，冷气，破血去风，通四肢关节，开五脏六腑，去风毒冷痹，夜多小便。干者治嗽，主温中，用秦艽为使。主霍乱不止，腹痛，消胀满，冷痢，治血闭。病患虚而冷，宜加用之。

五、生姜

《本经》：久服去臭气，通神明。

《别录》：味辛，微温。主伤寒头痛鼻塞，咳逆上气，止呕吐。生犍为川谷及荆州、扬州，九月采。秦椒为之使，杀半夏、莨菪毒，恶黄芩、黄连、天鼠粪。

《药性论》：生姜，使。主痰水气满，下气。生与干并治嗽，疗时疾，止呕逆不下食。生和半夏，主心下急痛。若中热不能食，捣汁和蜜服之。又汁和杏仁作煎，下一切结气实，心胸拥隔，冷热气，神效。

六、葈耳实

《本经》：味甘，温。主风头寒痛，风湿周痹，四肢拘挛痛，恶肉死肌。久服益气，耳目聪明，强志轻身。一名胡葈，一名地葵。

《别录》：苦，辛，微寒，有小毒。（主）膝痛，溪毒。生安陆川谷及六安田野。实熟时采。

七、葛根

《本经》：味甘，平。主消渴，身大热，呕吐，诸痹，起阴气，解诸毒。

《别录》：无毒。疗伤寒中风头痛，解肌发表出汗，开腠理，疗金疮，止痛胁风痛。生汶山川谷。五月采根，曝干。杀野葛、巴豆百药毒。

《药性论》：干葛，臣。能治天行，上气呕逆，开胃下食。主解酒毒，止烦渴。熬屑主治金疮，治时疾，解热。

八、栝楼

《本经》：根，味苦，寒。主消渴，身热烦满，大热，补虚安中，续绝伤。一名地楼。

《别录》：无毒。根，除肠胃中痼热，八疸，身面黄，唇干口燥，短气，通月水，止小便利。实，名黄瓜，主胸痹，悦泽人面。生洪农川谷及山阴地，入土深者良，生卤地者有毒。二月、八月采根，曝干，三十日成。枸杞为之使，恶干姜，畏牛膝，反乌头。

九、苦参

《本经》：味苦，寒。主心腹结气，癥瘕积聚，黄疸，溺有余沥，逐水，除痈肿，补中，明目止泪。一名水槐，一名苦识。

《别录》：无毒。养肝胆气，安五脏，定志益精，利九窍，除伏热肠澼，止渴，醒酒，小便黄赤，疗恶疮，下部䘌，平胃气，令人嗜食、轻身。生汝南山谷及田野。三月、八月、十月采根，曝干。玄参为之使，恶贝母、漏芦、菟丝，反藜芦。

《药性论》：苦参，能治热毒风，皮肌烦燥生疮，赤癞眉脱，主除大热、嗜睡，治腹中冷痛，中恶腹痛，除体闷，治心腹积聚。

十、当归

《本经》：味甘，温。主咳逆上气，温疟寒热洗洗在皮肤中，妇人漏下，绝子，诸恶疮疡，金疮，煮饮之。一名干归。

《别录》：辛，大温，无毒。温中止痛，除客血内塞，中风痓，汗不出，湿痹，中恶，客气虚冷，补五脏，生肌肉。生陇西川谷。二月、八月采根，阴干。恶䕡茹，畏菖蒲、海藻、牡蒙。

《药性论》：当归，臣，恶热面。止呕逆，虚劳寒热，破宿血，主女子崩中，下肠胃冷，补诸不足，止痢腹疼。单煮饮汁，治温疟，主女人沥血腰痛，疗齿疼痛不可忍。患人虚冷,加而用之。

十一、麻黄

《本经》:味苦,温。主中风伤寒头痛,温疟,发表出汗,去邪热气,止咳逆上气,除寒热,破癥坚积聚,一名龙沙。

《别录》:微温,无毒。(主)五脏邪气缓急,风胁痛,字乳余疾,止好唾,通腠理,疏伤寒头疼,解肌,泄邪恶气,消赤黑斑毒。不可多服,令人虚。生晋地及河东。立秋采茎,阴干令青。厚朴为之使,恶辛夷、石苇。

《药性论》:麻黄,君,味甘,平。能治身上毒风痹痹,皮肉不仁,主壮热,解肌发汗,温疟,治温疫。根、节能止汗。

十二、通草

《本经》:味辛、平。主去恶虫,除脾胃寒热,通利九窍、血脉关节,令人不忘,一名附支。

《别录》:甘,无毒。疗脾疸,常欲眠,心烦,哕出音声,疗耳聋,散痈肿、诸结不消,及金疮恶疮,鼠瘘,踒折,齆鼻息肉,堕胎,去三虫。生石城山谷及山阳。正月采枝,阴干。

《药性论》:木通,臣,微寒,一名王翁万年。主治五淋,利小便,开关格,治人多睡,主水肿浮大,除烦热。

十三、芍药

《本经》:味苦、平。主邪气腹痛,除血痹,破坚积,寒热疝瘕,止痛,利小便,益气。

《别录》:酸,微寒,有小毒。通顺血脉,缓中,散恶血,逐贼血,去水气,利膀胱、大小肠,消痈肿,时行寒热,中恶,腹痛,腰痛。生中岳川谷及丘陵。二月、八月采根,曝干。雷丸为之使,恶石斛、芒硝,畏硝石、鳖甲、小蓟,反藜芦。

《药性论》:芍药,臣。能治肺邪气,腹中㽲痛,血气积聚,通宣脏腑拥气,治邪痛败血,主时疾骨热,强五脏,补肾气,治心腹坚胀,妇人血闭不通,消瘀血,能蚀脓。

十四、瞿麦

《本经》:味苦,寒。主关格诸癃结,小便不通,出刺,决痈肿,明目去翳,破胎堕子,下闭血,一名巨句麦。

《别录》:辛,无毒。养肾气,逐膀胱邪逆,止霍乱,长毛发。生太山川谷。立秋采实,阴干。蘘草、牡丹为之使,恶螵蛸。

《药性论》:瞿麦,臣,味甘。主五淋。

十五、玄参

《本经》:味苦,微寒。主腹中寒热积聚,女子产乳余疾,补肾气,令人目明,一名重台。

《别录》:咸,无毒。主暴中风,伤寒身热,支满狂邪,忽忽不知人,温疟洒洒,血瘕,下寒血,除胸中气,下水,止烦渴,散颈下核,痈肿,心腹痛,坚癥,定五脏。久服补虚,明目,强阴益精。生河间川谷及冤句。三月、四月采根,曝干。恶黄芪、干姜、大枣、山茱萸,反藜芦。

《药性论》:玄参,使,一名逐马,味苦。能治暴结热,主热风喉痛,伤寒劳复,散瘤瘿瘰疬。

十六、秦艽

《本经》:味苦,平。主寒热邪气,寒湿风痹,肢节痛,下水,利小便。

《别录》:辛,微温,无毒。疗风无问久新,通身挛急。生飞乌山谷。二月、八月采根,曝干。菖蒲为之使。

《药性论》:秦艽,解米脂,人食谷不充悦,畏牛乳。点服之,利大小便。瘥五种黄病,解酒毒,去头风。

十七、百合

《本经》:味甘,平。主邪气腹胀,心痛,利大小便,补中益气。

《别录》:无毒。除浮肿胪胀,痞满,寒热,通身疼痛,及乳难,喉痹,止涕泪。生荆州川谷。二月、八月采根,曝干。

《药性论》:百合,使,有小毒。主百邪鬼魅,涕泣不止,除心下急满痛,治脚气,热咳逆。

十八、知母

《本经》:味苦,寒。主消渴热中,除邪气,肢体浮肿,下水,补不足,益气,一名蚳母,一名连母,一名野蓼,一名地参,一名水参,一名水浚,一名货母,一名蝭母。

《别录》：无毒。疗伤寒，久疟，烦热，胁下邪气，膈中恶及风汗、内疸。多服令人泄。生河内川谷。二月、八月采根，曝干。

《药性论》：知母，君，性平。主治心烦躁闷，骨热劳往来，生产后蓐劳，肾气劳，憎寒虚损，患人虚而口干，加而用之。

十九、贝母

《本经》：味辛，平。主伤寒烦热，淋沥、邪气，疝瘕，喉痹，乳难，金疮风痉，一名空草。

《别录》：苦，微寒，无毒。疗腹中结实，心下满，洗洗恶风寒，目眩项直，咳嗽上气，止烦热渴，出汗，安五脏，利骨髓。生晋地。十月采根，曝干。厚朴、白薇为之使，恶桃花，畏秦艽、矾石、莽草，反乌头。

《药性论》：贝母，臣，微寒。治虚热，主难产，作末服之。兼治胞衣不出，取七枚末酒下。末，点眼去肤翳。主胸胁逆气，疗时疾、黄疸。与连翘同主项下瘤瘿疾。

二十、白芷

《本经》：味辛，温。主女人漏下赤白，血闭，阴肿，寒热，风头侵目泪出，长肌肤，润泽作面脂，一名芳香。

《别录》：无毒。疗风邪，久渴，吐呕，两胁满，风痛，头眩目痒。可作膏药、面脂，润颜色。生河东川谷下泽。二月、八月采根，曝干。当归为之使，恶旋复花。

《药性论》：白芷，君。能治心腹血刺痛，除风邪，主女人血崩及呕逆，明目止泪出。疗妇人沥血腰痛，能蚀脓。

二十一、淫羊藿

《本经》：味辛，寒。主阴痿，绝伤，茎中痛，利小便，益气力，强志。一名刚前。

《别录》：无毒。坚筋骨，消瘰疬赤痈，下部有疮洗出虫。丈夫久服令人无子。生上郡阳山山谷。薯蓣为之使。

《药性论》：淫羊藿亦可单用。味甘，平。主坚筋益骨。

二十二、黄芩

《本经》：味苦，平。主诸热，黄疸，肠澼泄痢，逐水下血闭，恶疮疽蚀火疡，一名腐肠。

《别录》：大寒，无毒。疗痰热，胃中热，小腹绞痛，消谷，利小肠，女子血闭，淋露下血，小儿腹痛。生秭归川谷及冤句。三月三日采根，阴干。得厚朴、黄连止腹痛。得五味子、牡蒙、牡蛎令人有子。得黄芪、白蔹、赤小豆疗鼠瘘。山茱萸、龙骨为之使，恶葱实，畏丹砂、牡丹、藜芦。

《药性论》：黄芩，臣，味苦、甘。能治热毒，骨蒸，寒热往来，肠胃不利，破拥气，治五淋，令人宣畅，去关节烦闷，解热渴，治热，腹中疠痛，心腹坚胀。

二十三、狗脊

《本经》：味苦，平。主腰背强，关机缓急，周痹寒湿膝痛，颇利老人。一名百枝。

《别录》：甘，微温，无毒。疗失溺不节，男子脚弱腰痛，风邪淋露，少气，目暗，坚脊利俯仰，女子伤中，关节重。生常山川谷，二月、八月采根，曝干。萆薢为之使，恶败酱。

《药性论》：狗脊，味苦、辛，微热。能治男子、女人毒风，软脚邪气湿痹，肾气虚弱，补益男子，续筋骨。

二十四、茅根

《本经》：味甘，寒。主劳伤虚羸，补中益气，除瘀血、血闭，寒热，利小便。一名兰根，一名茹根。

《别录》：无毒。下五淋，除客热在肠胃，止渴，坚筋，妇人崩中。久服利人。生楚地山谷、田野。六月采根。

《药性论》：白茅，臣，能破血，主消渴。根治五淋，煎汁服之。

二十五、紫菀

《本经》：味苦，温。主咳逆上气，胸中寒热结气，去蛊毒，痿蹶，安五脏，

《别录》：辛，无毒。疗咳唾脓血，止喘悸，五劳体虚，补不足，小儿惊痫。生房陵山谷及真定、邯郸。二月、三月采根，阴干。款冬为之使，恶天雄、瞿麦、雷丸、远志，畏茵陈蒿。

《药性论》：紫菀，臣，味苦，平。能治尸疰，补虚，下气及胸胁逆气，治百邪鬼魅，劳气虚热。

二十六、紫草

《本经》：苦，寒。主心腹邪气，五疸，补中益气，利九窍，通水道。一名紫丹，一名紫芙。

《别录》：无毒。疗腹肿胀满痛。以合膏，疗小儿疮及面齇。生砀山山谷及楚地。三月采根，阴干。

《药性论》：紫草亦可单用。味甘，平。能治恶疮瘑癣。

二十七、前胡

《别录》：味苦，微寒，无毒。主疗痰满，胸胁中痞，心腹结气，风头痛，去痰实，下气。治伤寒寒热，推陈致新，明目，益精。二月、八月采根，曝干。半夏为之使，恶皂荚，畏藜芦。

《药性论》：前胡，使，味甘、辛。能去热实，下气。主时气内外俱热。单煮服佳。

二十八、败酱

《本经》：味苦、平。主暴热火疮赤气，疥瘙，疽痔，马鞍热气。一名鹿肠。

《别录》：咸，微寒，无毒。除痈肿，浮肿，结热，风痹不足，产后疾痛。生江夏川谷。八月采根，曝干。

《药性论》：鹿酱，臣，败酱是也。味辛、苦，微寒。治毒风瘑痹，主破多年凝血，能化脓为水及产后诸病，止腹痛，除疹烦渴。

二十九、白鲜

《本经》：味苦，寒。主头风，黄疸，咳逆，淋沥，女子阴中肿痛，湿痹死肌，不可屈伸，起止行步。

《别录》：咸，无毒。疗四肢不安，时行腹中大热饮水，欲走大呼，小儿惊痫，妇人产后余痛。生上谷川谷及冤句。四月、五月采根，阴干。

《药性论》：白鲜皮，臣。治一切热毒风，恶风，风疮疥癣赤烂，眉发脱脆，皮肌急，壮热恶寒，主解热黄、酒黄、急黄、谷黄、劳黄等良。

三十、藁本

《本经》：味辛，温，无毒。主妇人疝瘕，阴中寒肿痛，腹中急，除风头痛，长肌肤，悦颜色，一名鬼卿。

《别录》：苦，微温、微寒。辟雾露润泽，疗风邪亸曳，金疮，可作沐药面脂。生崇山山谷。正月、二月采根，曝干。

《药性论》：藁本，臣，微温。畏青葙子。能治一百六十种恶风，鬼疰，流入腰痛冷，能化小便，通血，去头风，皯皰。

三十一、石韦

《本经》：味苦，平。主劳热邪气，五癃闭不通，利小便水道，一名石䩹。

《别录》：甘，无毒。止烦下气，通膀胱满，补五劳，安五脏，去恶风，益精气。用之去黄毛，毛射人肺，令人咳不可疗。生华阴山谷石上，不闻水及人声者良。二月采叶，阴干。络石、杏仁为之使，得菖蒲良。

《药性论》：石韦，使，微寒。治劳及五淋，胞囊结热不通，去膀胱热满。

三十二、萆薢

《本经》：味苦，平。主腰背痛强，骨节风寒湿周痹，恶疮不瘳，热气。

《别录》：甘，无毒。伤中，恚怒，阴痿失溺，关节老血，老人五缓。生真定山谷。二月、八月采根，曝干。薏苡为之使，畏葵根、大黄、茈胡、牡蛎。

《药性论》：萆薢，能治冷风瘰痹，腰脚不遂，手足惊掣，主男子臀腰痛。久冷，是肾间有膀胱宿水。

三十三、白薇

《本经》：味苦，平。主暴中风，身热肢满，忽忽不知人，狂惑邪气，寒热酸疼，温疟洗洗，发作有时。

《别录》：咸，大寒，无毒。疗伤中淋露，下水气，利阴气，益精。久服利人。生平原川谷。三月三日采根，阴干。恶黄芪、大黄、大戟、干姜、干漆、山茱萸、大枣。

《药性论》：白薇，臣。能治忽忽睡不知人，百邪鬼魅。

三十四、大青

《别录》：味苦，大寒，无毒。主疗时气头痛，大热口疮。三、四月采茎，阴干。

《药性论》：大青，臣，味甘。能去大热，治温疫，寒热。

三十五、艾叶

《别录》：味苦，微温，无毒。主灸百病。可作煎，止下痢，吐血，下部䘌疮，妇人漏血，利阴气，生肌肉，辟风寒，使人有子。一名冰台，一名医草。生田野。三月三日采，曝干。作煎勿令见风。

《药性论》：艾叶，使。能止崩血，安胎，止腹痛。醋煎作煎，治癣，止赤白痢及五脏痔泻血。煎叶，主吐血。实，主明目，疗一切鬼气。初生取作干菜食之。又除鬼气。炒艾作馄饨，吞三五枚，以饭压之良。长服止冷痢。又心腹恶气，取叶捣汁饮。

三十六、水萍

《本经》：味辛，寒。主暴热身痒，下水气，胜酒，长须发，止消渴。久服轻身。一名水花。

《别录》：酸，无毒。下气。以沐浴，生毛发。生雷泽池泽。三月采，曝干。

《日华子》：治热毒风，热疾，热狂，烯肿毒，汤火疮，风疹。

三十七、地榆

《本经》：味苦，微寒。主妇人乳痓痛，七伤，带下病，止痛，除恶肉，止汗，疗金疮。

《别录》：甘、酸，无毒。止脓血，诸瘘恶疮，热疮，消酒，除消渴，补绝伤，产后内塞，可作金疮膏。生桐柏及宛句山谷。二月、八月采根，曝干。得发良，恶麦门冬。

三十八、海藻

《本经》：味苦，寒。主瘿瘤气，颈下核，破散结气，痈肿，癥瘕坚气，腹中上下鸣，下十二水肿。一名落首。

《别录》：咸，无毒。疗皮间积聚，暴㿉，留气热结，利小便。生东海池泽。七月七日采，曝干。反甘草。

《药性论》：海藻，臣，味咸，有小毒。主辟百邪鬼魅，治气疾急满，疗疝气下坠疼痛，核肿，去腹中雷鸣，幽幽作声。

三十九、泽兰

《本经》：味苦，微温。主乳妇内衄，中风馀疾，大腹水肿，身面四肢浮肿，骨节中水,金疮,痈肿疮脓。一名虎兰,一名龙枣。

《别录》:甘,无毒。产后金疮内塞。生汝南诸大泽旁。三月三日采,阴干。防己为之使。

《药性论》:泽兰,使,味苦、辛。主产后腹痛,频产血气衰冷,成劳瘦羸,又治通身面目大肿。主妇人血沥,腰痛。

四十、昆布

《别录》:味咸,寒,无毒。主十二种水肿,瘿瘤聚结气,瘘疮。生东海。

《药性论》:昆布,臣,有小毒。利水道,去面肿,治恶疮,鼠瘘。

四十一、防己

《本经》:味辛,平。主风寒,温疟,热气,诸痫,除邪,利大小便。一名解离。

《别录》:苦,温,无毒。疗水肿风肿,去膀胱热,伤寒,寒热邪气,中风手脚挛急,止泄,散痈肿恶结,诸蜗疥癣,虫疮,通腠理,利九窍。纹如车辐理解者良。生汉中川谷。二月、八月采根,阴干。殷蘖为之使,杀雄黄毒,恶细辛,畏草薢。

《药性论》:汉防己,君,味苦,有小毒。能治湿风,口面㖞斜,手足疼,散留痰,主肺气嗽喘。

四十二、天麻

《别录》:味辛,平,无毒。主诸风湿痹,四肢拘挛,小儿风痫惊气,利腰膝,强筋力。久服益气,轻身长年。生郓州、利州、泰山、崂山诸山。五月采根,曝干。

《药性论》:赤箭脂,一名天麻,又名定风草。味甘,平。能治冷气癥痹,瘫缓不遂,语多恍惚,多惊失志。

四十三、高良姜

《别录》:大温。主暴冷,胃中冷逆,霍乱腹痛。

《药性论》:高良姜,使。能治腹内久冷,胃气逆呕吐,治风破气,腹冷气痛,去风冷痹弱,疗下气冷逆冲心,腹痛吐泻。

四十四、百部根

《别录》:微温。主咳嗽上气。

《药性论》:百部,使,味甘,无毒。能治肺家热,上气咳逆,主润益肺。

《日华子》：味苦，无毒。治疳蛔及传尸，骨蒸劳，杀蛔虫、寸白、蛲虫，并治一切树木蛀虫，烬之亦可杀蝇蠓。又名婆妇草。一根三十来茎。

四十五、蘹香子

《别录》：味辛，平，无毒。主诸瘘，霍乱及蛇伤。

《药性论》：蘹香亦可单用，味苦、辛。和诸食中甚香，破一切臭气。又卒恶心，腹中不安。取茎、叶煮食之，即瘥。川中多食之。

《日华子》：得酒良，治干湿脚气并肾劳，癥疝气，开胃下食，治膀胱痛，阴疼。入药炒。

四十六、款冬花

《本经》：味辛，温。主咳逆上气，善喘，喉痹，诸惊痫，寒热邪气。一名橐吾，一名颗东，一名虎须，一名菟奚。

《别录》：甘，无毒，（主）消渴，喘息呼吸。生常山山谷及上党水旁。十一月采花，阴干。杏仁为之使，得紫菀良，恶皂荚、硝石、玄参，畏贝母、辛夷、麻黄、黄芪、黄芩、黄连、青葙。

《药性论》：款冬花，君。主疗肺气心促急，热乏劳咳，连连不绝，涕唾稠黏，治肺痿肺痈，吐脓。

四十七、红蓝花

《别录》：味辛，温，无毒。主产后血晕口噤，腹内恶血不尽绞痛，胎死腹中，并酒煮服。亦主蛊毒下血。

四十八、牡丹

《本经》：味辛，寒。主寒热，中风瘛疭，痉、惊痫邪气，除癥坚，瘀血留舍肠胃，安五脏，疗痈疮，一名鹿韭，一名鼠姑。

《别录》：苦，微寒，无毒。除时气，头痛，客热，五劳，劳气，头、腰痛，风噤。癫疾。生巴郡山谷及汉中。二月、八月采根，阴干。畏菟丝子。

《药性论》：牡丹，能治冷气，散诸痛，治女子经脉不通，血沥腰疼。

四十九、郁金

《别录》：味辛、苦，寒，无毒。主血积下气，生肌止血，破恶血，血淋尿血，金疮。

《药性论》：郁金，单用亦可。治女人宿血气心痛，冷气结聚。温醋摩服之。亦啖马药，用治胀痛。

五十、肉豆蔻

《开宝本草》：味辛，温，无毒。主鬼气，温中治积冷，心腹胀痛，霍乱中恶，冷疰，呕沫冷气，消食止泄，小儿乳霍。其形圆小，皮紫紧薄，中肉辛辣。生胡国，胡名迦拘勒。

《药性论》：肉豆蔻，君，味苦，辛能主小儿吐逆，不下乳，腹痛，治宿食不消，痰饮。

五十一、补骨脂

《开宝本草》：味辛，大温，无毒。主五劳七伤，风虚冷，骨髓伤败，肾冷精流，及妇人血气堕胎。一名破故纸。生广南诸州及波斯国。树高三、四尺，叶小似薄荷。其舶上来者最佳。

《药性论》：婆固脂，一名破故纸。味苦、辛。能主男子腰疼，膝冷囊湿，逐诸冷痹顽，止小便利，腹中冷。

五十二、缩沙蜜

《开宝本草》：味辛，温，无毒。主虚劳冷泻，宿食不消，赤白泄痢，腹中虚痛，下气。生南地。苗似廉姜，形如白豆蔻，其皮紧浓而皱，黄赤色，八月采。

《药性论》：缩沙蜜，君，出波斯国。味苦、辛。能主冷气腹痛，止休息气痢，劳损，消化水谷，温暖脾胃，治冷滑下痢不禁，虚羸。

《孙尚药方》：治妇人妊娠偶因所触或坠高伤打，致胎动不安，腹中痛不可忍者。缩沙蜜不计多少，熨斗内盛，慢火炒令热透，去皮用仁，捣罗为末，每服二钱，用热酒调下。须臾觉腹中胎动处极热，即胎已安。神效。

五十三、白前

《别录》：味甘，微温，无毒。主胸胁逆气，咳嗽上气。

《药性论》：白前，臣，味辛。兼主一切气。

《日华子》：治贲豚肾气，肺气烦闷及上气。

五十四、白豆蔻

《别录》：味辛，大温，无毒。主积冷气，止吐逆反胃，消谷下气。出伽古罗国,呼为多骨。形如芭蕉,叶似牡若,长八九尺,冬夏不调,花浅黄色,子作朵如葡萄,其子初出微青,熟则变白,七月采。

五十五、桑根白皮

《本经》:味甘,寒。主伤中,五劳六极,羸瘦,崩中脉绝,补虚益气。叶主除寒热,出汗。桑耳,黑者主女子漏下赤白汁,血病癥瘕积聚,阴痛,阴阳寒热,无子。

《别录》:无毒。去肺中水气,唾血热渴,水肿腹满胪胀,利水道,去寸白,可以缝金疮。采无时。出土上者杀人。续断、桂心、麻子为之使。

《药性论》:桑白皮,使,平。能治肺气喘满,水气浮肿,主伤绝,利水道,消水气,虚劳客热,头痛,内补不足。桑耳,使。一名桑臣,又名桑黄。味甘、辛,无毒。能治女子崩中带下,月闭血凝,产后血凝,男子痃癖,兼疗伏血,下赤血。

五十六、竹叶

《本经》:味苦,平。主咳逆上气,溢筋,急恶疡,杀小虫,除烦热,风痉,喉痹,呕吐。根作汤,益气止渴,补虚下气。汁主风痓。实,通神明,轻身益气。

《别录》:淡竹叶,味辛,平,大寒。主胸中痰热,咳逆上气。沥,大寒。疗暴中风,风痹,胸中大热,止烦闷。皮茹,微寒。主呕哕,温气,寒热,吐血,崩中,溢筋。苦竹叶及沥,疗口疮,目痛,明目,利九窍。

《药性论》:淡竹叶,味甘,无毒。主吐血,热毒风,压丹石毒,止消渴。竹烧沥治卒中风,失音不语,苦者治眼赤。

五十七、吴茱萸

《本经》:味辛,温。主温中下气,止痛,咳逆寒热,除湿血痹,逐风邪,开腠理。根,杀三虫。一名藙。

《别录》:大热,有小毒。去痰冷,腹内绞痛,诸冷实不消,中恶,心腹痛,逆气,利五脏。生上谷川谷及冤句。九月九日采,阴干。蓼实为之使,恶丹参、硝石、白垩,畏紫石英。

《药性论》:吴茱萸,味苦、辛,大热,有毒。能主心腹疾,积冷,心下结气疰,心痛,治霍乱转筋,胃中冷气,吐泻腹痛不可胜忍者可愈,疗遍身㿏痹,冷食不消,利大肠壅气。

五十八、槟榔

《别录》：味辛，温，无毒。主消谷逐水，除痰癖，杀三虫、伏尸，疗寸白。生南海。

《药性论》：白槟榔，君，味甘，大寒。能主宣利五脏六腑壅滞，破坚满气，下水肿，治心痛，风血积聚。

五十九、栀子

《本经》：味苦，寒。主五内邪气，胃中热气，面赤酒疱，齇鼻白癞，赤癞疮疡。一名木丹。

《别录》：大寒，无毒。疗目热赤痛，胸心大小肠大热，心中烦闷，胃中热气。一名越桃。生南阳川谷。九月采实，曝干。

《药性论》：山栀子，杀䗪虫毒。去热毒风，利五淋，主中恶，通小便，解五种黄病，明目，治时疾，除热及消渴口干，目赤肿病。

六十、枳实

《本经》：味苦、寒。主大风在皮肤中如麻豆苦痒，除寒热结，止痢，长肌肉，利五脏。

《别录》：酸，微寒，无毒。益气轻身，除胸胁痰癖，逐停水，破结实，消胀满，心下急痞痛逆气，胁风痛，安胃气，止溏泄，明目。生河内川泽。九月、十月采，阴干。

《唐本注》：枳实日干，乃得阴便湿烂也。用当去核中瓤乃佳。今或用枳壳乃尔。若称枳实，须合核瓤用者，殊不然也。

《药性论》：枳实，臣，味苦、辛。解伤寒结胸。入陷胸汤用，主上气喘咳，肾内伤冷，阴痿而有气，加而用之。

六十一、厚朴

《本经》：味苦，温。主中风伤寒，头痛，寒热，惊悸，气血痹，死肌，去三虫。

《别录》：大温，无毒。温中益气，消痰下气，疗霍乱及腹痛胀满，胃中冷逆，胸中呕不止，泄痢淋露，除惊，去留热，心烦满，厚肠胃。生交趾、冤句。三、九月采皮，阴干。干姜为之使，恶泽泻、寒水石、硝石。

《药性论》：厚朴，臣，忌豆。食之者动气。味苦、辛，大热。能主疗积年冷气,腹内雷鸣虚吼,宿食不消,除痰饮,去结水,破宿血,消化水谷,止痛,大温胃气,呕吐酸水,主心腹满,病患虚而尿白。

六十二、秦皮

《本经》:味苦,微寒。主风寒湿痹,洗洗寒气,除热,目中青翳白膜。久服头不白,轻身,

《别录》:大寒,无毒。疗男子少精,妇人带下,小儿痫,身热。可作洗目汤。(久服)皮肤光泽,肥大有子。生庐江川谷及冤句。二月、八月采皮,阴干。大戟为之使,恶吴茱萸。

《药性论》:秦白皮,平。恶苦瓠、防葵。主明目,去肝中久热,两目赤肿疼痛,风泪不止。治小儿身热,作汤浴瘥。皮一升,水煎澄清,冷洗赤眼极效。

六十三、山茱萸

《本经》:味酸,平。主心下邪气,寒热,温中,逐寒湿痹,去三虫,久服轻身,一名蜀枣。

《别录》:微温,无毒。肠胃风邪,寒热疝瘕,头风,风气去来,鼻塞,目黄,耳聋,面疱,温中下气,出汗,强阴益精,安通九窍,止小便利。明目,强力长年。生汉中山谷及琅邪、冤句、东海承县。九月、十月采实,阴干。蓼实为之使,恶桔梗、防风、防己。

《药性论》:山茱萸,使,味咸、辛,大热。治脑骨痛,止月水不定,补肾气,兴阳道,坚长阴茎,添精髓,疗耳鸣,除面上疮,主能发汗,止老人尿不节。

六十四、紫葳

《本经》:味酸,微寒,主妇人产乳余疾,崩中,癥瘕血闭,寒热羸瘦,养胎。

《别录》:无毒。茎、叶,味苦,无毒。主痿蹶,益气。生西海川谷及山阳。

《药性论》:紫葳,臣,一名女薇,畏卤咸,味甘。主热风风痫,大小便不利,肠中结实,止产后奔血不定淋沥,安胎。

《日华子》:根,治热风身痒,游风风疹,治瘀血带下。花、叶功用同。又云凌霄花,治酒齇热毒风刺风,妇人血膈游风,崩中带下。

六十五、猪苓

《本经》:味甘,平。主痎疟,解毒蛊疰不祥,利水道。久服轻身耐老。一名

豭猪屎。

《别录》：苦，无毒。生衡山山谷及济阴冤句。二月、八月采，阴干。

《药性论》：猪苓，臣，微热。解伤寒温疫大热，发汗，生肿胀满，腹急痛。

六十六、乌药

《开宝本草》：味辛，温，无毒。主中恶心腹痛，蛊毒疰忤鬼气，宿食不消，天行疫瘴，膀胱肾间冷气攻冲背膂，妇人血气，小儿腹中诸虫。其叶及根，嫩时采作茶片，炙碾煎服，能补中益气，偏止小便滑数。生岭南邕、容州及江南。八月采根。

《日华子》：治一切气，除一切冷，霍乱及反胃吐食泻痢，痈疖疥癞，并解冷热，其功不可悉载。猫、犬百病，并可摩服。

六十七、没药

《开宝本草》：味苦，平，无毒。主破血止痛，疗金疮杖疮，诸恶疮痔漏，卒下血，目中翳晕痛肤赤。生波斯国。似安息香，其块大小不定，黑色。

《药性论》：没药单用亦得。味苦、辛。能主打搕损，心腹血瘀，伤折踒跌，筋骨疼痛，金刃所损，痛不可忍。皆以酒投饮之。良。

六十八、鹿茸

《本经》：味甘，温。主漏下恶血，寒热惊痫，益气强志，生齿不老。角，主恶疮痈肿，逐邪恶气，留血在阴中。

《别录》：酸，微温，无毒。疗虚劳，洒洒如疟，羸瘦，四肢酸疼，腰脊痛，小便利，泄精溺血，破留血在腹，散石淋痈肿，骨中热疽。七月采。杜仲为之使。

《药性论》：鹿茸，君，味苦、辛。主补男子腰肾虚冷，脚膝无力，夜梦鬼交，精溢自出，女人崩中，漏血。炙末，空心温酒服方寸匕。亦主赤白带下，入散用。

六十九、牛角腮

《本经》：下闭血，瘀血疼痛，女人带下血。

《别录》：水牛角，疗时气，寒热头痛。

《药性论》：黄牛角腮灰，臣，味苦、甘，无毒，性涩。能止妇人血崩不止，赤白带下，止冷痢泻血。

七十、鳖甲

《本经》：味咸。主心腹癥瘕，坚积，寒热，去痞，息肉，阴蚀，痔，恶肉。

《别录》：平，无毒。疗温疟，血瘕，腰痛，小儿胁下坚。肉，味甘，主伤中，益气，补不足。生丹阳池泽。取无时。恶矾石。

《药性论》：鳖甲，使，恶理石。能主宿食，癥块痃癖气，冷瘕劳瘦，下气，除骨热，骨节间劳热，结实拥塞。治妇人漏下五色羸瘦者，但烧甲令黄色，末，清酒服之方寸匕。日二服。又方：诃黎勒皮、干姜末等分为丸，空心下三十丸，再服，治癖癖病。

七十一、蚱蝉

《本经》：味咸。主小儿惊痫，夜啼，癫病，寒热，生杨柳上。

《别录》：甘，寒，无毒。惊悸，妇人乳难，胞衣不出，又堕胎。五月采，蒸干之，勿令蠹。

《药性论》：蚱蝉，使，味酸。主治小儿惊哭不止，杀疳虫，去壮热，治肠中幽幽作声。又云：蝉蜕，使，主治小儿浑身壮热，惊痫，兼能止渴。

七十二、蛴螬

《本经》：味咸，微温。主恶血，血瘀痹气，破折血在胁下坚满痛，月闭，目中淫肤，青翳白膜。一名蟦蛴。

《别录》：微寒，有毒。疗吐血在胸腹不去及破骨踒折，血结，金疮内塞，产后中寒，下乳汁。生河内平泽及人家积粪草中。取无时，反行者良。蜚蠊为之使，恶附子。

《药性论》：蛴螬，臣。汁，滴目中，去翳障。主血止痛。

七十三、乌贼鱼骨

《本经》：味咸，微温。主女子漏下赤白经汁，血闭，阴蚀肿痛，寒热，癥瘕，无子。

《别录》：无毒。(主)惊气入腹，腹痛环脐，阴中寒肿，令人有子。又止疮多脓汁不燥。生东海池泽。取无时。恶白蔹、白及、附子。

《药性论》：乌贼鱼骨，使，有小毒。止妇人漏血，主耳聋。

七十四、䗪虫

《本经》：味咸，寒。主心腹寒热洗洗，血积癥瘕，破坚，下血闭，生子大良。

《别录》：有毒。一名土鳖。生河东川泽及沙中、人家墙壁下土中湿处。十月曝干。畏皂荚、菖蒲。

《药性论》：䗪虫，使，畏屋游，味苦、咸。治月水不通，破留血积聚。

七十五、梅实

《本经》：味酸，平。主下气，除热烦满，安心，肢体痛，偏枯不仁，死肌，去青黑痣，恶疾。

《别录》：无毒。（主）止下痢，好唾，口干。生汉中川谷。五月采，火干。

七十六、木瓜实

《别录》：味酸，温，无毒。主湿痹邪气，霍乱大吐下，转筋不止。其枝亦可煮用。

《日华子》：木瓜，止吐泻、贲豚及脚气、水肿，冷热痢，心腹痛，疗渴，呕逆，痰唾等。

七十七、枇杷叶

《别录》：味苦，平，无毒。主卒宛不止，下气。

《药性论》：枇杷叶，使，味甘。能主胃气冷，呕哕不止。

《日华子》：枇杷子，平，无毒。治肺气，润五脏，下气，止吐逆并渴疾。又云：叶疗妇人产后口干。

七十八、赤小豆

《本经》：主下水，排痈肿脓血。

《别录》：味甘、酸，平，无毒。（主）寒热，热中，消渴，止泄，利小便，吐逆，卒疝，下胀满。

《药性论》：赤小豆，使，味甘。能消热毒痈肿，散恶血不尽，烦满，治水肿，皮肌胀满。捣薄涂痈肿上，主小儿急黄烂疮。取汁令人美食。末与鸡子白调，涂热毒痈肿瘥。通气，健脾胃。

七十九、大豆黄卷

《本经》：味甘，平。主湿痹，筋挛，膝痛。

《别录》：无毒。（主）五脏胃气结积，益气，止毒，去黑皯，润泽皮毛。

八十、秫米

《别录》：味甘，微寒。止寒热，利大肠，疗漆疮。

八十一、扁豆

《别录》：味甘，微温。主和中下气。叶，主霍乱吐下不止。

《药性论》：白扁豆，亦可单用。主解一切草木毒，生嚼及煎汤服，取效。

八十二、豉

《别录》：味苦，寒，无毒。主伤寒，头痛寒热，瘴气恶毒，烦躁满闷，虚劳喘吸，两脚疼冷。又杀六畜胎子诸毒。

《日华子》：治中毒药，蛊气，疟疾，骨蒸，并治犬咬。

八十三、薤

《本经》：味辛，温。主金疮疮败，轻身，不饥耐老。

《别录》：苦，无毒。归于骨。菜芝也。除寒热，去水气，温中，散结，利病患。诸疮，中风寒水肿，以涂之。生鲁山平泽。

《日华子》：轻身，耐寒，调中，补不足。食之能止久痢冷泻，肥健人。生食引涕唾。不可与牛肉同食，令人作癥瘕。四月不可食也。

八十四、假苏

《本经》：味辛，温。主寒热鼠瘘，瘰疬生疮，破结聚气，下瘀血，除湿痹。一名鼠蓂。

《别录》：无毒。生汉中川泽。

《药性论》：荆芥，可单用。治恶风贼风，口面㖞邪，遍身瘰痹，心虚忘事，益力添精，主辟邪毒气，除劳。

八十五、苏

《别录》：味辛,温。主下气,除寒中,其子尤良。

《药性论》：紫苏子,无毒,主上气咳逆,治冷气及腰脚中湿风结气。将子研汁煮粥良,长服令人肥白身香。和高良姜、橘皮等分,蜜丸,空心下十丸。下一切宿冷气及脚湿风。

《日华子》：紫苏,补中益气,治心腹胀满,止霍乱转筋,开胃下食并一切冷气,止脚气,通大小肠。子主调中,益五脏,下气,止霍乱,呕吐,反胃,补虚劳,肥健人,利大小便,破癥积,消五膈,止嗽,润心肺,消痰气。

八十六、香薷

《别录》：味辛,微温。主霍乱腹痛吐下,散水肿。

《日华子》：无毒。下气,除烦热,疗呕逆,冷气。

八十七、薄荷

《别录》：味辛、苦,温,无毒。主贼风伤寒发汗,恶气,心腹胀满,霍乱,宿食不消,下气。煮汁服,亦堪生食。人家种之,饮汁发汗,大解劳乏。

《日华子》：治中风失音,吐痰,除贼风,疗心腹胀,下气,消宿食及头风等。

第三节 下 品

一、伏龙肝

《别录》：味辛,微温。主妇人崩中,吐下血,止咳逆,止血,消痈肿气。

《药性论》：伏龙肝,单用亦可,味咸,无毒。末与醋调涂痈肿。

《日华子》：伏龙肝,热,微毒。治鼻洪,肠风,带下,血崩,泄精,尿血,催生下胞及小儿夜啼。

二、代赭

《本经》：味苦,寒。主鬼疰,贼风,蛊毒,杀精物恶鬼,腹中毒邪气,女子赤沃漏下。一名须丸。

《别录》：甘，无毒。(主)带下百病，产难，胞衣不出，堕胎，养血气，除五脏血脉中热，血痹血瘀，大人、小儿惊气入腹及阴痿不起。出姑幕者名须丸，出代郡者名代赭。生齐国山谷。赤红青色如鸡冠有泽，染爪甲不渝者良。采无时。畏天雄。

《药性论》：代赭，使，雁门城土，干姜为使，味甘，平。主治女子崩中，淋沥不止，疗生子不落，末，温服之，辟鬼魅。

三、附子

《本经》：味辛，温。主风寒咳逆，邪气，温中，金疮，破癥坚积聚血瘕，寒湿踒躄，拘挛膝痛，不能行步。

《别录》：甘，大热，有大毒。(主)脚疼冷弱，腰脊风寒，心腹冷痛，霍乱转筋，下利赤白，坚肌骨，强阴。又堕胎，为百药长。生犍为山谷及广汉。冬月采为附子，春采为乌头。地胆为之使，恶蜈蚣，畏防风、黑豆、甘草、黄芪、人参、乌韭。

四、乌头

《本经》：味辛，温。主中风恶风，洗洗出汗，除寒湿痹，咳逆上气，破积聚寒热。其汁煎之，名射罔，杀禽兽。一名奚毒，一名即子，一名乌喙。

《别录》：甘，大热，有大毒。消胸上痰冷，食不下，心腹冷疾，脐间痛，肩胛痛，不可俯仰，目中痛，不可久视。又堕胎。射罔，味苦，有大热。疗尸疰癥坚，及头中风痹痛。生朗陵山谷，正月、二月采，阴干。长三寸以上为天雄。莽草为之使，反半夏、栝蒌、贝母、白蔹、白及、恶藜芦。

《药性论》：乌头，使，远志为之使，忌豉汁，味苦、辛，大热，有大毒。能治恶风憎寒，湿痹逆气，冷痰包心，肠腹疗痛，痃癖气块，益阳事，中风洗洗恶寒，除寒热，主胸中痰满，冷气，不下食，治咳逆上气，治齿痛，破积聚寒，主强志。又云乌喙，使，忌豉汁，味苦、辛，大热。能治男子肾气衰弱，阴汗，主疗风湿邪痛，治寒热痈肿岁月不消者。

五、半夏

《本经》：味辛，平。主伤寒寒热，心下坚，下气，喉咽肿痛，头眩，胸胀咳逆，腹鸣，止汗。一名地文，一名水玉。

《别录》：生微寒、熟温，有毒。消心腹胸膈痰热满结，咳嗽上气，心下急有痛坚痞，时气呕逆，消痈肿，堕胎，疗痿黄，悦泽面目。生令人吐，熟令人下。用之汤洗令滑尽。生槐里川谷。五月、八月采根，曝干。射干为之使，恶皂荚，畏雄黄、生姜、干姜、秦皮、龟甲，反乌头。

《药性论》：半夏，使，忌羊血、海藻、饴糖，柴胡为之使，有大毒。汤淋十遍去涎方尽，其毒以生姜等分制而用之。能消痰涎，开胃健脾，止呕吐，去胸中痰满，下肺气，主咳结。新生者，摩涂痈肿不消，能除瘤瘿气。虚而有痰气，加而用之。

六、大黄

《本经》：味苦，寒。主下瘀血，血闭，寒热，破癥瘕积聚，留饮宿食，荡涤肠胃，推陈致新，通利水谷，调中化食，安和五脏。

《别录》：大寒。无毒。平胃下气，除痰实，肠间结热，心腹胀满，女子寒血闭胀，小腹痛，诸老血留结。生河西山谷及陇西。二月、八月采根，火干。得芍药、黄芩、牡蛎、细辛、茯苓疗惊恚怒、心下悸气。得硝石、紫石英、桃仁疗女子血闭。黄芩为之使，无所畏。

《药性论》：蜀大黄，使，去寒热，忌冷水，味苦、甘。消食，炼五脏，通女子经候，利水肿，能破痰实，冷热，结聚宿食，利大小肠，贴热毒肿，主小儿寒热时疾，烦热蚀脓，破留血。

七、葶苈

《本经》：味辛，寒。主癥瘕积聚结气，饮食寒热，破坚逐邪，通利水道，一名大室，一名大适。

《别录》：苦，大寒，无毒。下膀胱水，伏留热气，皮间邪水上出，面目浮肿，身暴中风热痱痒，利小腹。久服令人虚。生藁城平泽及田野。立夏后采实，阴干。得酒良。榆皮为之使，恶僵蚕、石龙芮。

《药性论》：葶苈，臣，味酸，有小毒。能利小便，抽肺气上喘息急。止嗽。

八、桔梗

《本经》：味辛，微温。主胸胁痛如刀刺，腹满肠鸣幽幽，惊恐悸气。

《别录》：苦，有小毒。利五脏肠胃，补血气，除寒热风痹，温中消谷，疗喉咽痛，下蛊毒。生嵩高山谷及冤句。二、八月采根，曝干。节皮为之使。得牡蛎、远志，疗恚怒。得硝石、石膏，疗伤寒。畏白及、龙眼、龙胆。

《药性论》：桔梗，臣，味苦，平，无毒。能治下痢，破血，去积气，消积聚痰涎，主肺气气促嗽逆，除腹中冷痛，主中恶及小儿惊痫。

九、旋覆花

《本经》：味咸,温。主结气胁下满,惊悸,除水,去五脏间寒热,补中下气,一名金沸草,一名盛椹。

《别录》：甘,微冷利,有小毒。消胸上痰结,唾如胶漆,心胁痰水,膀胱留饮,风气湿痹,皮间死肉,目中眵䁾,利大肠,通血脉,益色泽。其根主风湿。生平泽川谷。五月采花,日干,二十日成。

《药性论》：旋复花,使,味甘,无毒。主肋胁气下,寒热水肿,主治膀胱宿水,去逐大腹,开胃,止呕逆不下食。

十、射干

《本经》：味苦,平。主咳逆上气,喉痹咽痛,不得消息,散结气,腹中邪逆,食饮大热,一名乌扇,一名乌蒲。

《别录》：微温,有毒。疗老血在心脾间,咳唾,言语气臭,散胸中热气。久服令人虚。生南阳川谷田野。三月三日采根,阴干。

《药性论》：射干,使,有小毒。能治喉痹,水浆不入,能通女人月闭,治疰气,消瘀血。

十一、甘遂

《本经》：味苦,寒。主大腹疝瘕腹满,面目浮肿,留饮宿食,破癥坚积聚,利水谷道,一名主田。

《别录》：甘,大寒,有毒。下五水,散膀胱留热,皮中痞,热气肿满。生中山川谷。二月采根,阴干。瓜蒂为之使,恶远志,反甘草。

《药性论》：京甘遂,味苦,能泻十二种水疾,能治心腹坚满,下水,去痰水,主皮肌浮肿。

十二、白蔹

《本经》：味苦,平。主痈肿疽疮,散结气,止痛,除热,目中赤,小儿惊痫,温疟,女子阴中肿痛。一名菟核,一名白草。

《别录》：甘,微寒,无毒。下赤白,杀火毒。生衡山山谷。二月、八月采根,曝干。代赭为之使,反乌头。

《日华子》：止惊邪血邪,发背,瘰疬,肠风痔瘘,刀箭疮,扑损,温热疟疾,血痢,汤火疮,生肌止痛。

十三、白及

《本经》:味苦、平。主痈肿恶疮败疽,伤阴死肌,胃中邪气,贼风鬼击,痱缓不收。一名甘根,一名连及草。

《别录》:辛,微寒,无毒。除白癣疥虫。生北山川谷,又宛句及越山。紫石英为之使,恶理石,畏李核、杏仁。

《药性论》:白及,使。能治结热不消,主阴下痿,治面上䵟疱,令人肌滑。

十四、大戟

《本经》:味苦,寒。主蛊毒,十二水,腹满急痛积聚,中风皮肤疼痛,吐逆。一名邛钜。

《别录》:甘,大寒,有小毒。(主)颈腋痈肿,头痛,发汗,利大小肠。生常山。十二月采根,阴干。反甘草。

《药性论》:大戟,使。反芫花、海藻,毒用菖蒲解之。味苦、辛,有大毒。破新陈,下恶血癖块,腹内雷鸣,通月水,善治瘀血,能堕胎孕。

十五、泽漆

《本经》:味苦,微寒。主皮肤热,大腹水气,四肢面目浮肿,丈夫阴气不足。

《别录》:辛,无毒。利大小肠,明目,身轻。大戟苗也。生泰山川泽。三月三日、七月七日采茎叶,阴干。小豆为之使,恶薯蓣。

《药性论》:泽漆,使,治皮肌热,利小便。

十六、何首乌

《开宝本草》:味苦、涩,微温,无毒。主瘰疬,消痈肿,疗头面风疮,五痔,止心痛,益血气,黑髭鬓,悦颜色。久服长筋骨,益精髓,延年不老。亦治妇人产后及带下诸疾。本出顺州南河县,今岭外、江南诸州皆有。蔓紫,花黄白,叶如薯蓣而不光。生必相对,根如大拳,有赤白二种,赤者雄,白者雌。一名野苗,一名交藤,一名夜合,一名地精,一名陈知白。春夏采。临用之以苦竹刀切,米泔浸经宿,曝干。木杵臼捣之。忌铁。

《日华子》:味甘。久服令人有子。治腹藏宿疾,一切冷气及肠风。此药有雌雄。雄者苗叶黄白,雌者赤黄色。凡修合药须雌雄相合吃,有验。其药本草无名,因何首乌见藤夜交,便即采食有功,因以采人为名耳。又名桃柳藤。

十七、商陆

《本经》:味辛,平。主水胀疝瘕痹,熨除痈肿,杀鬼精物,一名荡根,一名夜呼。

《别录》:酸,有毒。疗胸中邪气,水肿,痿痹,腹满洪直,疏五脏,散水气。如人形者有神。生咸阳川谷。

《药性论》:云当陆,使,忌犬肉,味甘,有大毒。能泻十种水病,喉痹不通,薄切醋熬,喉肿处处敷之瘥。

十八、威灵仙

《开宝本草》:味苦,温,无毒。主诸风,宣通五脏,去腹内冷滞,心膈痰水,久积癥瘕,痃癖气块,膀胱宿脓恶水,腰膝冷疼,及疗折伤。一名能消。久服之无温疫疟。出商州上洛山及华山并平泽,不闻水声者良。

十九、天南星

《开宝本草》:味苦、辛,有毒。主中风,除痰,麻痹,下气,破坚积,消痈肿,利胸膈,散血,堕胎。生平泽,处处有之。

二十、白头翁

《本经》:味苦,温,无毒。主温疟狂易寒热,癥瘕积聚,瘿气,逐血止痛,疗金疮。一名野丈人,一名胡王使者。

《别录》:有毒。疗鼻衄。生高山山谷及田野,四月采。

《药性论》:白头翁,使,味甘、苦,有小毒。止腹痛及赤毒痢,治齿痛,主项下瘤疬。又云:胡王使者,味苦,有毒。主百骨节痛,豚实为使。

二十一、芦根

《别录》:味甘,寒。主消渴,客热,止小便利。

《药性论》:芦根,使,无毒。能解大热,开胃,治噎哕不止。

二十二、骨碎补

《开宝本草》:味苦,温,无毒。主破血止血,补伤折。生江南。

《药性论》：骨碎补，使。能主骨中毒气，风血疼痛，五劳六极，口手不收，上热下冷，悉能主之。

二十三、连翘

《本经》：味苦，平。主寒热鼠瘘瘰疬，痈肿恶疮瘿瘤，结热蛊毒。一名异翘，一名兰华，一名折根，一名轵，一名三廉。

《别录》：无毒。去白虫。生泰山山谷。八月采，阴干。

《药性论》：连翘，使。一名旱莲子。主通利五淋，小便不通，除心家客热。

二十四、胡芦巴

《证类本草》：主元脏虚冷气。得附子、硫黄，治肾虚冷，腹胁胀满，面色青黑。得茴香子、桃仁，治膀胱气甚效。出广州并黔州。春生苗，夏结子，子作细荚，至秋采。今人多用岭南者。

二十五、蜀椒

《本经》：味辛，温。主邪气咳逆，温中，逐骨节皮肤死肌，寒湿痹痛，下气，久服之头不白，轻身增年。

《别录》：大热，有毒。除六腑寒冷，伤寒温疟，大风汗不出，心腹留饮宿食，肠澼下痢，泄精，女子字乳余疾，散风邪瘕结，水肿黄疸，鬼疰蛊毒，杀虫鱼毒。开腠理，通血脉，坚齿发，调关节，耐寒暑，可作膏药。多食令人乏气，口闭者杀人。生武都川谷及巴郡。八月采实，阴干。杏仁为之使，畏款冬。

《药性论》：蜀椒，使，畏雄黄。又名陆拨，有小毒。能治冷风顽头风，下泪，腰脚不遂，虚损留结，破血，下诸石水，能治嗽，主腹内冷而痛，除齿痛。又云椒目，使，治十二种水气。味苦、辛，有小毒。主和巴豆、菖蒲、松脂以蜡溶为筒子，纳耳中，抽肾气虚，耳中如风水鸣，或如打钟磬之声，卒暴聋，一日一易，若神验。

二十六、皂荚

《本经》：味辛、咸，温。主风痹死肌邪气，风头泪出，利九窍，杀精物。

《别录》：有小毒。疗腹胀满，消谷，除咳嗽，囊结，妇人胞不落，明目，益精。可为沐药，不入汤。生雍州川谷及鲁邹县，如猪牙者良。九月、十月采荚，阴干。柏实为之使，恶麦门冬，畏空青、人参、苦参。

《药性论》：皂荚，使。主破坚癥，腹中痛，能堕胎。

二十七、诃黎勒

《别录》：味苦,温,无毒。主冷气,心腹胀满,下食。生交、爱州。

《药性论》：诃黎勒,使,亦可单用,味苦、甘。能通利津液,主破胸膈结气,止水道,黑髭发。

《日华子》：消痰下气,除烦治水,调中,止泻痢,霍乱,贲豚肾气,肺气喘急,消食开胃,肠风泻血,崩中带下,五膈气,怀孕未足月人漏胎,及胎动欲生,胀闷气喘。

二十八、石南

《本经》：味辛、苦,平。主养肾气,内伤阴衰,利筋骨皮毛。实,杀蛊毒,破积聚,逐风痹。一名鬼目。

《别录》：有毒。疗脚弱,五脏邪气,除热。妇子不可久服,令思男。生华阴山谷。二月、四月采叶,八月采实,阴干。五加皮为之使。

《药性论》：石南,臣。主除热,恶小蓟,无毒。能添肾气,治软脚,烦闷疼,杀虫,能逐诸风,虽能养肾内,令人阴痿。

二十九、益智子

《开宝本草》：味辛,温,无毒。主遗精虚漏,小便余沥,益气安神,补不足,安三焦,调诸气。夜多小便者,取二十四枚碎,入盐同煎服,有奇验。按《山海经》云：生昆仑国。

三十、钩藤

《别录》：微寒,无毒。主小儿寒热,十二惊痫。

《药性论》：钩藤,臣,味甘,平。能主小儿惊啼,瘛疭热壅。

三十一、芫花

《本经》：味辛,温。主咳逆上气,喉鸣喘,咽肿,短气,蛊毒,鬼疟,疝瘕,痈肿,杀虫鱼。一名去水。

《别录》：苦,微温,有小毒。消胸中痰水,喜唾,水肿,五水在五脏皮肤及腰痛,下寒毒肉毒。久服令人虚。其根名蜀桑根,疗疥疮,可用毒鱼。生淮源川谷。三月日采花,阴干。决明为之使,反甘草。

《药性论》：芫花，使，有大毒。能治心腹胀满，去水气，利五脏，寒痰涕唾如胶者，主通利血脉，治恶疮，风痹湿，一切毒风，四肢挛急，不能行步，能泻水肿胀满。

三十二、蛇蜕

《本经》：味咸，平。主小儿百二十种惊痫，瘛疭，癫疾，寒热，肠痔，虫毒，蛇痫，火熬之良。一名龙子衣，一名蛇符，一名龙子单衣，一名弓皮。

《别录》：甘，无毒。（主）弄舌摇头，大人五邪，言语僻越，恶疮，呕咳，明目。生荆州川谷及田野。五月五日、十五日取之，良。畏磁石及酒。

《药性论》：蛇蜕皮，臣，有毒。能主百鬼魅，兼治喉痹。

三十三、水蛭

《本经》：味咸，平。主逐恶血，瘀血，月闭，破血瘕，积聚，无子，利水道。

《别录》：苦，微寒，有毒。堕胎。生雷泽池泽。五月、六月采，曝干。

《药性论》：水蛭，使。主破女子月候不通，欲成血痨癥块。能治血积聚。

三十四、桃核仁

《本经》：味苦，平。主瘀血，血闭，瘕邪气，杀小虫。

《别录》：甘，无毒。止咳逆上气，消心下坚，除卒暴击血，破癥瘕，通月水，止痛。七月采取仁，阴干。生太山川谷。

《日华子》：桃，热，微毒。益色，多食令人生热。树上自干者，治肺气腰痛，除鬼精邪气，破血，治心痛，酒摩，暖服之。又云：桃叶，暖。治恶气，小儿寒热客忤。桃毛。疗崩中，破癖气。桃蠹，食之肥，悦人颜色也。

三十五、杏核仁

《本经》：温。主咳逆上气，雷鸣，喉痹，下气，产乳，金疮，寒心，奔豚。

《别录》：味甘、苦，冷利，有毒。（主）惊痫，心下烦热，风气去来，时行头痛，解肌，消心下急，杀狗毒。五月采之。其两仁者杀人，可以毒狗。实，味酸，不可多食，伤筋骨。生晋山川谷。得火良，恶黄芩、黄芪、葛根，解锡毒，畏蘘草。

《药性论》：杏仁，能治腹痹不通，发汗，主温病，治心下急满痛，除心腹烦闷，疗肺气，咳嗽上气、喘促，入天门冬煎，润心肺，可和酪作汤，益润声气，宿即动冷气。

第四节 笔者临证常见病症表现及其对治药组

笔者根据 2023 年 9 月至 2024 年 8 月在浙江中医药大学中医门诊部、杭州方回春堂临平中医门诊部等医院就诊的 843 例首诊患者的发病情况进行统计分析,并结合自身长期的临证经验及用药处方习惯,特选 40 组有代表性的、常有卓效的药组,以供临证参考使用。

一、腰背强痛——杜仲、萆薢、狗脊

腰背强痛是指腰背僵硬疼痛,俯仰范围受限。多因肾虚而受风邪所致。杜仲疗腰痛强直,肾虚受风也;萆薢、狗脊疗腰背痛强、关节不利。三药合用,针对肾虚受风所致腰背强痛、俯仰不利确有卓效。

二、肢节疼痛——秦艽、石菖蒲、独活

肢节疼痛是指肢体关节疼痛,多见于风寒湿侵袭肢体关节。秦艽、石菖蒲祛风散寒除湿疗肢体疼痛;独活疗诸贼风无论新久者而除百节痛。三药合用,祛风散寒除湿止痛之力大增,对骨节疼痛、关节不利,确有卓效,可酌情使用。

三、身体拘挛——苍耳子、狗脊、山茱萸

身体拘挛是指四肢或躯体的拘急挛缩,多因肝肾不足,风湿痹阻所致。苍耳子、狗脊除风湿周痹,拘挛疼痛;山茱萸逐寒湿痹,祛风除邪,强阴益精,补肾益肝。三药合用,攻补兼施,以舒缓通利筋脉。

四、风癃瘙痒——茺蔚子、枳壳、白蒺藜

风癃瘙痒是指肌肤表面散发风疹或风团而瘙痒,多由肌表有风邪、水气所致。茺蔚子除水气而消癃疹;枳壳主大风在皮肤中,如麻豆苦痒;白蒺藜通气破结而疗身体风痒。三药合用,可祛风散水而疗风癃瘙痒。

五、惊悸不安——人参、远志、茯苓、紫石英

惊悸不安是指心惊害怕、悸动不安,多由心肾虚弱所致。人参补五脏、安精神、定魂魄、止惊悸;茯苓主惊邪恐悸;远志定心气、止惊悸、益精气;紫石英补心

气不足,定惊悸,安魂魄。四药合用,共补心肾,共疗心中结气,而使惊悸得安。

六、心下痞坚——半夏、生姜、枳壳

心下痞坚是指胃脘部痞满坚胀之感,多由痰饮壅滞所致。半夏主心下坚,消痰涎,开胃气;生姜温胃止呕、除满下气,合半夏可疗心下痞坚不能食,胸中呕哕痰涎多;枳壳除胸胁痰癖,逐停水,破结实,消胀满可疗心下急痞痛逆气。三药合用,可除心胸中停痰宿水而消心下痞坚。

七、腹痛便秘——芍药、地黄

腹痛便秘是指腹部疼痛、大便秘结,多由津亏肠燥所致。芍药益营血、除血痹,可疗腹痛而通便;地黄通血脉、利大小肠,去胃中宿食,可补五脏内伤不足而疗便秘腹痛,尤适于产后妇人。二药同用,共奏养血和营、通便止痛之功。

八、胸胁满痛——桔梗、厚朴

胸胁满痛是指胸胁部胀满疼痛,多由痰饮阻滞、气机不畅所致。桔梗主胸胁痛如刀刺,腹满肠鸣幽幽;厚朴除痰饮、祛水气、行气滞疗胀满。二药合用,可消痰行气散结而除胸胁满痛、腹胀满痛。

九、阴下湿痒——五加皮、远志、蛇床子

阴下湿痒是指前后二阴周围潮湿瘙痒,多因肾虚湿浊不化所致。五加皮疗男子阴痿、囊下湿、小便余沥、女子阴痒;远志补不足,除邪气,利九窍;蛇床子主妇人阴中肿痛、男子阴痿湿痒。三药合用,可益肾补虚、化湿止痒而疗阴下湿痒。

十、口干燥渴——天花粉、牡蛎、麦冬

天花粉、牡蛎是张仲景《金匮要略》中的栝楼牡蛎散,主治百合病之口干燥渴而不愈者;麦冬主虚劳客热、口干燥渴。三药合用,可疗心肺阴虚、津液亏损的外感热病或内伤杂病而见口干燥渴者。

十一、尿有余沥——菟丝子、杜仲、五加皮

尿有余沥是指小便不能完全排泄尽出,有点滴而出、尿不尽之感,多由肾精虚衰所致。菟丝子补不足、益气力、主溺有余沥;杜仲补中益精气、除小便余沥;五加皮补中益精、疗小便余沥。三药合用,可益肾中精气而疗小便余沥。

十二、小便频数——乌药、桑螵蛸、山茱萸

小便频数多有肾气不足、膀胱虚寒所致。乌药能补中益气,偏止小便滑数;桑螵蛸疗虚冷少气而小便利;山茱萸强阴益精、补肾添髓而止小便利。三药合用,可温补肝肾而止小便频数。

十三、视物昏暗——车前子、菟丝子、熟地黄、茺蔚子

车前子、菟丝子、熟地黄是驻景丸之药物组合。驻景丸主治肝肾俱虚而见眼常暗昏、黑花,或生障翳,视物不明,迎风有泪等。茺蔚子能明目益精除水气,针对视物昏暗、目生翳障尤为恰当。四药合用,补肝肾除水气之力大增,明目之功尤著。

十四、咳嗽上气——紫菀、杏仁、款冬花

紫菀主咳逆上气,止喘悸,安五脏,补不足;款冬花主咳逆上气,善喘,喉痹;杏仁下气止咳。三药合用,可补虚润肺、下气止咳。此药组在经方之中应用广泛且疗效卓著,如投杯汤、八味生姜煎等,对虚性咳喘尤为贴切。

十五、心腹冷痛——花椒、附子、当归

心腹冷痛是指心腹部发冷伴疼痛,多由寒痰冷饮凝聚、气血失用所致。花椒温中散寒止痛,除心腹中留饮宿食,除六腑寒冷;附子温中散寒、破癥坚积聚,疗心腹冷痛;当归温中止痛,除客血内塞而疗客气虚冷之凝滞。三药合用,温经散寒止痛、宣通除湿解积以疗心腹冷痛。

十六、肠澼下利——黄连、龙骨、厚朴

肠澼下利是腹痛下利、里急后重、赤白脓血,多由湿热郁滞肠道所致。黄连,味苦寒,主肠澼腹痛,下痢赤白;龙骨主泄痢脓血、肠痈内疽;厚朴疗泄痢,除烦满、厚肠胃。三药合用,可清热燥湿,厚肠止利而疗肠澼下利。

十七、崩中下血——当归、续断、地黄、桑寄生

崩中下血指月经量大如崩,多由内伤不足所致。当归主妇人漏下绝子,续断主崩中漏血,桑寄生主女子崩中,地黄主女子胞漏下血。四药合用,可补内伤不足而疗崩中下血。

十八、手足心热——续断、地黄、麦冬

续断补不足、主绝伤,可除手足烦热;地黄补五脏内伤不足,通血脉;麦冬主心腹结气,伤中伤饱,胃络脉绝,羸瘦短气,疗虚劳客热、手足烦热。三药合用,可补肾益肺、消谷调中而除手足烦热。

十九、手足冷汗——吴茱萸、人参、生姜

手足冷汗,多由阳明中寒所致。阳明中寒者,不能食,小便不利,手足濈然汗出,欲作固瘕是也,可治以吴茱萸也。吴茱萸、人参、生姜乃吴茱萸汤之主药,可温中散寒、降逆止呕,以除脾胃之沉寒痼冷,以复手足之温。

二十、鼻塞不通——川芎、细辛、花椒

川芎除脑中冷风,疗目泪出、多涕唾;细辛破痰、开胸、利水道以疗齆鼻;花椒温中逐寒,开腠理、通血脉以散风邪除留饮而通鼻窍。三药合用,以解肌祛风、逐寒化饮而疗鼻塞不通。

二十一、虚损泄精——鹿茸、山茱萸、桑螵蛸

虚损泄精是指羸弱短气、筋肉酸痛、泄精遗溺等症状的合称,多由肾气不足、阴邪所乘而致。鹿茸益气强志、补虚羸、壮筋骨,疗虚劳羸弱、四肢酸痛、泄精溺血;山茱萸补肾气,兴阳道、坚长阴茎、添精髓、强阴益精;桑螵蛸疗男子虚损,五脏气微,梦寐失精,遗溺。三药合用,益精补虚而疗虚损泄精。

二十二、痰黏唾血——地黄、紫菀、川贝、旋覆花

痰黏唾血是指唾出痰液黏腻如胶或夹血,多由阴津亏虚、痰液凝滞、血络损伤所致。地黄补五脏内伤不足,通血脉,益气力以补肾精不足而疗痰多而黏;紫菀疗咳唾脓血,止喘悸;川贝主喉痹、金疮而疗虚咳夹痰带血;旋覆花补中下气,消胸上痰结,唾如胶漆。四药合用可补肾精止虚咳化痰涎续绝伤而疗痰黏唾血。

二十三、衄血尿血——白茅根、阿胶

衄血尿血多由阴血不足、热伤血络所致。白茅根主劳伤虚羸,除瘀血、血闭,利小便,下五淋而疗衄血尿血;阿胶主心腹内崩、四肢酸疼、女子下血而疗衄血尿血。二药合用,可补虚羸、除瘀血、通血闭、益气血而疗衄血尿血。

二十四、耳聋耳鸣——石菖蒲、黄芪、山茱萸

耳聋耳鸣多由肾精虚弱、耳窍不利所致。石菖蒲补五脏,通九窍,明耳目,主耳聋耳鸣;黄芪主虚喘,肾衰,耳聋;山茱萸强阴益精,安通九窍,疗耳鸣。三药合用,可补肾精、通耳窍而疗耳聋耳鸣。

二十五、胃脘疼痛——白及、紫石英

胃脘疼痛多由胃脘痈肿化脓所致。白及主痈肿恶疮败疽,伤阴死肌,胃中邪气,贼风鬼击,痱缓不收。所谓贼风鬼击者,是指贼风邪气诱发之心胸脘腹之痛,如鬼击之神秘莫测。如《灵枢·贼风》所言:"邪留而未发,因而志有所恶,及有所慕,血气内乱,两气相搏。其所从来者微,视之不见,听而不闻,故似鬼神。"紫石英疗上气心腹痛,寒热邪气结气,为白及之使。二者相配,可疗胃脘疼痛如鬼击。

二十六、口疮咽痛——升麻、射干、桔梗

口疮咽痛多由热毒壅滞于口咽所致。升麻疗风肿诸毒、喉痛口疮;射干主喉痹咽痛,不得消息,散结气;桔梗除寒热风痹,温中消谷,疗喉咽痛。三药合用,可解毒消肿除痹以疗口疮咽痛。

二十七、肌肉僵硬——白术、川芎、厚朴、细辛

肌肉僵硬是指肌肉因气血不通畅而致的僵硬、冰凉、疼痛,古人多称此为死肌。白术主风寒湿痹、死肌痉挛而疗肌肉僵硬;川芎疗筋挛缓急而解肌柔筋;厚朴主气血痹,死肌,而解肌除痹;细辛主百节拘挛,风湿痹痛,死肌,下气破痰而疗骨节肌肉之寒痰冷饮之痹阻。四药合用,可消表里内外之痰饮痹阻,以疗肌肉僵硬冷痛。

二十八、肢体麻木——地黄、厚朴、川芎

肢体麻木多由气血瘀阻所致。地黄逐血痹,添骨髓,通血脉,益气力而疗肢体麻木;厚朴温中下气,消痰降逆,可疗气血痹,死肌;川芎行气温中,解肌散寒。三药合用,可补血益气、化痰除痹而疗肢体麻木。

二十九、脚弱疼冷——石斛、五加皮、石钟乳

脚弱疼冷是指脚部痿弱无力、怕冷、疼痛等,多有肾精虚衰、筋脉不通所致。

石斛补五脏,长肌肉,疗脚膝疼冷痹弱;五加皮补中益精,坚筋骨,强志意,疗两脚疼痹风弱;石钟乳安五脏,通百节,补虚损,疗脚弱疼冷。三药合用,补虚益精、通利筋脉而疗脚弱疼冷。

三十、大腹水肿——葶苈子、桑白皮、陈皮

大腹水肿是指腹肿大而四肢小,多由三焦闭塞,小便不通,水气结聚于内所致。葶苈子通利水道,下膀胱水以疗大腹水肿;桑白皮补虚益气,去肺中水气,利水道,去水肿腹满肤胀;陈皮行气除胀,燥湿化痰,健脾和中。三药合用,补肺益气健脾、通利三焦而除大腹水肿。

三十一、恶逆反酸——厚朴、生姜、吴茱萸

恶逆反酸多由脾胃虚弱、痰饮攻冲所致。厚朴温中益气、消痰下气,疗胃中冷逆,呕吐酸水;生姜温胃止呕、去痰下气;吴茱萸温中下气、降逆止呕、利五脏。三药合用,可温中补虚、降逆止呕而疗恶逆反酸。

三十二、咽中噎塞——吴茱萸、生姜、半夏

咽中噎塞多有痰饮凝结咽喉、气机不畅所致。半夏、生姜降逆散结、化痰消痞,吴茱萸温中下气、去痰冷、疗诸冷实不消。三药合用,通气散结、化痰消痞,以疗咽肿噎塞。

三十三、头晕目眩——白术、防风、山药

头晕目眩是指头晕眼花,感觉周围事物在转动,多由风气侵袭头部而致。白术主大风在身面,风眩头痛,目泪出,消痰水;防风主大风,头眩痛;山药主头面游风,风头眼眩,下气,止腰痛,补虚劳羸瘦。三药合用,可祛风散邪,补虚止眩,以疗头晕目眩。

三十四、头痛头胀——川芎、白芷

头痛头胀多由风邪侵袭头部所致。川芎行气止痛,为血中气药,疗头痛之要药;白芷疗风邪、风痛、头眩目痒。二药合用,可祛厥阴、阳明之风邪而止痛,常有卓效。

三十五、口眼㖞僻——独活、黄芪、防风

口眼㖞僻是指一侧面颊肌肉弛缓,导致眼角、口角下垂或向一侧歪斜,多由

风邪侵袭面部肌肉导致。独活能治中诸风湿冷,手足挛痛,常用于疗中风身体缓急、失音不语、口眼㖞僻;黄芪补虚羸而益气活血可复面部肌肉之力;防风散风邪解痉挛。三药合用,可补虚羸、散风邪、通血络而疗口眼㖞僻。

三十六、温毒发热——升麻、葛根、黄芩

温毒发热是指感受温热毒邪而出现的外感热病。升麻解百毒,疗时气毒疠,头痛寒热,风肿诸毒;葛根解诸毒,除诸痹,起阴气,疗身大热、呕吐;黄芩主诸热,解热渴。三药合用,解温毒、除热渴、止呕吐而疗温毒发热。

三十七、胎动不安——阿胶、艾叶、桑寄生

胎动不安是指妊娠期出现腰酸腹痛,胎动下坠,或阴道少量流血者,多由冲任失调、气血不足、胎元不固所致。阿胶主心腹内崩,劳极洒洒如疟状,腰腹痛,四肢酸疼,女子下血,安胎;艾叶能止崩血,安胎,止腹痛;桑寄生能令胎牢固,主怀妊漏血不止。三药合用,可补不足、调冲任、益气血而疗胎动不安。

三十八、潮热汗出——地骨皮、知母、桑白皮

潮热汗出多见于绝经前后的女性,一般由肾精不足、真阴不足所致。地骨皮大寒,补内伤大劳嘘吸而除有汗之骨蒸潮热;知母主心烦躁闷,骨热劳往来,憎寒虚损;桑白皮疗虚劳客热,内补不足。三药合用可补虚损、益肾精、除骨蒸而疗潮热汗出。

三十九、五迟五软——五加皮、远志、杜仲

五迟是指立迟、行迟、语迟、发迟、齿迟;五软是指头项软、口软、手软、足软、肌肉软,多由先天禀赋不足所致。五加皮益气,疗躄,小儿不能行;远志强志倍力,可增强五加皮之疗效;杜仲补中益精气,坚筋骨,强志。三药合用,可补肾益精、强筋健骨而疗五迟五软。

四十、跌折筋伤——当归、黄芪、续断

跌折筋伤是指因跌倒或外力冲击而导致的筋骨损伤。当归主金疮,除客血内塞,补不足;黄芪补五脏,逐恶血;续断补不足,疗金疮,痈伤,折跌,续筋骨。三药合用,可补五脏、除客血、续筋骨,而疗跌折筋伤。

附　经方特殊计量换算

在《伤寒杂病论》中除了使用"两"这种计算总量的单位来表明药物的使用剂量以外,还使用了10种特殊计算体积的计量方式,如方寸匕、一钱匕、梧桐子、鸡子黄、三指撮、小豆大、麻子大、兔屎大、如枣大、鸡子大等;也存在48种特殊计量的药物,如半夏半升、五味子半升、栀子十枚等[①]。今将测量所得的26种药物的容积与质量的换算结果与26种药物的个数与质量的换算结果汇总(附表1)。以使张仲景经方的药物用量清晰明朗,为广大临床医生提供张仲景经方的药物使用参考标准,帮助其在临床上合理辨证选用经方。

附表1　经方特殊计量换算

《伤寒论》《金匮要略》药物计量		约合(g)
容量(100 mL)	半夏(云南)	45.0
	五味子(辽宁)	46.0
	淡豆豉(河南)	60.0
	芒硝(陕西)	91.0
	胶饴(河南)	120.0
	麦冬(四川)	57.6
	麻子仁(浙江)	46.0
	赤小豆(浙江)	85.0
	薤白(浙江)	62.0
	百合(湖北)	37.6
	葶苈子(安徽)	73.6
	杏仁(甘肃)	65.0

---

① 徐凤凯,吴汇天,曹灵勇.《伤寒杂病论》特殊计量药物换算考证[J].中华中医药杂志,2017,32(9):4159-4162.

《伤寒论》《金匮要略》药物计量			约合(g)
容量(100 mL)		白蜜(河南)	160.0
		苦参(内蒙古)	36.8
		酸枣仁(山西)	55.0
		小麦(河南)	91.0
		薏苡仁(贵州)	83.0
		苇茎(浙江)	12.5
	瓜瓣	冬瓜子(河南)	22.4
		甜瓜子(河南)	38.5
		蜀椒(四川)	26.0
		蛴螬(安徽)	55.2
		虻虫(陕西)	11.8
		䗪虫(浙江)	30.0
		生梓白皮(河南)	37.3
		桃仁(山东)	63.0
		吴茱萸(浙江)	40.0
个数(1个)	大枣	平均1枚(山东)	3.5
		肥者1枚(山西)	10.0
	附子(四川)	平均1枚	5.0
		大者1枚	20.0
	栀子(江西)	平均1枚	0.9
		肥者1枚	1.3
		栝楼实(河南)	85.0
		半夏(云南)	0.7
		石膏鸡子大(山东)	29.4
		枳壳(江西)	11.0

续 表

《伤寒论》《金匮要略》药物计量			约合(g)
		桃仁(山东)	0.3
		水蛭(山东)	1.6
		葶苈子如弹丸(安徽)	3.0
		代赭石如弹丸大(河南)	14.0
		甘遂(河北)	1.0
		厚朴(1尺)(大别山)	27.5
		百合(湖北)	100.7
个数(1个)	川乌1枚(四川)	平均1枚	1.8
		大者1枚	5.0
		皂荚(山东)	3.5
		射干(河南)	3.4
		芍药(河南)	20.0
		甘草(甘肃)	5.5
		杏仁(甘肃)	0.3
		诃子(广东)	2.6
		䗪虫(浙江)	0.6
		蛴螬(安徽)	1.0
		乌梅(浙江)	3.4
		巴豆(四川)	0.9
		蜘蛛(安徽)	0.4

主要参考文献

[1] 陶弘景.本草经集注[M].上海:群联出版社,1955.

[2] 皇甫谧.针灸甲乙经[M].北京:学苑出版社,2007.

[3] 张印生,韩学杰.孙思邈医学全书[M].北京:中国中医药出版社,2009.

[4] 唐慎微.大观本草[M].合肥:安徽科学技术出版社,2003.

[5] 黄帝内经素问[M].北京:人民卫生出版社,2005.

[6] 灵枢经[M].北京:人民卫生出版社,2005.

[7] 张仲景.伤寒论[M].北京:人民卫生出版社,2005.

[8] 李仁述.《灵枢经》"后沃沫"小考[J].甘肃中医,1985(5):11.

[9] 张登本.王焘医学全书[M].北京:中国中医药出版社,2006.

[10] 王叔和.脉经[M].北京:人民卫生出版社,2007.

[11] 徐泽光,周光才.中西医结合治疗风(暗)瘅40例临床观察[J].中医药导报.2006(1):35-36.

[12] 王漫."深刺纳阳"治暗瘅[J].内蒙古中医药,2018(7):81.

[13] 徐凤凯,曹灵勇.金匮肾气丸方证探讨及临床运用[J].中华中医药杂志,2015(3):931.

[14] 李飞.方剂学[M].北京:人民卫生出版社,2002.

[15] 骆龙吉.中国医学大成·重订内经拾遗方论[M].上海:上海科学技术出版社,1990.

[16] 杨上善.黄帝内经太素[M].北京:学苑出版社,2007.

[17] 马莳.黄帝内经注证发微[M].北京:中医古籍出版社,2017.

[18] 叶天士.临证指南医案[M].北京:中国中医药出版社,2008.

[19] 杨上善.黄帝内经太素[M].北京:人民卫生出版社,2013.

[20] 吴崑.黄帝内经素问吴注[M].北京:学苑出版社,2012.

[21] 马莳.黄帝内经素问注证发微[M].北京:人民卫生出版社,1998.

[22] 巢元方.诸病源候论[M].北京:人民卫生出版社,2013.

[23] 叶天士.临证指南医案[M].北京:人民卫生出版社,2008.

[24] 李少臣.针灸治愈冲疝2则[J].新中医,1993,22(12):31-32.

[25] 许慎.说文解字[M].北京:中华书局,2013.

[26] 刘熙.释名[M].北京:中华书局,2016.

[27] 张仲景.金匮要略[M].北京:中国医药科技出版社,2020.

[28] 黄元御.黄元御医籍(一)[M].北京:人民卫生出版社,2015.

[29] 王冰.重广补注黄帝内经素问[M].天津:天津科学技术出版社,1983.

[30] 王肯堂.证治准绳(一):杂病证治准绳[M].北京:人民卫生出版社,2014.

[31] 李中梓.医宗必读[M].北京:中国中医药出版社,2005.

[32] 程国彭.医学心悟[M].北京:人民卫生出版社,2006.

[33] 吴谦.医宗金鉴[M].北京:人民卫生出版社,2011.

[34] 丹波元简.金匮玉函要略辑义[M].北京:学苑出版社,2011.

[35] 徐凤凯,陈晓.奔豚病脉证治探析[J].中华中医药杂志,2019,34(12):5829-5831.

[36] 陈延之.小品方辑校[M].天津:天津科学技术出版社,1983.

[37] 太平惠民和剂局.太平惠民和剂局方[M].宋白杨校注.北京:人民卫生出版社,2002.

[38] 张璐.张氏医通[M].北京:人民卫生出版社,2006.

[39] 周岩.本草思辨录[M].北京:学苑出版社,2009.

[40] 李时珍.奇经八脉考[M].上海:上海科学技术出版社,1990.

[41] 王执中.针灸资生经[M].北京:人民卫生出版社,2007.

[42] 孟景春,王新华.黄帝内经灵枢译释[M].上海:上海科学技术出版社,2011.

[43] 国家中医药管理局.中医病证诊断疗效标准[S].北京:中国医药科技出版社,1994.

[44] 葛洪.肘后备急方[M].北京:人民卫生出版社,2016.

[45] 赵佶.圣济总录[M].北京:人民卫生出版社,2013.

[46] 骆龙吉.增补内经拾遗方论[M].北京:学苑出版社,2011.

[47] 陈自明.妇人大全良方[M].北京:中国中医药出版社,2013.

[48] 朱橚.普济方[M]//永瑢,纪昀,等编.文渊阁四库全书.上海:上海人民出

版社,2005:23076.

[49] 李慧英.李发枝教授治疗骨痹临证经验[J].中医学报,2010,6(25):1086.

[50] 朱佐.类编朱氏集验医方[M]//永瑢,纪昀,等编.文渊阁四库全书.上海:上海人民出版社,2005:43.

[51] 丁甘仁.丁甘仁医案[M].北京:人民卫生出版社,2007.

[52] 宋军,仝小林.消瘅考[J].中国中医基础医学杂志,2009,15(9):652-653.

[53] 武长春.《内经》消瘅病考[J].中医杂志,1988,29(3):66.

[54] 尔雅[M].北京:中华书局,2014.

[55] 王冰.重广补注黄帝内经素问[M].北京:中医古籍出版社,2015.

[56] 陈延之.小品方[M].北京:中国中医药出版社,1995.

[57] 巢元方.诸病源候论[M].沈阳:辽宁科学技术出版社,1997.

[58] 司马迁.史记[M].上海:上海古籍出版社,1959.

[59] 林通国.中药治疗肌萎缩侧束硬化症[J].广西中医药,1983(5):22-23.

[60] 王继明,倪世秋,吴以岭.运动神经元病的中医药研究[J].中国中医基础杂志,2004,10(4):72-73.

[61] 皇甫谧.针灸甲乙经[M].北京:人民卫生出版社,2014.

[62] 朱丹溪.格致余论[M].北京:中国医药科技出版社,2017.